中谷瑾子　編

医事法への招待

❖医療技術の進歩・高齢化社会と法❖

信山社

中谷瑾子編　医事法への招待

もくじ

もくじ

1 高齢化社会の医療と法律

評論家・元ＮＨＫ解説委員
行天良雄

◆日本の医療環境・健康環境の大きな変化

今日は始めてこちらにお伺いし、皆さん方がどのくらいのレベルで医療の問題に関して、御存知かということが判りませんので、取り敢えず現在日本がおかれている医療環境というものに関してお話をして、その中でいろいろと法律関係のことなどを拾っていくことで、何かご参考になることを申し上げたいと思います。

ところで、私は非常に運が良いというか運が悪いというか、もともとは医者になろうと思っていたのですが、その道を途中でＮＨＫの方に転じました。ちょうど時代が、日本の医療、そして日本の健康環境が大きく変わる時期であったわけです。若い皆さんには分かりにくいでしょうが、第二次世界大戦での敗戦、という日本の歴史を根本的に変えるような事態のなかで、思春期の半ば、終りの方を過ごしました。ですから、敗戦によっていろいろなものが大きく変わるという事態、それから戦争やその他に関する様々な事柄というものを、身をもって体験しました。

そのことで思い出しましたのは、一九九七年の兵庫県南部の地震、一月一七日に地震が発生したときのことです。朝でしたけれども、その日すぐ現地へ行ってくれというので、新幹線で名古屋まで行って、名古屋から名神高速を車で飛ばしまして、「八尾」というところの飛行場からヘリコプターで真夜中に芦屋にある小学校の庭に着いたわけです。夜間にヘリコプターで着くというのは非常に危険なのですが、とにかくそれ以外に方法がなかったのです。それから自転車をつかって、本当の真夜中に神戸の街に入りました。その時に、私よりもっと上のお年寄りたちは余震が怖いということを御存知ですから、用意されました学校であるとか公民館などにお入りにならないで、殆ど全部道路に出ている。毛布にくるまりながら非常に不安気な表情でいらしたわけです。でも何人かの方に声をかけましていろいろとお話を伺ったら、「神戸の空襲を体験していますから、こんなものはなんでもありません」、「明日になれば全てが穏やかになってくるに決まっている」、「空襲のときは明日がまったく無かったけれども、今はもう日本が豊かなんだからまったく明日を心配しないでいいのだからたいしたことはない。家も潰れてしまったけど、また皆がなんだかんだといって建ててくれるだろう」というふうに言ってられましたのが非常に印象的でした。

私自身も戦時中に本所深川に住んでいましたときに、アメリカ軍の空襲によって一夜にして一七万の人間が死んでしまうという体験があります。そんな思春期を過ごしたものですから、神戸の被災者のお年寄のお話はとてもよくわかりました。ただ、その反面、戦後の豊かさとか、日本の医療環境というものに対する感覚が今の若い人たちとちょっとずれてしまっているかも知れませんが、その点お含みおき頂きたいわけです。

◆死を意味したかつての結核

さて、今の時代では強いて病気ということで、皆さん方に何が心配かということをお聞きすればせいぜい、半分にやにやしながら「エイズ」というふうにお答えになるだろうと思います。

私たちの時代では、結核でした。病気というのは肺病以外になかったわけでして、結核は肺を冒しましたので「肺病」という代名詞でしたが、日本の法律体系と社会体系の全部を決めたのが結核だと申し上げていいくらいに、結核は大変でした。なにしろうつりますから。たとえば今日こういうふうに皆さんが集まっているときに、どなたかが咳をなさったとします。今だったら、皆さんは、風邪をひいたのかあるいは花粉症くらいにお考えになりますけれども、当時だったら、ある人が咳をすればその周辺から人々は徐々に姿を消してどんなに面白い話であっても、必ず外へ出てしまいます。映画館などでは、咳をしただけですぐにがらがらになりましたから、席がなくて困っているときには咳をすれば良かった、それくらい皆怖かった。うつったら治りませんし、来るのは死だけですから、現在のエイズどころではないのでした。またその結核患者、「ごほん、ごほん」と咳をしている人から離れるということは常識であって、それと人権などという今どき言われているものとはまったく異質であったわけです。

その時代に医療というのは何をしたかといいますと、実は今と同じで殆ど打つ手が無かったのです。ですから大気・安静・栄養という、この三つだけが対結核の戦略として、医療の中核をなしていたわけです。大正の半ばから昭和の真ん中辺りまで、日本の近代文学、日本の華やかな文学界を支えました多くの人達が夭折したのは、殆どが結核です。現在でも高く評価されておりますのは、石川琢木ですけれども、あの人のうたっている歌は殆どが結核だと考えて頂いていいわけです。

たくさんの短歌のなかに夥《おびただ》しい医療に対する不信と、人生に対する矛盾、それに対する嘆きというものがいっぱい入っているわけです。今でも東北の方に行きますと、言い古されたことでありますが、肺病の患者を五人もったら医者は蔵が建つと言われておりました。また逆に、一人、家《うち》の中に肺病が出ただけで、その一家は間違いなく五年後には全滅すると言われていたわけです、そして間違いなく、そうやってつぶれていきました。

皆さん方は知る由《よし》もないわけですけれども、全国的に数千を超える部落が肺病の部落として隔離され疎外され、そして消えていきました。結核というのは貧富の差なく、その家族と家《うち》を倒しました。ここが、今言われている病気とちょっと違うところなのです。どんな金持ちでも根こそぎにつぶしていったわけです、それは感染が平等だったからです。空気伝染ですから、人の集まる所で、肺病の患者さんがした咳のなかに結核菌が入りますから、それを吸えばまさに貧富の差なく、吸った人間が発病の経緯を辿っていって、やがて死の時をもたらされていったわけです。「女工哀史」でとりあげられている労働に関する問題、皆さん方、映画「野麦峠」などを御覧になった方があるかもしれませんけれども、これなどは明らかに結核というものが、やはりある階層を中心にして爆発的な感染と淘汰を繰り返していたということがお判りになると思います。また今日に繋がる労働基準法であるとか労働条件といった問題は、あげて結核が基であったわけです。

ここであまり結核のことを長く申し上げても仕方がありませんが、皆さん方は厚生省（当時。二〇〇一年からは厚生労働省）という役所はご存じだろうと思います。日本にはたくさんの役所があります、その中で、厚生省と申しますのは、現在の国の予算では、空前絶後の大予算を持っております。なんでそんなにあるのかと申しますと、一番大きいのはまず年金、それから医療です。これを通過予算といっておりまして、予算規模は莫大であっても、その役所の権限で動かせるものは殆どなくて、全部がランスルーと申しまして、税金で入ってきたものが国庫に入って、それが厚生予算として出ていく。その大半が一般の方たちに年金という形で給付されたり、医療費として方々の病院であるとか一般の人たちにいくので通過予算と言われております。ですから、自分の役所で自分たちの計画にしたがって使えるというものはほんの僅かしかございません、それにしましても、莫大な予算を一応は、ランスルーであろうが握っているのが厚生省であるわけです。

ではこの厚生省というのは、いつ出来たか、また何のために出来たかといいますと、昭和一三年に出来ました。

昭和一三年といいますと今から見ますと大昔になりますけれども、ともかくここに厚生省という役所が初めて日本に誕生したわけです。ではなぜ厚生省をつくったのかというと、このままで行くと日本は結核によって国が滅びるのではないかということが心配されたからです。そのために慌てて、内務省という役所のなかで、衛生行政を中心にしているところを独立させて、一つの省に格上げしたのが厚生省です。そして、結核対策を中心にして強力な様々な手が打たれていったわけで、昭和一四年には、多分皆さんも多少は知っていらっしゃる保健所というのが出来、保健婦というのが全国津々浦々の家と街々を訪ねてまわって、結核予防に必死になって働きました。これが日本の病気に対する対策であったわけです。「結核になれば死ぬ」というふうに皆思っておりましたから、その真ん中に入ってくる保健行政あるいはお医者さんというものは、死なないですむ方法、助けてくれる技術をもっている専門家であるという認識があったために、「お医者さん」が「お医者様」になり、方々で尊敬と信頼と依存とを集めながら、日本の医療というのは構造的に進んできたわけです。

◆高齢化社会元年の一九七〇年

ところが、今度は西暦で申し上げますけれども、一九四五年(昭和でいいますと二〇年)、即ち敗戦後、日本はいろいろな意味で大転換を始めました。特に一九七〇年、昭和でいうと四五年ですけれども、この年に大阪万博というのが開かれました。そのあたりから初めて日本は高齢化社会と言われはじめたのです。そして、日本はまったく構造的に変わります。皆さん方は多分その後お生まれになっているか、あるいはその前後にお生まれになっていらっしゃるから、いかにその前と後が違うかということに関しては、実感がないと思いますけれども、一番大きいことは、その後、人々が病気のことは心配しないで、死に方だけを心配する時代に急速に変わっておりま す、これが現代です、だから死がメインにおどり出てきたのです。

死は免れることは出来ませんし、いま若く、青春を謳歌していらっしゃる皆さんでも、何年か後にはかならず死にます。これが生物の原則であって、だから、皆それぞれがもっております遺伝子を次の世代に、次の世代にというふうに渡していくわけです。渡すためには、オスとメスが必要であって、そこで生殖行為があるのですが、時代は大きく変わりまして、現代では生殖行為というセックス無しで遺伝子構造を繋げる方法が開発されております。孫悟空が自分の頭の毛を抜いてふっと吹くと、同じ様な孫悟空が何人も出てくるとか、あるいは忍者が、相手を幻惑するために自分が特別な魔法を使うと、同じ様な忍者がずらっと並ぶという、あのパターンとまったく同じですが、昔は夢であり小説の世界であったことが、現在はやろうと思えば出来る範囲に入りはじめております。

そうなってきますと、いったい「死というのは何なのか」ということが、法律的には大問題になってきて、これが今いわゆる臓器移植・脳死、あるいはその他の心臓死であるとか、法律の世界を揺さぶっているわけです。今日では何処《どこ》をもって死といっていいか分からないわけです。しかし、それは法律の方の問題ですけれども、取り敢えず私どもは自分の認識がなくなれば死ぬのですから、死んだら何もかも終りだということは皆が認識しているのですが、これは誰も自分に死が来るということに関しては実感がない。死ぬのは他人で、自分は死なないという幻想と錯覚の中で、人々は社会のなかで生きています。

ところで、「死をもたらすものは何だ」と問うた時に日本では現実感に乏しいでしょうが一番多いのは、飢餓です。現在、地球の上には六〇億の人類が住んでいますけれども、そのうちの一三億は常に飢餓にさらされております。今年も、間もなく夏がやってきます。日本では今年はどういう夏になるかというのは、予測がなかなかつかないで揉めていますけれども、中国での東北部を中心とする大干ばつだけは間違いなく予想されています。ここで、約三〇〇億トンの穀物の減産が予定されています。まさに予定です、予想ではなくて予定といっているために、国連は大変な作業を進めているわけですが、これによって約七億の人々が餓死するといわれています。

これをどうやって救うかという問題があるのですけれども、これはまた別の意味での人類の大問題です。日本も、昭和二四～二五年までは、飢餓が最大の死への道でした。結核が怖いということをさきほど申しましたけれども、実は結核以上に現実には飢餓によって人々が死んでおりました。ところが、飢餓で栄養状態が悪くなりますと病原微生物、細菌が見る間に猛威をふるいます。これが典型的な「弱り目にたたり目」です、これが病気であったわけです。ですから、殆ど急性の伝染病が中心で、例えばどんなものがあるかといえば、消化器系でしたら、ついこの間バリ島で大騒ぎになったコレラ、もっとポピュラーなのは、日本で現在でもずいぶんありますす赤痢・腸チフス・パラチフス、こういったものがあります。その他は、日本脳炎であるとか、結構いろいろな病気がありました。もちろん、これらは今日の日本では現実には殆ど姿を消しており、ありません。当時はこの病気による苦しみが貧困と相まっておりましたために、病が死をもたらしましたが、今日ではこと日本に関しては、これがまったくなくなっているのです。

繰り返しますけれども、こんな国は日本だけです。よその国は、先進国と言われている西欧あるいは北アメリカといえども、その国の中に民族差であるとか、地域差による飢餓を抱えております。これがあるから、あんな豊かな国と思われるフランスにしても――フランスといえば日本人は殆どパリのことしか考えませんけれども――非常に局地的な飢餓があるし、またご存じの通り、フランスには約七万を超えるジプシーがあの国を彷徨《さまよ》っているわけです。そのような点からしますと、世界の孤児と言われている日本は、社会環境的にはまったく異質だということだけは、十分に認識して頂きたい、こんな国は、世界の何処にもありません。

◆高齢化と老化

ところで、現在、日本は世界でめったに起こらない事柄を三つも四つも続々と体験しているわけですが、そのトップが、もう皆さんよくお聞きになる高齢化の加速です。日本では、人類始まって以来の急激なスピードで高齢化の加速が続いており、この影響は私のような年寄りや、中谷教授のような方はまずお受けになることはない。お気の毒ですけれども、その高齢化の加速の最大の被害者は今大学生である若い皆さん方であることは、このままのパターンでいけば間違いないのです。だから、ほんとうは若者である皆さん方が一番その問題に対して関心をもたなければいけないはずですけれども、人間というのはうまく出来ておりまして、重大な問題であってもそれは他人のことで自分のことではないというふうに思い込みたいという気持ちが非常に強い。だから、皆さん方は幻想の中で、永遠にこの豊さが続くというふうに思っていらっしゃるので、それはそれで結構なのですが、残念ながら高齢化だけは確実に進みます。

さて、死というのはいったい何時《いつ》なのかという問題の前に、いったい老化はいつ始まるかという問題があります。受精した時から既に老化が始まるという意見の人もいるし、また生まれて外へ出て、赤ん坊になった時に、既に外気に触れることによって皮膚その他の老化現象が進むということがあるし、あるいは常識的には二〇歳くらいになるとまず眼にくる、眼鏡をかけるようになったら老化の第一歩だというふうに言われることもあります。カレンダーを一枚めくる度に間違いなく老化は進みますけど、人間は場合によっていろいろなバランスをとっていますから、ある部分だけが突出して出るということはあまりないので、全体に老化が確実に進んで、ある時に「寿命」と言われている、神様しか判らない全生命の行動断絶が起こる時期があります。

現在の日本において、医療でいちばん問題になっておりますのは、老化を止めることが出来ないかということです。この老化と寿命との間を可能な限り連続させようというのが、いま日本の厚生行政の最大の願いであり、ある年齢以上の日本人が一番望んでいる点は、実は老化と寿命がオーバーラップすることです。

いろいろな死の形がありますけれども、「いい死に方だな」と思われているのは、こんなところでしょうか。つまり、家族で三世代、四世代が一緒になって過ごして、いつもの通りおじいちゃんにしてもおばあちゃんにしても、お年寄りが皆と一緒に御飯を食べる。皆が夫々テレビなんかを見る、そしておじいちゃん、おばあちゃんは今日疲れたから先に寝るよといって隣の部屋に行く、そして翌日朝が来て、皆が朝御飯をいつもの通り同じように食べようとしていたら、お年寄りが姿を見せない。お孫さんに「見ておいで」と言ったら、「大変だ、おじいちゃんが死んでいたよ」というので、行ってみたら和やかな表情で、亡くなっていた。こういうのがいまの日本では一番望まれている死に方なのですね。

◆老化と寿命

繰り返しますが、この老化と寿命の間にある溝が横たわります。これは厚生省の調べによりますと、だいたい三週間というのが日本の平均です。ただし、リクルート・センターであるとか、あるいは連合という労働組合が一部のサンプリングをやりますと、長いのになりますと三年、相当長くても七年から八年というような答えが出ています。著しい違いがありますが、ここの一日の違いというのは、それをカバーしております家族にとりましては重大な問題です。これが介護保険法案という法律に向かって、いま日本が懸命に動こうとしている最大の理由です（介護保険法は平成九年に成立した）。

いずれにしても、皆が天寿を全うして死にたい、じゃ天寿というのはいくつなのか、幾日なのかという問題に関しては、常識的にいいますと一二〇歳くらいまで日本人は平均的に生きられるはずですけれども、若い頃の不摂生であるとか遺伝子構造に相当無理があることなどのために、八〇から九〇歳くらいが平均パターンです。ですから、キンさんギンさんなんていうのは、まあまあ今までの日本人としては相当長命の方に入りますけれども、皆さん方のなかではこれから突出して一二〇〜一三〇歳という人が出てくる可能性があります。一二〇〜一三〇歳というと、いま皆さんが二〇歳だとしますと、あと一〇〇年、二〇歳ということは社会人としてはゼロ歳みたいなものですから、ゼロ歳があと一〇〇年生きるということは、ものすごい長い期間で、なかなか考えられないのです。考えられないところが非常に問題です。

ところで、老化はどうやって起こるかといいますと、八〇%から九〇%は遺伝子が決定しています。「じゃ俺は駄目だ」というふうに言う人がいるかもしれませんが、なんといったって人類は何十万年、カウントの仕方によっては二〇〇万年のロング・スパンでいわゆる淘汰を繰り返しています。淘汰がけしからんなどと言っているのは、今どきの日本だけであって、強烈な淘汰の中で、人類というのはより良い遺伝子構造を伝えているわけです。ですから、現在ここにいらっしゃる方々は、遺伝子構造として見ると、全人類的に見たら、八〇、九〇歳の寿命は間違いない形で保てる遺伝子に持っています。だから、交通事故に遭うなどという社会条件による以外は、皆八〇、九〇歳までは生きる寿命があるというふうに考えて頂きたいのですが、老化の進み具合はいろいろの条件によって違います。

まず性別があります、これはやはり長い淘汰の中で、オスとメスを分離してきたわけです。ご存じの通り、メスしか妊娠・出産はできません。その場合にオスは一人いればたくさんです。たくさんいる必要はない。その強力なオスが一人いたら、その精子をたくさんの女性にばら蒔いておけば、ちゃんとある数の子孫は出来るからです。もっとも、雑種をつくらないと種は淘汰に勝てませんから、男女平等、もしくは男の方が多少少ない数でもバランスはとれるようにうまくなっている。だけど、メスの場合はいなかったら大変ですから、今までは少なくとも女の人は大事にされてきたわけです。特に新開地の国、たとえば、開発を中心にする二〇〇年前のアメリカであるとか、あるいはもっと前の南米であるとか、ものすごく女の人が大事にされたのは、人口の生産性を維持出来るのは女性しかいなかったからです。男は戦争したり、領土をとったり、食料を持ってくればいいのであって、まさにアッシー君であったり、運んでくるだけの仕事で十分であったわけです。

ところが、いま遺伝子構造の解明が進んでいきますと、今度は別に女でなくても子どもが出来るようになる。あるいは、受精現象そのものが、相当大きく変わってきますと、二〇〇年後にはいわゆる男女のバランスというものは明らかに崩れてくるだろうと思われます。バランスというのは、数ではなくて力関係が崩れてくるだろうというふうに、生物学者は予言しています。

老化の話に戻りますと、年齢二〇歳の人と九〇歳、あるいは皆さんと私と二人並べれば、皆さんの中でどんなに髭を生やして疲れたような顔をしている人でも、黙って御覧になれば、僕の方が年寄りで当たり前なのです、それが年齢のパターンです。ところが面白いもので、四五歳くらいになりますと、もうあまり差が判らないですね。これは、生活その他の環境によるものと、遺伝子の生かし方によって変わってきます。ですから四〇歳くらいまでは明らかに差があるにも拘らず、この辺りからぐるぐると変わってきます、特に女性ですともっと早いですから、三五歳くらいでうんと老けこむタイプと、一八〜一九の女の子と見間違うほどの人が出てくるわけです。これは化粧の問題ではない、生き方の問題、生命的な遺伝子現象の問題に繋がってきます。それでは残った僅か五%から一〇%しか我々は影響を与えることが出来ないとして、それではそれは何かというと食い物と環境です。食い物を定期的にきちんと食べて、しかも穏やかな環境因子の中で過ごしている人は、当然若々しい。ところが、食いたい放題勝手に食って、しかもスナックばかりで、アメリカでは犬も食わない豚も食わないようなファーストフードばかりを、日本で夢中になって食べていて、そして悪い環境の中で無理やりに生きていて、徹夜したりなんかしているとだいたいにおいて老化は明らかに早くなりますから、この場合六〇、七〇歳で死んでいくことは間違いない。

ただ、ぽこっと死ねればいいのですけど、さっき言ったように早く死ぬ人ほど、つまり寿命よりも相当早く死ぬ人ほど、老化の極と寿命との間があきます。したがって、惨めな老後あるいは寝たきりというのは、どちらかというと若年層に起こります。後期高齢者、特に九〇を過ぎた人たちに関しましては、輝かしい老後と極めてドラマチックな死に方しかないという非常な不公平があるわけで、そこには確然たる種としての淘汰が働いております。

◆死の位置づけの変化

さっき初めにお話したように、死が病院あるいは医療の中で段々形を変えてきております。皆さんは日本の病院の霊安室を御覧になったことはありますか。今までは大抵何処《どこ》の病院でも地下にありました。地下のごみ捨て場の隣が霊安室でして、皆行くのを嫌がります。そこから遺体を出すときには、なるべく目につかないようにすーっと出ていく、出るのも普通は夕方から夜中と相場が決まっている。何故かというと、病院が嫌がるからです。死んだ人の面倒をみないというのが、病院のモットーですから、死ぬまでは全力をあげるけれども、死んだ途端にもう「はい、さようなら」というのが病院とか医療というもの。医療保険もそうです、死んだらもう駄目、救急車もそうでしょう、死んだ人は運びません、「まことに申し訳ないけれども、亡くなりましたから霊柩車に変えて下さい」という。この辺りは、皆さんが想像出来ないような現実が一杯ある。

ところで今日では、驚くほど立派な霊安室が続々と生まれています。それは、死んだら面倒をみませんと言い続けてきた、長い長い日本の医療構造が根底から変わりつつある結果です。たとえば、九州のある医療センターでは、「死んだ時もやはり素敵な死に方をして頂きます」という訳で、九階の上の所に総ガラス張りの、屋上のルーフルームとかいっていますけれども、そこに立派なベッドがあります。外に青空が見える日もあれば、土砂降りの雨の日もありますが、遺体がそれを見ながら死んでいく、周りにはご家族がいらっしゃるという形をとっています。霊安室がごみ捨て場と隣り合わせにいた時代が明らかに終りまして、一番上の一番太陽に近い、天国に近い所に移り出しているのは、何もキリストの影響、仏教の影響力が大きいということではなしに、やはり死を大事にしなければならないということから形が変わってきているわけです。

法律の問題に入りますと、ついこの間、東海大学のドクターが、ある家族との話し合いの中で、患者さんに早い死を誘導したといわれております。その後、裁判ではごたごたが起こりまして、言った言わないということで、患者さんの言い分は変わる。警察官に脅かされればやはり言わなかったとか、何を言っているのか、私は聞いていてもわけが判らないのですが、くるくると変わるところに、言った言わないだけでは済まない問題が出てくるわけです。

ドイツではそういうことを恐れて、お医者さんがちゃんとＶＴＲに撮っていたという例がありました。癌でどっちみち苦しいし、もう嫌だと、死にたいというのでどうぞご自分で飲んで下さいと医者が青酸カリを処方したというのです。患者が自分で飲んで二〇分後に死にました。そうすると、法律的にはどうなるかと大騒ぎになりまして、殺人罪で起訴されるかどうかの議論になったのが今から七年程前の当時の西ドイツです。

この医者の場合、けしからんから、当然医師会は、医師免許を取り上げるべきだというので、医師会からは除名されて、医者をやってはいかんということになったのです。これと同じようなことは、アメリカでもイギリスでもあったりして、最近はずいぶんお聞きになっていると思います。また、オレゴン州だとか、オランダだとか、これが安楽死だ、あるいは尊厳死だとかいろいろなことで、名前は違いますけど、解釈はもっと難しい問題があります。

私はこの医者に逢いに行ったのですけど、この人の欠点は、人相が悪いし感じが悪いです。医者というのは、やはり弁護士と同じで商売ですから、穏やかな顔で和やかな雰囲気を相手に与えなければ、客商売ですから駄目なのです。そのためにこの人はものすごく損したと思うのです。ただその後、東ドイツが崩壊しベルリンの壁が壊れてドイツが一本化されたのを機に彼は再び裁判を起こしまして、未だ中途半端な形で推移しているようです。おそらく無罪というのはおかしいけれども、あの頃の考え方とはいま時代が大きく違っています。法は社会と共に動きますが、社会がどんどん変化しているわけですね、医療と同じなのです。

◆生命を扱う医療関係者の悩み

ところで、近頃アメリカなどでは多くの病院にすてきなクッションをおいている密室があるのを御存知ですか。ぱんぱんに膨れているクッションで、周りはきれいなカーペットで、天井に窓がありまして、音がもれない。放送局と同じで防音の部屋です、防音の部屋で外が見えるようになっている。アメリカの少なくとも一九七〇年以降に出来た新設の病院に関しては、殆《ほとん》どがこういう部屋が付いております。「叫びの部屋」だとか、あるいは「反省の部屋」だとか、「瞑想の部屋」だとかいろいろと名前は付いていますが、医者が自分たちはエリートだと思っていろいろとやってきたけれども、結局患者さんは死んでしまった。どうして死んでしまったのだろうと、俺は助けるために医学というものを勉強した筈なのに、自分の力ではどうにもならない大きな神秘といっていいような生命現象が動いているのだ、それでは俺はこれからどうしたらいいのだろうと、医者だけやっていてももう駄目だったら、もっと他の職業を選ぼう、弁護士になろうとか、いろいろ考える人はいるだろうと思う。それで、結局そのクッションに抱きついてわいわい泣いたり、そういう人がずいぶんいるのです。

たとえば、ボストンのもう少し北になりますコネティカット・ホスピスという所に行って、私は約一週間泊まり込みでいたのです。その時に非常に感心しましたのは、その部屋に入っていく医者や看護婦が非常に多かったことです。ところが、日本ではこれと同じものをつくっている病院はありますが、これは具体的に言うと失礼ですから言いませんけど、そこに人が入っていったことなんて見たことはないです。荷物があったり、ひどいときにはカップラーメンがあって、何をやっているのだろう、日本の医者は、と思います。つまり神聖な場所、自分たちの職業に対する、プロフェッショナルという問題に関する反省を生んでいる場所という感覚がないのです。多分これからは日本でも、そうはいかない時代を迎えるだろうと思います。

◆「寝たきり」と文化の差

話は変わりますが、オーストリアのウィーンの市立病院に行ったことがあります。ウィーンの街から約二〇～三〇分の場所にあるのですが、入っていきますと、ベッドがずっと並んでいます。ずいぶん詰まっているなと思いましたが、日本に比べたらまだ上出来です。ここで特筆しておくべきことは皆背にクッションをやって半分起きていることでしょう。ヨーロッパ、特にスウェーデン、デンマークあるいは一部オーストリアであるとか、ドイツは別ですけれども、アメリカの病院に行きますと、向こうでは寝たきりというのは一人もいない。寝たきりというのは日本だけです。まさに日本の国辱なのだ、なぜ日本では寝たきりにするのだろうということをおっしゃっている方が、今でもいっぱいいます。しかし、これは大間違いです。向こうでは寝たきりにしてはくれないのです。座らせっきり、起こしっきりですけど動けない点ではまったく同じです。

なにしろ日本は畳文化ですから。大金持ちほど、京都の二条城にいらしてみれば判るし、あの辺でいろいろな所を御覧になれば判りますでしょう、修学院にしても桂離宮にしても、大金持ちが贅を尽くして造っているものは、みんな畳の文化です。あれは寝たきりになるには絶好なのです。のびのびと手を伸ばして、大の字になって寝るというのが日本の文化なのです。ところがベッドを入れざるを得なくなった日本の医療環境の中では、少なくとも少しでも日本の寝たきり文化を残そうというので、寝たきりにしておく。寝たきりはけしからん、起こせ起こせといわれると、キンさんギンさんではありませんが、年寄りは「世の中で寝るほど楽しきことはなき、浮世の馬鹿は起きて働く」という川柳があるじゃないかと、「なんであたしは寝ていちゃいけないのだ、起きろ起きろなんて言って」と怒るのですね。これは老人病院の何処へ行ってもそうです、これも一つは常識の落とし穴として覚えておいて頂きたいのです。

ウィーンの公立の病院ですけれども、最低といっていいような病院で、もっと気の毒な話をきいたことがあります。その病院に入っている方たち、約一四〇人くらいだったのですが、向こうのヘルパーの人達の話によると三年間に亘って一度も家族の見舞いが来たことがないという患者さんが九五%もいるというのです。日本ではそういうことは絶対にありません。

三年間家族の見舞いなどぜんぜん来ない、それはかわいそうだ、あまりにも惨めで外も見ない、ただ座らせっきりでこうやっているのじゃかわいそうだというのでヘルパーの人達が、一服盛ったという事件がありました。これが、いわゆる老人施設の殺人事件として、現在でも裁判が続いています。

ところで、このヘルパーの人たちの言うことは要するに、三年間に亘るその人のおかれた状況を、一回その人の身になって考えてみろと言うのです。もちろん、屁理屈の一面もあるし、弁護的要因が非常に高い発言ではあったのですが、私どもは少なくともどっちが悪いのだろうと考えさせられる点がありました。たしかに、手を加えて殺すということはけしからんけれども、だからといって、それではいつまでも何一つ希望を与えないままで、人を座らせっきりにしておいて、三年から四年、五年というふうに引っ張るということは悪ではないのか、善悪というのは神様しか決められないということをしみじみ思いました。

何故《なぜ》かといいますと、皆様方は現実に御覧になった方は少ないと思うのですが、例えばこの中で、老人施設に

床ずれ、褥創の状態

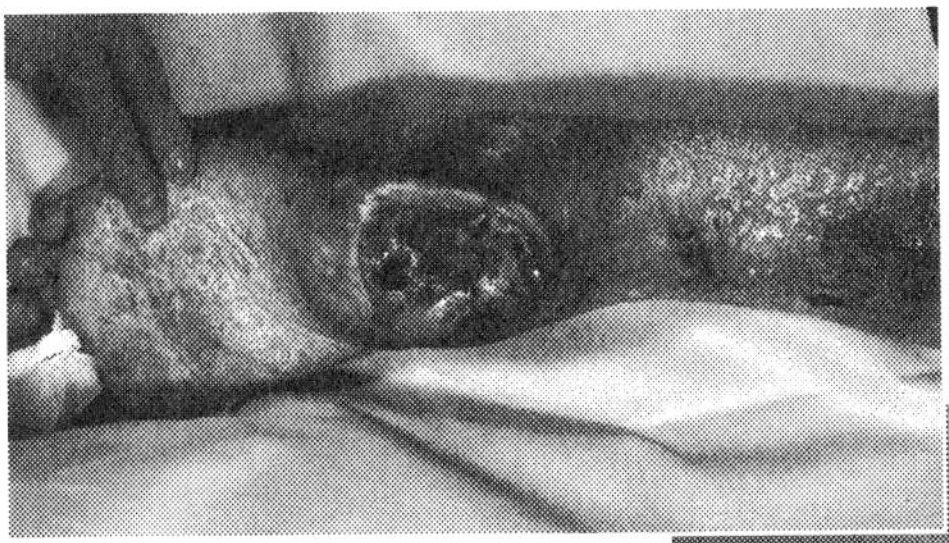

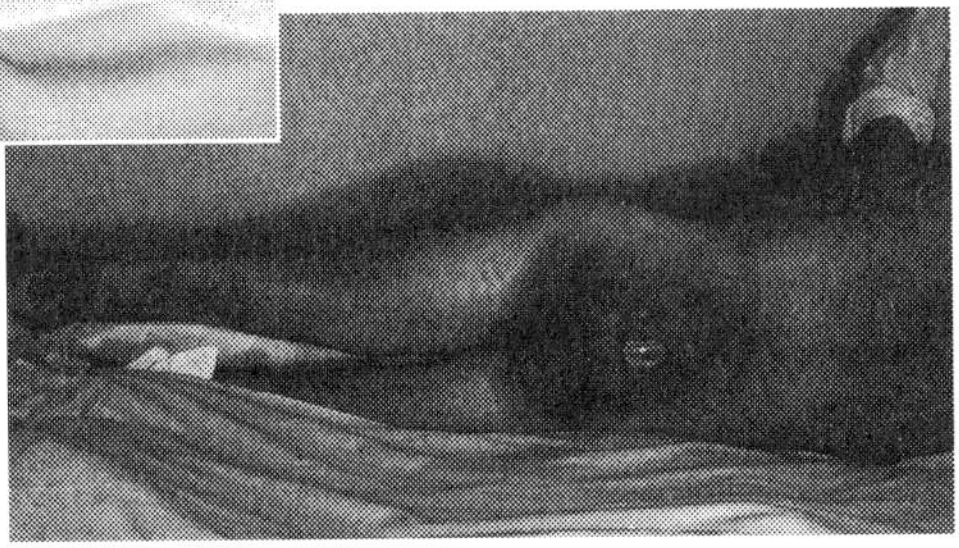

ボランティアでいらしたことがある方がいましたからちょっと手を挙げて頂けますか。とにかく、寝たきりになると、何が起こってくるかといいますと、拘縮《こうしゅく》、彎縮《わんしゅく》というのが起こるのです。

もう一つはお聞きになっていると思いますが床ずれ、褥創《じょくそう》というもので写真を掲げました。これはお尻、踵です。どうしてこんなところに出来たか、これはまさに寝たきりだからです。ちょっとした自分の軽い目方の方でもベッドにいますと、僅か一日で赤い発赤、蚊に刺されたような赤味を帯びたものができます、これはもう見る間に広がっていきます。そして、まずお年寄りでしたら、二週間くらいでかなりになって、これが治らないのです。どんどんどんどん拡大していきます、そしてこれがうんと大きくなったら痛くて痛くてどうにもならないわけです。何故《なぜ》そうなるかといいますと、人間というのは動物で、動くものだから、生命は動くことによって機能するような代謝現象をもっているわけです。これが動かなくなったら、たちまちのうちに栄養が落ちます、栄養が落ちるということは蛸《たこ》と同じで、自分が自分の身体を潰していきますから、ここで大きな傷口になり、どんどん増えていくわけです。

アメリカで、学生アルバイトを使いまして、壮大な実験をやりました。アメリカの製薬会社がやったのです。もちろん、ものすごい高いお金を払っているのですが、学生の若い元気な人達を身動き出来ないようにベッドに縛りつけておいたら、一〇日間で褥創が起こりました。皆さん方は何気なく寝返りをうったり、あるいはこうやって普通に歩いていらっしゃるということが、どんなに素晴らしいことであるかということは、床ずれを見て頂けば判る、いかに若い皆さん達でも一〇日で軽い床ずれが起こり始めます。なおそれをずっと続けていたら、勿論《もちろん》歩けませんし、痛い、黙っていたって痛くて痛くて仕方がない。これが治るまでにはものすごい時間がかかります。一〇日で出来たものを治すのに、極端なことをいったら一〇ヵ月かかります。ここのところをなんとかして防ぐというのが、いま厚生行政の最大の課題の一つになっているわけです。

これがいわゆる寝たきりで、日本の高齢化が抱えている一つの問題であるわけです。皆さん方の中にはご家族とか、何らかの形でこういう問題を真剣に考えなければならないケースにぶつかる可能性のある方が、少なくとも半分以上いるわけです。もっと気の毒なのは、皆さんが七五歳を過ぎたときには、この問題は実に重大な問題になっている点です。今は他人のこと、やがて二〇～三〇年、或いは五〇年後には皆さん方の明日に繋がってくるというところに、今後高齢化の問題というのは非常に重大な問題です。

◆生殖医療の進展のもたらすもの

次にスパーム・バンク、精子銀行のお話をしましょう。ある大学の生徒が自分の精子を買ってもらえないかスパーム・バンクに持っていったということですが、向こうでにべもなく断られました、売れない商品は買えない。それは当然なのです。なぜなら、そこで扱っている精子は全部ノーベル賞関連の方の精液です。ものすごく細か

液体窒素で保存されているスパーム・バンク（精子銀行）の販売用精子
１人ひとりの分がきちんとロットで整理されている。
ちなみに2001年現在において日本人のものはない。

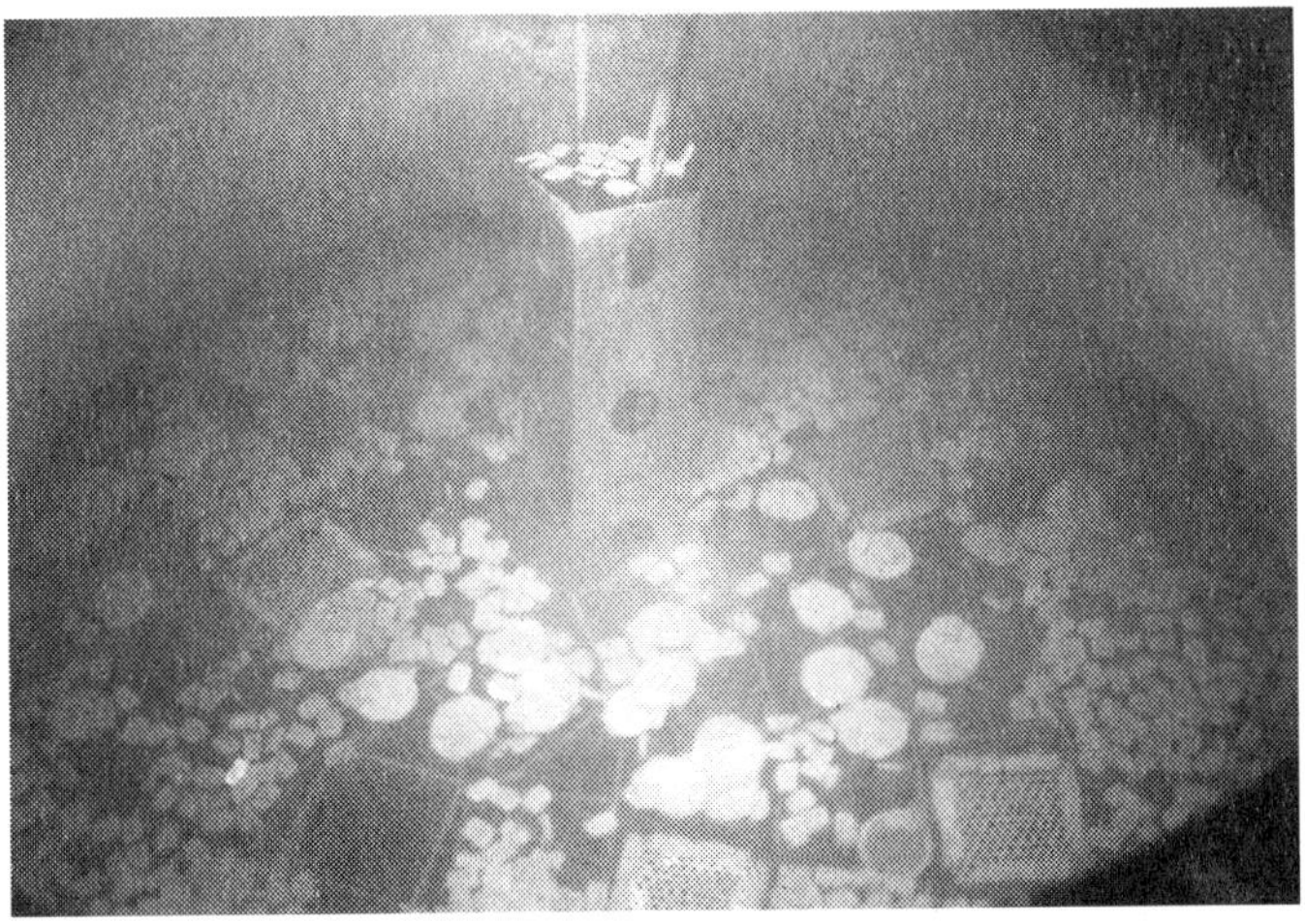

くコンピューターによって分類整理されていて、例えば身長はどのくらい、兄弟はどのくらい、ＩＱは小学校の時どのくらい、大学はどこ、どういう科目でどういう研究業績がある、大学の先生どころではないくらいに、正確にリストアップされています。しかも面白いことに、契約した通りにいかなかった場合には、損害賠償を含めてお金をお返ししますという契約が出来ています。

世界で最初に、サンフランシスコにあったこのスパーム・バンクと契約をして自分はつまらん男と結婚する気もない、セックスする気もない、私はエリートなのだから、エリートはエリートを選んで種を伝えるといった人に私は会ったことがあります。自分は美人で私の子どもの父親はノーベル賞の数学賞をとっている、つまらん男と一緒に過ごしているやつの気が知れないと言って、子どもをぎゅうぎゅう抱いていました。僕は話が長いのでいい加減うんざりしましたが、この人はケースワーカーで、大学院でナースの方の新しい問題がやりたいといっているのです。ただ、そちらの分野の話は非常に面白かったので、なるほど発想点が違うなと思ったのです。

ところが、改めて考えてみますとやはりこれは将来考えなくてはいけないなと、つまらん男とつまらん女が結婚するよりも、粒よりのだけ選んでもいいのではないかなという気持ちが段々強くなりました。

このお母さんは毎年クリスマス・カードをくれるのですが、それには必ず学校の成績が抜群で、間もなくハーバードに進む。だから、損害賠償の保険金はとれなかったけれども、保険金以上のものを私は得ている。というようなことが書いてあります。

こういうものを認めていいかどうかなのですが、今のは明らかに体外受精をもとにした受精卵を戻しただけです。これを、代わりの人が妊娠するのが借り腹問題で、これもまた法律的には非常に大きな問題があります。

ところで、医学の発展との関係でもっと重大なのは、キメラです。キメラというのは、占いをやっていらっしゃる方はお判りだと思いますが、いわゆるギリシャ神話などですと、人間の格好をして馬だとかライオンみたいなのだとかいろいろなのがあります。特に星座に関しては、殆どキメラをモデルにしています。写真を御覧になっていただきますが、これが山羊と羊のキメラです。これは生物学の中では画期的な出来事で、ウィラードというイギリス人で、本来でしたら間違いなくノーベル賞を貰える人な筈なのですが、人倫の大道を乱している許し難い人間だというので三回も刑務所に放り込まれています。いま四十幾つですけど、黙っていて業績だけを中心にすれば、間違いなくノーベル賞であるにも拘らず、俺はノーベル賞は要らないけれども、猿の惑星を必ずつくって死ぬのだと言っています。大江健三郎の小説ではないですが、例えば、蒙古などで女の人が少ないために男の人が羊や山羊とセックスをしたりしています、だけれど、当然子どもはできない、妊娠しない。種が確実に分かれているから受けとらないのです、だから種を乗り越えて妊娠するというのは、いわゆる分割受精の方法をとる以外にない、これがキメラの製造に繋がるわけです。

だから、皆さん方がどんなにがんばってチンパンジーと結婚式を挙げて、初夜を過ごそうが何しようが、人間

山羊と羊のキメラ

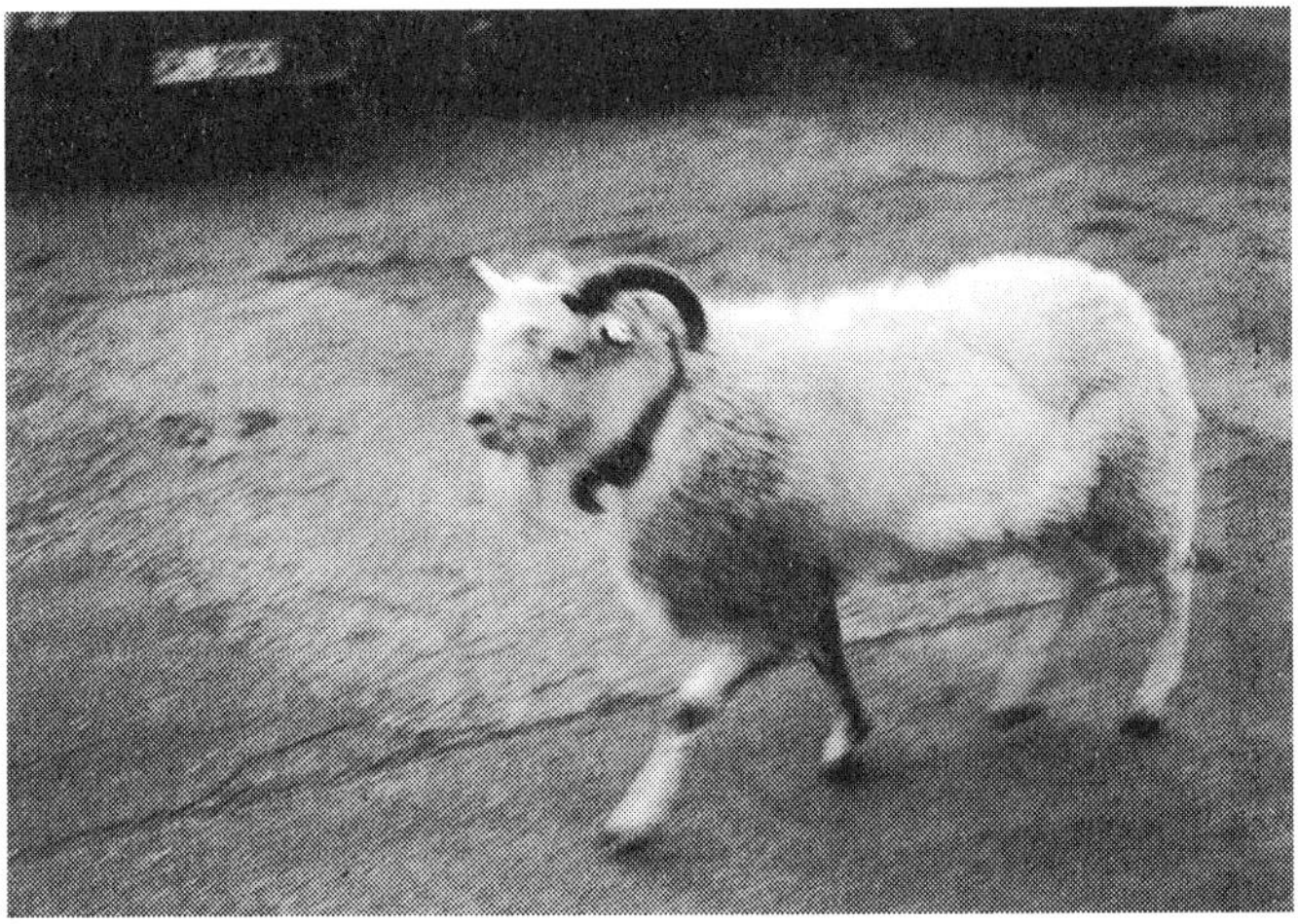

とチンパンジーの間には絶対に出来ないのです。よくライガーとかレオポン、ライオンと虎とをミックスしてF1といって一代限りのものは出来て、山羊と羊は皆さん方が見たら同じ様に見えますが、これは決定的に違うものなのです。

ところで、これがビジネス社会で役に立つといわれてるのですが、その理由を山羊と羊のキメラで考えてみましょう。その最大の理由はウールです。羊は毛皮というかウールをとっているわけですが、いいウール、カシミア・ウールその他ですが、いいウールをとれる羊ほど、この脇の下のところの毛が一番高いわけですけれども、あの柔らかいところの毛をとるための、淘汰・選別が行われておりますけれども、残念ながらストレインをずっと固定しますと、外の病気に弱い、狼あるいは野犬などに襲撃されると一撃のもとに全部やられてしまう。強くない、野生味がなくなるという欠点が出てきます。純粋培養というのはどうにもならないというのは、人間の世界とまったく同じで、雑種ほど強い。だけど雑種にしたら羊毛がとれない。そこで考えたのは良い羊毛だけを脇の下その他お腹の方に残していく羊の特性を活かして、病原微生物やよその狼その他に対しては決定的に強い山羊というものとミックスさせたら大儲け、大ビジネスになるというのがウィラードの考え方なのですが、これもまた研究差止めになっていてうまくいっていない。どうせ、最後は俺の一生は刑務所で終わるのだと彼は言っているのですが、恥も見栄も外聞もなくて、ただ一途にそれをやりたいという、ああいうのは、やはり学者の信念です。

◆生存秩序というセンスの意味するもの

さて、医療の問題は、税金とかいろいろなことに関わりがありますが、限られた医療資源を日本のいまの空前の高齢化の加速状況と、経済的にやや不安定という状況の中でどのように配分していくかが問題ですけれども、なるべく多くの人々に、しかも必要な人達に届けるという効率性と適正さというものが、日本のような穏やかな国では求められているわけです。一番の効率に関する問題で大事な問題というのは、誰が生き残って誰が死んでいったらいいのかということです。よく「人の命は地球よりも重い」という、あんな事を言っているのは、日本だけです。どこの国があんな馬鹿なことを言うかというのです。何故かというと六〇億の人間を抱えている地球と一個の生命体とでは話にならないです、比較することは間違いなのです。六〇億対一ですから、こんな論理を数学の世界でも誰もとらないにも拘らず、日本ではそれが罷り通ってきたのは、今までの政治の影響です。

生存秩序という問題が一番重大です、何をもって、この人を生かしこの人に死んでもらうかということを決めなければ、つまりトリアージュ選別の倫理です。神戸で実際に続々と運び込まれました沢山《たくさん》の圧死者あるいは死にかけている方々。その時に、やはり医師側と医療側が最初にとったのは、もうどうやったって助からない人は、残念ながらそのまま見過ごして、ここで今ある種の処置をすれば助かるのだという人たちに重点的に治療行為をやったのです。これが医療で、緊急災害時における一番大きな問題なので、入ってきた順にやっていたのでは救命率がぐんと落ちます。そこで個の問題と集団との問題が起きてくるのが生存秩序、これが実は枠を拡げますと、いわゆる臓器移植の問題にいきます。

生存秩序を考える一例として、人工透析を考えてみましょう。人工透析とは、腎臓の働きがまったく駄目になってしまっている方に、機械を使って血液の循環をやっている治療法です。これが初めて出来ました頃、私はロスアンゼルスにずっと取材に行っておりまして、非常にシリアスな問題に沢山ぶつかりました。例えば、高島平なら高島平にその人工透析の還流の機械が二個しかなくて、そこで患者さんが多数発生する、あるいは常時高島平にそういう方が多数いるといったときに、それではこの二つの機械を誰に使わせるかという問題なのです。当然、そこで町内会みたいなものが開かれまして、この町で一番功績があった町内会長さんに使わせよう、いや都会議員あるいは区会議員がいいだろう、校長さんがいい、それとも大学の学長だったら使ってもいいだろうとか、教授が偉いのだから使わせようと、じゃ学生はどうするのだといったら、学生は二の次だとこういうふうになります。そうするとやはりおかしいではないか、次なる世紀を担うのだから、むしろ若い人が使うべきだという声も一方で出ます。そうしたら決められない、では税金の納めた額が多い方を優先しよう、これも決められない。とどのつまり、ロスではくじ引きにしました。私が行ったときには五台しかなかった時期なのですが二〇人の中から五人選びました。五人選んだ人達が透析にかかる、そうすると結果的にはその人達は助かります、助かるというか延命できます。あと駄目だった人達は、寿命と同時に消えていくわけです。これくらいシリアスな判断はなかったです。

その後、ベトナム戦争が起こりまして、その機械の開発がうんと進んで、小さなポータブルに変わりました。ベトナムからたくさんの負傷兵達が引き揚げてくる時に、多くの重傷者たちにそれを使いながら、東京の横田に持ってきたわけですから、その間の技術革新というのはものすごかったのです。それから横須賀の航空母艦・病院船に運んでという形で、全部人工透析の機械が動いていましたから、あっという間にその機械は普及し、いま日本では、八〇万人が恩恵を受けているわけです。しかしついこの間のことです、この機械を誰がどう使うかという生存秩序に人間の極限のような判断が求められたわけです。

今の日本ではそういう極限の状況ではなく、医療を受ける権利を皆が持てるけれども、そうでなかったときには、皆が残念ながら死んでいかざるを得ないわけです。さきほどの結核もそうです。結核は罹ったら皆死んでいたのですけれども、今では結核になったって、パス、ヒドラ、ストレプトマイシン、続いて今はリハンプシンという新しい薬が開発されまして、これによって殆ど結核は治ってしまいますからなんでもありません。三〇年、四〇年前の人にとっては、非常に大きな不幸であって、一所懸命猿の頭の黒焦げをすりつぶして粉にして飲んだり、万年筆のインクをそのまま飲んだり、蛙を干して飲んだり、やもりを黒焼きにして飲んだりということが大真面目で真剣に求められていた時代があったということだけは、覚えておいて頂きたい。ということは、実は今、癌に関して、皆さん方の身内にもいらっしゃるかもしれませんが、抗癌剤だというのでなんとかワクチンとかいって、皆、藁にもすがる気持ちで飲んでいらっしゃると思うのです。ところが、こんなものは一〇年も経たないうちに、ちょうどいま皆さん方が猿の頭の頭蓋骨を黒焦げにしたものをこすって粉にして飲んだり、こともあろうにインクを飲んだりということと、同じ程度にしか評価されないことは見え透いているのです。だけど今はしょうがない、抗癌剤と称するもの以外に頼るものがないわけです。

こうしてみますと、医療というものは、大きな技術革新の中で生存秩序を引っ張りながら動いている一つの社会現象でしかないわけです。

たとえば、「困っている方、健康な腎臓を譲ります」というビラが電柱に貼り出される時代になってしまいました。この写真はつい先月です。電話をしますと、幾らでどうだとはなかなか向こうも言わないのです。でも取り敢えず自分としては五〇〇〇万くらい欲しいというふうに、この人は答えました。臓器売買が現実に行なわれる

「腎臓売ります」のビラ

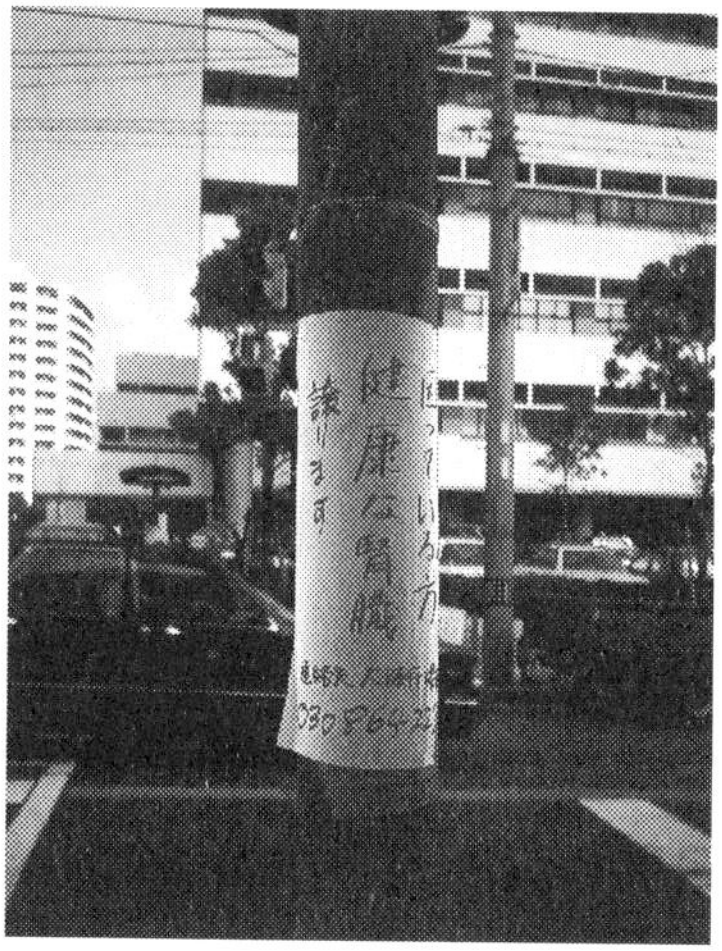

わけです、ところがこういう問題に関しては目をつぶっていて、やれ平等だ、人の命一つはとか、いろいろなことを言っているというのは、全体の構造の中で動いている医療という点から言えばナンセンスな問題です。この辺が非常に難しい問題です、これが一〇年前、二〇年前なら判りますが、これは今ですよ。皆さんが今すっとんでいけば、この間の雨でどうなったか判りませんけど、また彼が貼っているにきまっている。しかも、この向こう側は名古屋の警察病院です。非常に象徴的です、ここには腎臓の移植を一生懸命やっている医者がいるのです、だから患者がいっぱい来る、その人達に売ろうという。商売の原則です、人通りのあるところで店を出している。

◆医療費負担の現実

この次ページの写真がターミナルと言われておりまして、現在でも一ヵ月以内に病院に入って死亡した患者さんに使われている薬を並べています。いかに、大量の薬が使われているかということがお判り頂けると思います。ここに出ていない機械類が、もっと山のように近代病院では動いています。ですから、金額からいったらとてつもない大きな額になっています。例えば、死亡が早い、入院してから一ヵ月以内で亡くなっている方の場合ですと、京都の府立医大で亡くなった方が一、三〇〇万円です。医療費一、三〇〇万円ということは、普通の病院で保険ではなく診て頂いた場合はだいたい五倍とみて頂けばいいですから、だいたい一ヵ月六、〇〇〇万円です。一

ターミナル——１ヵ月に請求される薬

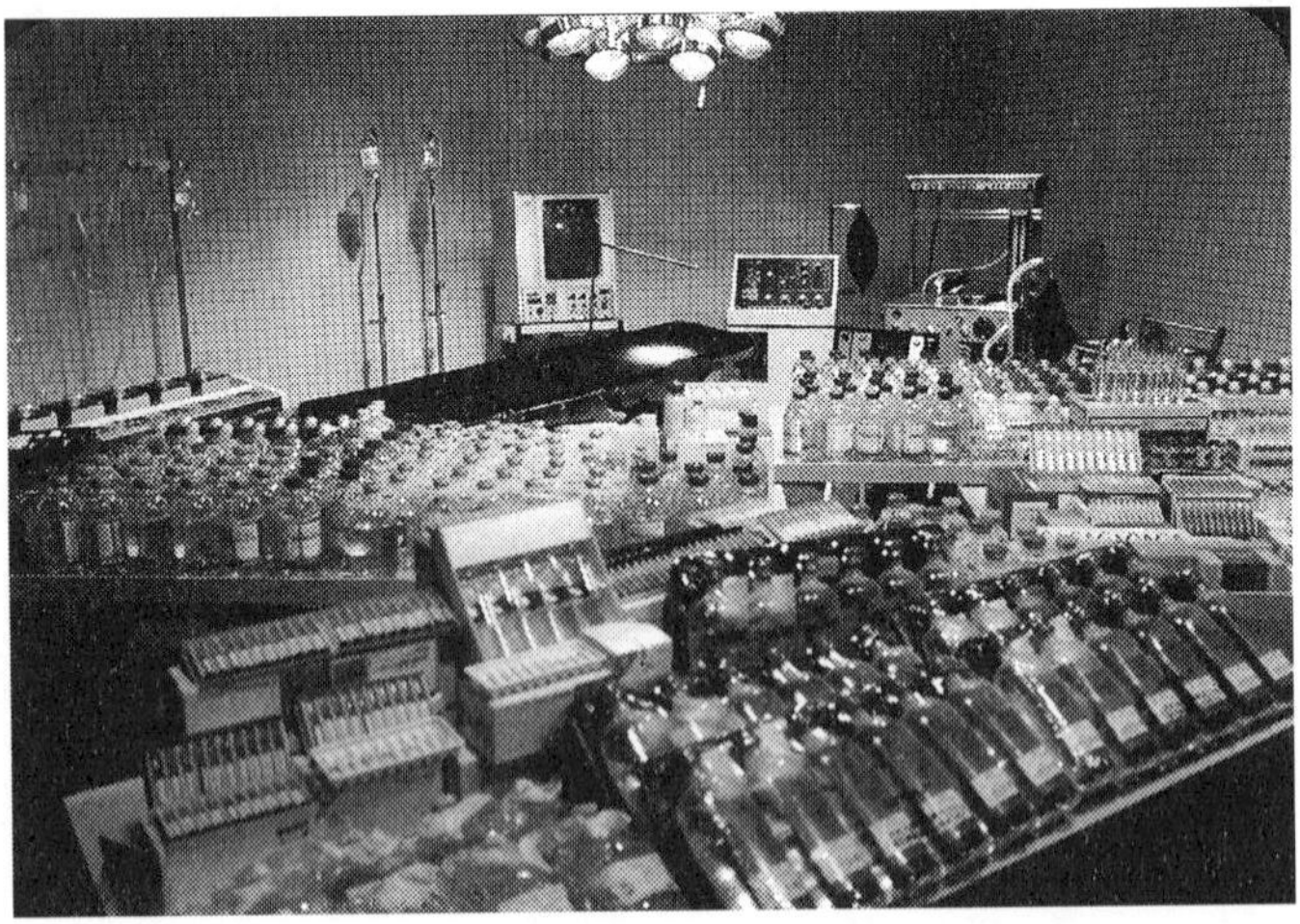

日幾らになるか考えて頂ければ、いかに巨額な金額が私達の税金から出ているかということがお判りになる。

こういった医療費の問題にしても何にしても、自分が自分のポケットから払わない限りは、税の認識がまったくないのがこの国の特徴なのです。これは、先進国の中では群を抜いて珍しい国民です。今度の国会はオウムでごたごたしていたために、何となくはっきりしなかったのですが、間もなく消費税がまたアップの問題で出てきます。前は、三％ですら大騒ぎしたのです。今、衆院議長をやっている土井さんが、三％上げたら日本は餓死者がいっぱい出る、一〇〇円だった大根が一本一〇三円になったら年寄りは生きていかれないと言ったのです。皆さん方の感覚からいってどう思いますか、一〇〇円の大根を一〇三円になったらみんな死ぬと思いますか。

◆出生率の減少の原因と帰結

大事な話になる前に全部終わってしまいそうなのですが、人口動態をみますと出生率ががた落ちなのは皆さんご存じのことと思います。今日は男性の方が割合に多いのですが、女

表　出生数及び合計特殊出生率の推移

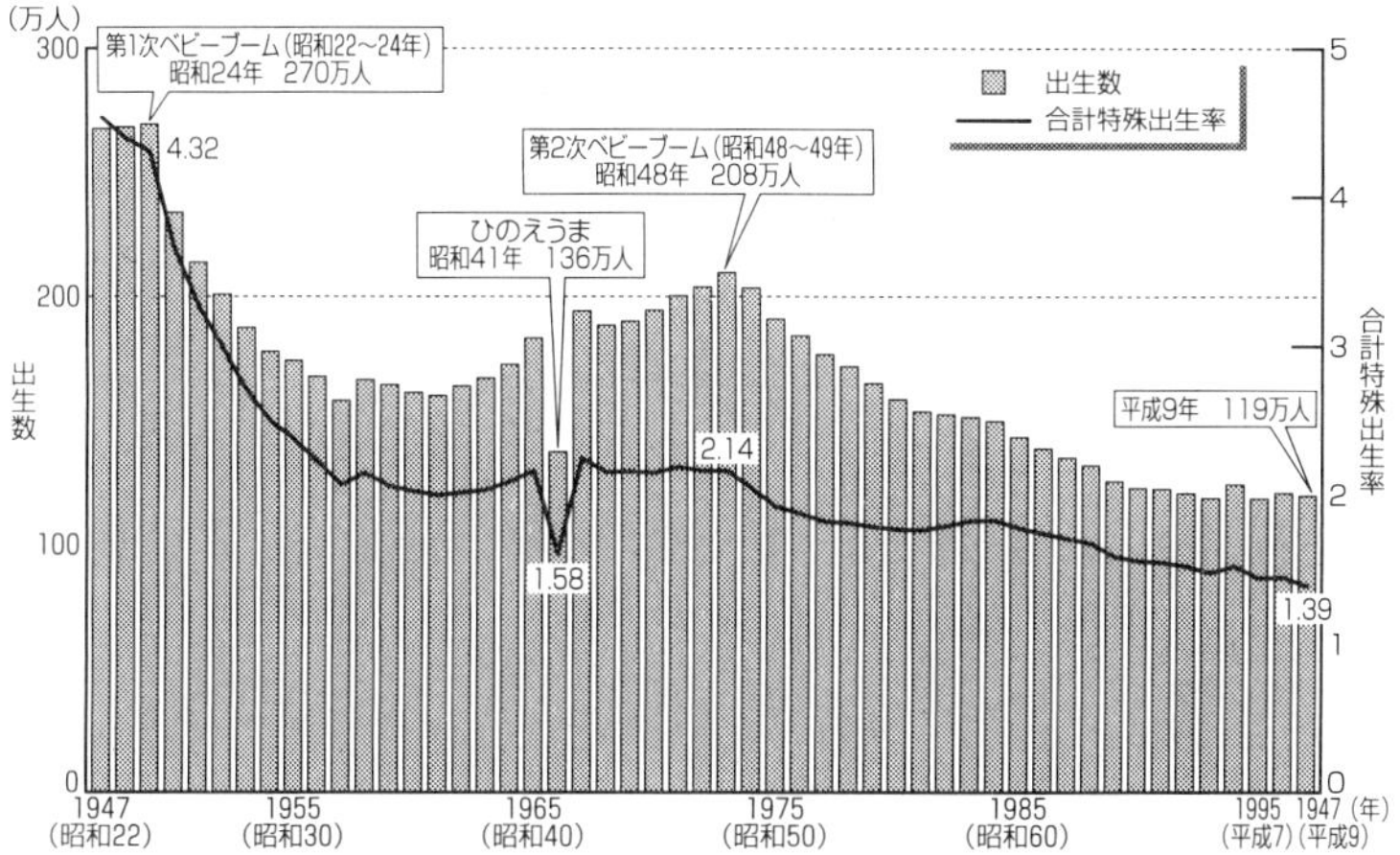

資料:厚生省大臣官房統計情報部「人口動態統計」

性の方が結婚したくないというふうに思うのは当たり前なのです。つまらない男に一生束縛されるのはまっぴら御免だというのが女の人の声だったのです。しかし、最近では、おっかない女と一生過ごすのじゃもっとたまらんと、この間のリクルートと総務庁の調査によると、男の三〇代に結婚拒否の状況が固まってきている。男の方が結婚したくない、女もしたくない、両方したくないのです。上に掲げた表で出生が落ちたのは丙午《ひのえうま》ですが、もうそんなこと言う人はいない。何故かというと「いま、毎年が丙午だ」といっている男が多い、つまり女の人が男を食い殺すと。ずっとこのままの傾向で落ちます。ついこの間のデータで多少出生の回復で傾向がちょっと変わってきていますが、それは第二次のベビーブームの影響であって、私は少なくともこのまま落ちていかざるを得ないというふうに思っています。ですから少子化、子どもが少なくなることは避けられないわけです。

子どもが少なくなるということは、年齢階層に大きなギャップを生みます。しかもこの年齢階層によるギャップがあまりにも激しいです、技術変化が激しいからでしょう。

はじめに触れた一番大事な問題に戻ってきたのですが、これだけは覚えておいて頂きたいのが、日本の高齢化の加速です。総人口に対する六五歳以上の人の割合が七%というのが高齢化社会ですが、そこに日本が位置したのは先に述べました一九七〇年です。そのときに、今世紀の終りには、日本は一四%を突破するだろうといわれていたのです。今世紀の終りというのは、あと四~五年ある、にも拘らず日本は、かなり前倒しになって去年一四%を突破しました。現在日本は、推測値で一四・三%です。このものすごいスピードでこのままずっと突っ走ります。やがて二七%くらいまでいきますけれども、その前に二〇〇五年あたりから人口の横ばいから急激な減少に転じます。ですから二〇一五年という、今から二〇年後というのは、人口減がはっきり出てきます。どういうことになるかといったら、教室も半分くらい、私立大学はいちばん困っているのですよ、学生がいなくなるというので。幼稚園、保育所はすでにそれが起こっています。

◆若い人たちの問題としての超高齢化社会

結局いままでずっとお話ししてきましたことは、初めに申しましたように皆さん方は「俺には関係ない、あの年寄りに関係があるだけだ、序でに中谷教授にも関係があるだろうけど、俺は知ったこっちゃない」と思っているでしょうが、実は一番の問題は皆さん方におこるのです。月日を経て、だいたい二〇二〇年なんていうのは、私は死んでいます、確率からいったら殆どそうです、中谷教授も死んでいます。一遍、皆さん方はボランティアなりあるいは勉強で老人施設へいらっしゃると判るのですが、そこに入所した人にとっては一番大事なことはおむつを何回取り替えてくれるかということなのです。良い病院・良い施設というのはおむつを絶え間なく取り替えます、またおむつをさせないで、ナースやドクターが患者さんをトイレに運んで連れて帰るということをやっているのが、日本では最高の病院です。ところが、段々人手不足になってきますと、関西にあってある銀行の頭取が亡くなった所なんか、一、五〇〇人も老人が入っていますけど、これが二〇分間でおむつの取替えが終ります。世界の奇跡といわれるほど、日本のテクニックがすごいのです、そしてビルの窓ふきと同じで、さっさときれいにぬるま湯の消毒液でお尻の始末をしてしまうのですが、これでもだいたいその施設が一日に五回です。だけど、高齢化社会が進み、若い人たちがへってきたときには、単純労働力だけで考えますと、一週間に一回、一ヵ月に一遍、そして皆さんがその年齢になったら三月に一遍おむつを取り替えれば上出来だということになります。

このように考えて頂ければ、やがて皆さん方が体験し、その渦中で過ごさなければならない超高齢社会日本というものに対して、若い人たちがどのような社会構造を描き、対応していくかという大問題があきらかになってきます。当然、法体系と社会体系とが全部変わります、その変わったなかでどう生きるかということについて、私は草葉の陰から見ている立場ですから、どうぞ皆さん方はお互いにそういうディスカッションの場をいつかもって頂ければと思います。以上、これは、老人の問題ではなくて、皆さん方の問題だということだけを申し上げまして、取り敢えず私の話を終らせて頂きます、どうも有り難うございました。

2 衛生行政と衛生法規

野崎 貞彦
日本大学医学部教授

只今ご紹介頂きました、日本大学の医学部で公衆衛生を担当しております野崎です。今日は中谷先生の方から、「衛生行政と衛生法規」ということでお話をするようにということで、皆さん方にお話をしたいと思います。

レジュメ1・衛生に関する法規

(1) 憲法
(2) 法律
(3) 政令
(4) 省(府)令
(5) その他の国の規則
(6) 告示
(7) 条例
(8) 規則
(9) 条約
(10) 通達
(11) 判例

◆衛生についての法規のあらまし

皆さん方は法律を勉強しておられるので、法律のなかでも「衛生に関係する法規」というものが、どういうもので、どういうふうに考えればいいかというものと、どういう様なものがあるかということをお話をしたいと思います。一応、レジュメをお配りしてありますので、それに沿って話しをしていきます。

まず法規というのは、法律と規則ということだと思いますけれども、上に書いてありますのは、皆さん方だいたい判っておられると思いますが、後の話とも関係致しますので、簡単にもう一回復習しておきます。

日本国憲法というのがあるわけです、戦前の日本帝国憲法、明治憲法が敗戦後日本国憲法として生まれ変わりまして、現在の憲法の枠の中に全ての法律は抵触しないようにできているということです。

特に衛生法規については、この中の憲法二五条と関係があります。憲法二五条というのは全ての国民は健康で文化的な生活を営む権利を有する。国はその権利を満たすために公衆衛生・社会保障・社会福祉、この三つを行なうことによって国民の生活を守るという義務があると定めているのですが、衛生法規というのは、この憲法に基づいてできているということになります。

法律は国会で立法されるわけです。法律を運用していく上で、内閣という行政府が運用していくわけですが、法律というのは立法府いわゆる国会でつくられたもので、非常に簡単なものです。それをもう少し判り易くし細部に亘ったものにして、内閣から出される命令を政令といっております。皆さん方が法律を読まれるときに、何々施行令とかいうふうな「令」というのがこれにあたります。

四番目の省令というのは、今度は一つの省。内閣のなかの構成であります、一つの省の大臣がつくります規則、命令のことを省令といっております。これは、例えば施行規則とか実施規則ということで呼ばれます。ですから、法律というのがありますけれども、それを運用するために、内閣もしくは各省で出される政令・省令というもので、法律が運用される。立法府でつくられたものが行政府で運用されるために、そういうもので使われるということになります。

その他の国の規則というのは、例えば人事院の規則とか、幾つかの特殊なものがあります。告示というのは、官報というのが毎日出されておりますが、そこで出されております大臣の指示、それを告示といっております。例えば司法試験、今年の司法試験は何月何日何処で行なうというようなものが官報で示されますが、それを告示

レジュメ２・衛生行政の考え方

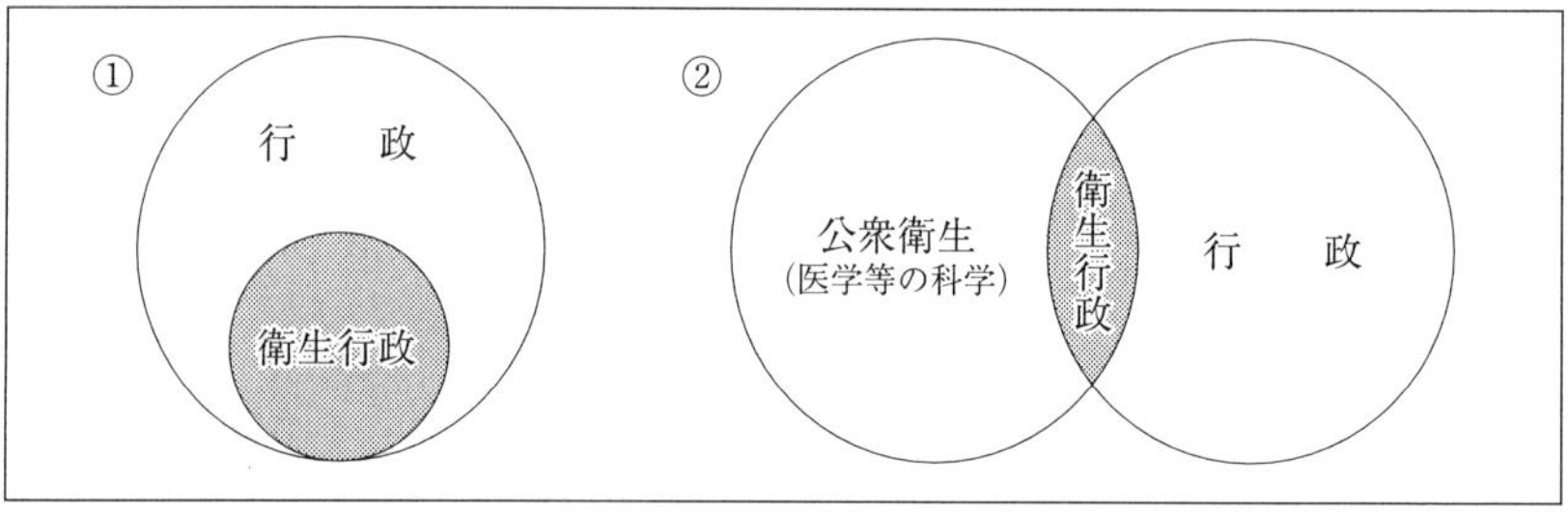

といいます。

今度は地方のほうで、国ではなく地方自治体、日本は戦後、中央集権ということではなくて、地方自治ということを憲法でうたわれており、それに基づいて各都道府県、各市町村には夫々《それぞれ》立法する場所があります。例えば、都道府県議会、市町村議会がそれにあたりますが、そこでつくられるものが条例といわれます。それに基づいて県庁だとか市役所がつくる規則、その条例の細則をつくるものを規則といっております。

条約というのは、国と国との間のいろいろな約束事というようなことで、原則としてその国でつくる法律というのは条約に違反しないようにつくるということになっております。一〇番目に通達というのがありますが、これは行政運用上、先程法律があって政令があって省令があると申し上げましたが、今度はその下、例えば事務次官・局長・課長、そういうようなレベルで法律の運用について、細かなことを知らしめるというようなものを通達といっております。

判例というのは、皆様方の方が専門だと思いますが、司法府で出された裁判の結果を判例といっております。一応この判例というのが一つの目安になるということになります。

◆衛生行政のあらまし

そこで次に今度は「衛生行政」についての考え方ということですが（上掲レジ

ュメ2参照)、行政というのは、立法・司法・行政の中の行政ですが、その行政を考えるときに衛生行政と行政とがどういう関係にあるかということを考えてみますと、まず①の方で、行政という枠の中に衛生行政というのが入ります。行政の長は内閣総理大臣ですから、内閣総理大臣の下に厚生大臣(当時。現在であれば厚生労働大臣。以下同様)がいて、行政の中で厚生大臣が衛生行政を行なうという一般的な考え方があります。しかし、実際に衛生行政を進めていく上で、これですとなかなかうまく行かないことが出てきます。と申しますのは、例えば行政というのは予算・定員というもので成り立ちますので、急に景気が悪くなって予算の規模が縮小されたというような場合に、それに伴って衛生行政の予算も縮小しなければいけないということになりますが、今のような高齢化社会等でそういうものを急に減らす、お年寄りが増えていく、福祉や保障費が増えていく中で、全体が減ったから一律に減らすというのでは困るわけです。定員というようなものについても、全体を減らすから一律に減らすというようなことでも困るわけで、やはり需要に見合った配分をしなくてはいけない。

それで二番目の考え方で丸が二つ描いてありますけれども、右側に行政というのがあって、左側に公衆衛生もしくは科学ということで、それの混じりあったところが衛生行政であるという考え方があります。私は二〇年くらい前にこういう説明をしたことがありますけれども、いわゆる行政という枠の中だけで衛生行政を考えますと、先程のようにいろいろな問題が生じてきます。衛生行政の場合には、行政の中ということだけではなくて、枠の中になくてはいけないのですけれども、一方で公衆衛生とか自然科学とか法学などのいろいろな学問、そういうようなものを勘案した上で重複させて衛生行政というものを考えていきませんと、①のような単純な考え方だけでは処しきれない場合があるということで、②の丸を二つ描いたものを示しております。

◆衛生行政・衛生法規の考え方——社会防衛の考え方

レジュメ3・衛生法規の分類

- 衛生法規
  - 一般(地域)衛生法規
    - 公衆衛生法規
      - 保健衛生法規
      - 予防衛生法規
      - 環境衛生法規
    - 医務衛生法規
    - 薬務衛生法規
  - 学校保健法規
  - 労働衛生法規

衛生行政・衛生法規というものをどういうふうに考えていったらいいかということで、「衛生法規の分類」（上掲レジュメ3参照）と掲げましたが、これは衛生行政というふうに置き換えて頂いても結構です。

衛生行政・衛生法規を分類してみますと、一般衛生行政・学校保健行政・労働衛生行政というふうに縦割りですけれども三つに大きく分かれます。これは例えば内閣総理大臣の下で、一般（地域）衛生行政をやるのは厚生大臣とか環境庁長官、そういうような一般の国民に対する衛生行政もしくは衛生法規を所管するものです。学校保健法規というのは、文部大臣が所管する文部省の所管する行政で、これは学校を対象としておりますので、学生・生徒・児童が対象となりますし、またその教職員も対象となります。労働衛生行政というのは職域に働く人達の健康を守るということから労働省、それのトップであります労働大臣が所管する行政・法規を労働衛生行政もしくは労働衛生法規というふうに言っております（二〇〇一年の省庁再編があったが、省庁名は講演当時のもの）。

一般地域衛生行政に対して、学校保健・労働衛生の方は特殊衛生行政、一般に対して特殊衛生行政と分類することもあります。一般衛生行政のほうを更に細かく分けてみますと、公衆衛生行政または公衆衛生法規、医務衛生行政もしくは医務衛生法規、それから薬務衛生行政または薬務衛生法規、この三つに大きく分けられます。公衆衛生法規は更に細分化されますので、医務衛生法規というのは、医療従事者の身分でありますとか、医療を行なう場所、施設・設備のこととか、医療を行なう上でのいろいろな問題点というようなものに対する行政とか、それを決めた法規ということになります。薬務衛生行政・薬務衛生法規というのは、薬に関すること、薬の中に入りますけれども血液に関することとか麻薬に関すること、毒劇物に関すること。そういうような薬に関することの行政・法規を総称して薬務衛生行政・薬務衛生法規というふうにいっております。

公衆衛生行政は更に考え方を分けてみますと、保健衛生・予防衛生・環境衛生、大きくこのように分けられると思います。保健衛生というのは、わりと前向きな行政で、健康を増進するとか、健康を維持するというような行政とか、それに関連する法規を保健衛生法規、保健衛生行政というふうにいいます。その次にあります予防衛生法規、これが衛生行政の歴史的にいいますと一番根幹になるところなのですが、社会防衛という観点から、例えば集団を守るためには、一部の人達がそのために人権・財産等をある程度損なわれてもやむを得ないという考え方を理論的にもった法律とか行政を、予防衛生法規というふうにいっております。具体的なものについては後ほどお話をしたいと思いますが、衛生行政とか衛生法規の基本的なものはこの社会防衛という立場から考え方が成り立っております。段々衛生水準がよくなったりしてきますと、こういうような社会防衛という面の行政とか法規というよりも、更に先程言いました保健衛生行政とか保健衛生法規の方が充実してくるということになります。三番目の環境衛生行政もしくは法規は、私どもの身の周りにあります生活環境を保全する、もしくはそれを善くするというような関連の法規をいいます。これは、例えば自然界とか、環境衛生の営業に関することでありますとか、水に関すること、食べ物に関すること、そういうものに関連する行政、そしてそれを決めた法律・法規をいいます。

衛生法規・行政の分類というのは、人によって少し分け方が違うかもしれませんが、これは私の分け方ですので少し言葉が違う場合もあるかもしれませんが、おおかたは大体こういう分け方をします。ただ、分け方の分類のなかに、今度はどの法律とかどの行政をそこに入れるかということは、またいろいろと議論があるところではないかと思います。

◆衛生法規の概要をみる

次のページに法律がたくさん並んでおりますが、衛生法規ということになりますと、ここに書いたものは、医学部の学生で医学部を卒業して国家試験を受けて医師になった場合に、これだけの法律について、あるということを知っていなくてはいけない。法律のなかで上に「＊」印がついているのがありますが、これは医師国家試験というのがあり、医師国家試験のガイドラインというのがございまして、医師になるために必ず知っていなければならないものというのが、そのガイドラインで示されておりますが、その中に法規というものがありまして、衛生法規で医師となるためには、必ずその内容について知らなくてはいけないというものが、この「＊」印がついているものになります。医療行為等を行なっていく上で、この「＊」印がついたものについては、法律の名前だけということではなくて、内容についても熟知している必要があるということになっております（法律名等は平成七年当時のもの。文末補注参照）。

そこで順番に少し説明を加えていきたいと思いますが、まず先程の一般衛生法規の中の医務衛生法規からお話をしたいと思いますが、医務衛生法規は大きく分けて、先程申し上げましたように、身分とか資格に関する法規と、医療を行なう施設（場所）についての法規、医療を行なう上での業務に関するいろいろな事項、大きく分けてそのくらいのグループに分かれると思います。

最初は、身分資格に関する法律ということで、(1)から(16)まで書いてありますけれども、この他にも身分というのはあります。例えば、この中には薬剤師とか、栄養士というのが他の分類のところに入っておりますし、ここ

レジュメ4・衛生法規の概要

Ⅰ 医務衛生法規

1 医療関係者に関する法規
- *(1) 医師法
- (2) 歯科医師法
- (3) 歯科衛生士法
- (4) 歯科技工士法
- (5) 診療放射線技師及びエックス線技師法
- (6) 臨床検査技師、衛生検査技師等に関する法律
- (7) 保健婦助産婦看護婦法
- (8) 理学療法士及び作業療法士法
- (9) 視能訓練士法
- (10) あん摩マッサージ指圧師、はり師、きゅう師等に関する法律
- (11) 柔道整復師法
- (12) 義肢装具士法
- (13) 臨床工学技士法
- (14) 救急救命士法
- (15) 医療関係者審議会令
- (16) 医道審議会令

2 医療施設に関する法規
- *(1) 医療法
- (2) 社会福祉・医療事業団法
- (3) 医療審議会令

3 その他の医務衛生法規
- *(1) 死体解剖保存法
- *(2) 角膜及び腎臓の移植に関する法律
- *(3) 死産の届出に関する規定
- *(4) 医学及び歯学の教育のための献体に関する法律

Ⅱ 薬務衛生法規

1 薬事一般に関する法規
- *(1) 薬事法
- (2) 薬剤師法
- (3) 採血及び供血あっせん業取締法
- (4) 中央薬事審議会令

2 毒物・劇物に関する法規
- *(1) 毒物及び劇物取締法
- (2) 化学物質の審査及び製造等の規制に関する法律

3 麻薬などに関する法規
- *(1) 麻薬及び向精神薬取締法
- (2) 大麻取締法
- (3) あへん法
- *(4) 覚せい剤取締法

Ⅲ 公衆衛生法規

1 保健衛生法規
- *(1) 地域保健法
- (2) 地方衛生研究所
- (3) 公衆衛生修学資金貸与法
- (4) 栄養士法
- (5) 調理師法
- *(6) 栄養改善法
- *(7) 児童福祉法
- *(8) 母子保健法
- *(9) 優生保護法
- *(10) 老人保健法
- (11) 原子爆弾被害者の医療等に関する法律
- (12) 原子爆弾被害者に対する特別措置に関する法律
- (13) 難病対策
- (14) 公衆衛生審議会令
- (15) 人口問題審議会令
- (16) 健康増進対策

2 予防衛生法規
- *(1) 伝染病予防法
- *(2) 予防接種法
- *(3) 結核予防法
- *(4) らい予防法
- *(5) 性病予防法
- *(6) 検疫法
- *(7) 後天性免疫不全症候群の予防に関する法律
- *(8) 精神保健法

3 環境衛生法規

1 環境衛生関係の営業に関する法規
- (1) 興業場法
- (2) 公衆浴場法
- (3) 旅館業法
- (4) 理容師法
- (5) 美容師法
- (6) クリーニング業法
- (7) 環境衛生関係営業の運営の適正化に関する法律
- (8) 環境衛生金融公庫法
- (9) 生活環境審議会令

2 食品衛生に関する法規
- *(1) 食品衛生法
- (2) 製菓衛生師法
- (3) と畜場法

3 生活環境の整備改善に関する法規
- *(1) 水道法
- (2) 下水道法
- (3) 廃棄物の処理及び清掃に関する法律
- (4) 有害物質を含有する家庭用品の規制に関する法律
- (5) 建築物における衛生的環境の確保に関する法律
- (6) 墓地、埋葬等に関する法律
- (7) へい獣処理場等に関する法律
- (8) 動物の保護及び管理に関する法律
- (9) 狂犬病予防法
- (10) 水浴場等の衛生

4 自然環境保全に関する法規
- (1) 自然環境保全法
- (2) 自然公園法
- (3) 温泉法
- (4) 鳥獣保護及び狩猟に関する法律

5 公害防止に関する法規
- *(1) 環境基本法
- (2) 大気汚染防止法
- (3) 水質汚染防止法
- (4) 騒音規制法
- (5) 悪臭防止法
- (6) 振動規制法
- *(7) 公害健康被害の補償等に関する法律
- (8) 公害紛争処理法

Ⅳ 学校保健法規

- (1) 学校教育法
- *(2) 学校保健法
- (3) 学校給食法
- (4) 日本学校安全会法
- (5) 教育職員免許法
- (6) 保健体育審議会令

Ⅴ 労働衛生法規

- *(1) 労働基準法
- *(2) 労働安全衛生法
- *(3) じん肺法
- (4) 作業環境測定法
- (5) 炭鉱災害による一酸化炭素中毒症に関する特別措置法
- (6) 労働災害防止団体法
- (7) 家内労働法
- *(8) 労働者災害補償保険法
- (9) 労働福祉事業団法
- (10) 勤労婦人福祉法

Ⅵ 社会保障・社会福祉

- (1) 社会福祉事業法
- *(2) 健康保険法
- *(3) 国民健康保険法
- *(4) 生活保護法
- *(5) 身体障害者福祉法
- *(6) 精神薄弱者福祉法
- (7) 母子福祉法
- *(8) 老人福祉法
- (9) 児童手当法
- (10) 戦傷者特別援護法
- (11) 民生委員法
- (12) 社会福祉士及び介護福祉士法

Ⅶ 関連法規

1 衛生統計
- (1) 統計法
- (2) 国際疾病分類（ICD）

2 国際保健
- (1) 世界保健機関憲章
- (2) 国際保健規則

3 放射線
- (1) 原子力基本法
- (2) 放射性同位元素等による放射線障害の防止に関する法律

4 その他の関連法規
- (1) 風俗営業等取締法
- (2) 売春防止法
- (3) 日本赤十字社法
- (4) 災害救助法
- (5) 消防法
- *(6) 刑法
- (7) 刑事訴訟法
- (8) 日本国憲法
- (9) 国家行政組織法
- (10) 厚生省設置法
- (11) その他

に載せていないものもあります。

◆医師法及びそのグループについて

まず医師法というのがあるわけですけれども、これは医師の資格・身分・業務というようなものを決めた法律です。医師法は、立法化されたのは明治七年に明治政府から出された、今の法律に相当する、医の制度ということだと思いますが「医制」というのが発布されております。この医制のなかに幾つかのことが含まれておりますが、現在の医師法の基になるものがここに入っております。その前は日本の医師というのは、漢方医が殆どで、いわゆる西洋医学、蘭学というのは鎖国をしておりましたので少数だったわけです。しかし、明治維新になってやはり西洋医学を取り入れなくてはということで、この医制の中で西洋医学を国の医学の中へ取り入れたということで、日本では医師といえば西洋医学をやる人ということになっております。例えば中国では西洋医学をやる人の外に、中医と呼ばれるような制度があります。漢方とか按摩・針・灸というようなことで中医というような制度、これはいわゆる西洋医学ではなくて、日本で昔いた漢方医というようなもので、これは中国では医師と同等に取り扱われておりますけれども、日本にきた場合には区別されるということになっております。向こうでは、国民の方が西洋医学の方にかかりたいか、それから伝統のある漢方の中医にかかりたいかということで選択ができるようになっておりますが、日本の場合は中医、漢方医というのは認めずに医師法一本でやっております。

医師の、身分資格というのは、「大学を出て」というのは、大学令に基づいた大学であって、且つ厚生大臣が医師養成施設と認めた学校です。そこの過程を卒業した者が、原則として医師国家試験を受けることができる。医師国家試験は年に一回以上ということで、現在では年に一回行なわれております。実際には、相当高いパーセンテージで合格者が出ておりますが、このところ毎年八、〇〇〇人ぐらいの医師が新しく生まれております。

医師法というのは、法律でいいますと名称制限、医師でなければ医師という名称を用いてはいけないという名称制限と、同時に業務独占、医師でなければ医業をなしてはいけないという業務独占の二つの面をもっております。医師というのは、医師国家試験に合格し保健所に届けると、厚生大臣へ申請が出されまして、医籍という、医師の戸籍みたいなものがあって、そこでナンバーが付けられまして、その戸籍に入れられて免許証が出されますと、初めて医師としての資格が与えられるということになっております。

医業の中にいろいろなものがありますが、幾つか挙げてみますと、例えば応召義務、患者さんの診療の求めがあったときに理由がなくこれを断ってはいけないというような応召義務。証明書の交付義務、例えば処方箋とか、死亡診断書、出生証明書、こういうようなものについて、医師が自分で関わったものについては、求めがあった場合にはこれも理由がなくて断ってはいけないとか、幾つかの事が決められております。

医師法の中で非常に重要なことは、もう一つ診療、患者さんの診断・治療にあたるということの他に、療養の指導を行なうということが書かれております。最近のように、医師の問題で社会的に問題となりますのは、長時間待たされて実際に診てもらう時間は僅かだったとか、お医者さんに身体を触れられる前に、いろいろ検査の方が忙しかっただとかというのは、本来法律の目的からすると異なった運用がされているわけで、実際には医師は患者さんを診断・治療するということではなくて、療養上の指導をするということが、同じような重みで法律に触れられております。ですから、本来患者さんの健康上の相談とか指導とかいうものをするのであって、ただ診察とか治療をするだけではないということが決められております。守秘義務については、医師と患者さんとの間では隠しごとがあると病気の診療ができませんので、守秘義務、秘密を守る義務というのがありますが、これは医師法ではなくて、後ほど出てくる刑法でこれは決められております。その他の法律では、刑法に明記されていないものについては、夫々の法律で書かれているものがあります。

その他の法律では、医師法と同じような組み立て方で、歯科医師法というのがありますし、歯科医師の補助をする、歯科保健の指導をするということで三番目の歯科衛生士法、歯科衛生士という資格・身分があります。

四番目は歯科技工士法と書いてありますが、これは歯科技工士について身分・資格を決めると同時に、歯科技工所、主に入れ歯をつくる技術者と場所について決めたものが歯科技工士法という法律があります。

次が、皆さん方病院に行きますと、いろいろ検査をされたり、血液を採ったりということがありますが、そういうことに従事する人達の身分・資格・業務というものを定めた法律が幾つかあります。診療放射線技師及び診療エックス線技師法、これはレントゲンを撮るときがあると思いますが、医師の指示の下にこういうようなレントゲンをとる、もしくは放射能の治療を行なうというような身分・資格・業務をもった人達に関する法律。検査技師に関する法律、これは血液・便・尿その他いろいろ身体から出るものについて検査をするということがありますし、また心電図とかいろいろな診断方法がありますが、そういうものについてやはり医師の指示の下に行なう場合が、これにあたります。

保健婦・助産婦・看護婦、この頭文字をとって通称保助看法というふうに呼んでおります。保健婦というのは、訪問指導というようなものを中心業務とした人達です。看護婦というのは、医師の診療の補助を行なうと同時に療養上の世話を行なうということで看護婦。助産婦というのはお産を手伝うということで、これは医師と独立して助産業務を行なうことができますし、助産場というものを独立して開業することもできるというようなことになっております。保健婦・看護婦・助産婦というのは、少しずつ業務の内容が違いますが、一つの法律で括られております。看護婦の場合には、よく問題になります準看護婦というのがあります。準看護婦というのは、看護婦に準ずるという意味です。この辺が身分法で一本になるかならないかというようなことで、最近いろいろな議論がされております。

理学療法士及び作業療法士と呼ばれるもので、よく頭文字をとってＰＴとかＯＴと呼ばれるものです。これは、例えばリハビリテーションを医師の指示の下にあたるということになっております。

視能訓練士、この辺になりますとあまり皆さん方が普段出会うことがなくなると思いますが、これは眼科医の補助を行なうわけです。

あん摩・マッサージ・指圧・はり・きゅう、これは日本古来からあん摩とかはり・きゅうというのはあったわけで、それが医制の中にもこういうものが盛り込まれていたわけですけれども、そういうものをまとめてこういうような法律にしております。この人達の場合には、医師の指示の下にということの他に、既得権的に日本の医師の場合には、西洋医学が取り入れられたのは先程言ったように明治七年ですからまだそんなに古くないわけです。このあん摩とかはり・きゅうというのはそれ以前からあったわけですので、既得権をある程度認めるとか、例えばあん摩という職業は昔は眼の悪い人が主にやっていたというようなこともあって、いろいろな既得権益も踏まえた上で法律ができておりますので、やや中身が理路整然とした法律ではないということになります。

同じ様に、次の柔道整復師というのも、昔は柔道の先生、柔術の先生が骨接ぎをしたということで、柔道整復師というのは柔道の先生がこれをするということが従来やられてきたわけですけれども、最近やっと国家試験ということにこれもなりました。しかし、これも既得権を認めまして、これは昔から柔道というのがあって、柔道の先生が骨接ぎをするということで、西洋医学の方の整形外科よりも、むしろそちらの方に親しみをもっている人もいるということで、柔道整復師法という法律の下で保護されているような形になっております。

義肢装具士法は、イギリスとかヨーロッパの方では、昔から一つの専門的な分野に長けた人がいるということで、それについての資格というものがあったようですけれども、我が国でも段々にそういうように仕事が分化していく専門化していくという段階で、義肢、こういうものをつくる資格がつくられております。

臨床工学技士、これは比較的新しい法律です。腎臓が悪い場合に血液をきれいにしてやるという、人工透析というのがあります。人工透析の機械等を取り扱う人、これは臨床検査技士とか医師が取り扱えば一番いいわけですけれども、なかなか人手がないということで、まったく何の資格も無い人がそれらの機械を従来いじっていたということで、それではやはり国民に医療上の問題が起きたときに不利益になる。また一方で、そういう人達に何らかの資格を与える、もしくはその人達の身分を向上させるということから、MEの分野を勉強して、医療についても勉強するということで、臨床工学技士というような資格がつくられております。

救急救命士法、これはつい最近の話題ですので、皆さん方も記憶にあると思いますが、あるマスコミ等が非常に率先して取りあげ、例えば救急車の中で医師が乗っていないと蘇生技術もある程度できるにしても、やると、医師法違反になる、先程の医師法でいった医師の業務独占に反するということで、話題が大きくなっていきまして、救急車の中に限ってある決められたことだけを、蘇生術を行なうことができるということが、救急救命士という資格で現在どんどん養成をされております。しかし、いろいろな調査によりますと、救急救命士ができたことによって、却って蘇生率が悪くなるとか、いやいや蘇生率がよくなるのだとか、いろいろなことが言われておりますが、これも運用の問題だと思いますので、今後の推移を見ていきたいと思います。養成が始まってまだ三～四年のところだと思いますので、まだ全ての救急車にこの人達が同乗するというところまでには至っていないということだと思います。

次の医療関係者審議会とか医道審議会というのは、厚生省におかれている審議会で、医療関係者審議会というのは、いままで述べてきたような医療関係者に関するいろいろなものを変えるというようなときに、ここで審議を行なうということになっております。

医道審議会というのは、医師・歯科医師が医療に関して、もしくはそれ以外の悪い事をした場合に、ここで医師・歯科医師の免許の停止とか、免許を取り上げることを審議するもので、そのような医道審議会というのがあります。

◆医療法について

この他にも幾つかの身分等がありますけれども、今度は医療を行なう場所として、医療法というのがあります。医療法というのは、医療に関する基本的な法律なのですが、もともとはやはり医療を行なう場所ということですから医制のところに遡るわけですが、医療法としてできたのは戦後です。戦後できた法律ですが、あまりにも病室の広さとか、病院には医師が何人いなくてはいけないとか、少し細かく決め過ぎていて実態上いろいろな問題が出てきているということで、このところよく改正がされております。この医療法で決めているもので大きなことといえば、病院と診療所、さっき言った助産所、こういうものを医療法で決めております。病院というのは、病床が二〇床以上あるというのを病院、病床が一九床以下のものを診療所というふうにいっております。皆さん方が実際にかかる場合の病院というのは、ベッドが二〇以上あるというのが病院で、一九床以下というとそれと変わらないわけですけれども、それを有床診療所、ベッドを持っている診療所といいます。殆どがベッドをもっていない無床診療所ということで、無床診療所が大部分を占めております。また、病院の中でも、総合病院というようなものを決めております。総合病院というのは、病床数がある規模以上で、診療科目が決められたものがあって、そしてその都道府県知事が認可したものを総合病院ということで、勝手に自分で名乗ってはいけないというふうに言われております。最近の医療法の改正では、病院の中で特定機能病院というようなものが決められております。これは、非常に高度な機能をもった病院、機械とか専門医がいるような病院が風邪をひいたとかお腹が痛いということの患者さんで一杯になってしまって、ほんとうに専門医にかからなければいけない方が診てもらえないということがあるので、まずかかりつけの医師にかかった上で、紹介状を書いてもらってかかるというのが特定機能病院で、これは例えば国立がんセンターとか、国立循環器病センターとか、大学病院のうちの中心的な一つというようなものが特定機能病院というものにランクされております。医療というものが分化をしてきている、かかりつけ医にかかって、それから次の病院に行って、それから非常に専門的な診療をするという場合は、この特定機能病院にかかるというようなことが決められております。

医療法というのは、施設・設備について、非常に厳格な細かい規定をしていたのですが、七〜八年前医療計画というようなものを医療法で決めるということが、その法律の中に盛り込まれました。医療計画というのは、各都道府県ごとにベッド数がどのくらい必要か、医師がどのくらい必要か、看護婦がどのくらい必要かということを決めていくということで、日本の場合には国のわりには非常に病床数が多いというようなことから、病床数をこれ以上増やさないということで、病床制限といっておりますが、いろいろ計算式がありますけれども、決められました。地域医療計画というものを五年ごとに見直していくということで、例えば東京都ですとこれを一三の医療圏に分ける、医療圏というのは例えば道路・交通・昔からの区割というようなものによって、幾つかのブロックに分けまして、ブロックごとに計画を立てて、それを都道府県でまとめるということで、地域医療計画というのがあります。

医療というのは、狭い意味でいいますと、病気になった場合に診るというのが医療で、その前の予防する場合を保健(Health)といっておりますので、保健これは予防です、それから医療があって福祉があるということで、県によっては保健医療計画というような名称で呼んでいるところもありますが、法律で決められておりますのは医療計画ということで決められています。いままでのように物理的なことだけを決めていた法律ではなくて、こういうソフトな政策面まで盛り込んだ法律になってきております。

次の社会福祉・医療事業団というのは、これは例えば病院等が不足していた時代です、現在でも高度な高い機械を買う場合に、お金を貸したりするような特別な法人の法律をいっております。

三番目の医療業務を行なっていく上で、幾つかの規制があるわけですが、これは全部「＊」印が付いておりますけれども、死体解剖保存法というのがあります。皆さん方は刑法で習われたと思いますが、死体を損壊してはいけないということで、罪になるわけですが、死体を解剖することによって医学が進歩していく。解剖にも、まず基礎的に人体というのはどういう成り立ちになっているのかという系統解剖学、これは皆さん方も見学したことがある人がいると思いますが、系統解剖学。病気で亡くなった方が、どういう具合に診断と実際とがあっているかということでする病理解剖というのがあります。変死した場合等に行なう司法解剖、行政解剖というものがありますが、そういうような場合に勝手に死体を損壊してはいけないということで、刑法に対する特別法として死体解剖保存法という法律があります。その他、死体から取り出した臓器・組織等について標本として保存をするということが必要となりますので、これも手続きを経てそういうものを保存するということになります。昔、記憶にあるかどうか判りませんが、栃木県の宇都宮病院といいましたか精神病院で患者さんの脳を取り出していた。手続き的には良かったのですけれども、この死体解剖保存法の違反に問われたということがあります。

次の角膜及び腎臓の移植に関する法律、角膜が具合が悪いために見えないというような人のために、亡くなった人から角膜をとって移植をする、それから腎臓、これも腎臓が悪い人のために亡くなった人の腎臓を移植する。これもやはり死体を傷つける行為になりますので、刑法に対する特別法として、角膜と腎臓の移植に関する法律というものができております。

三番目の死産の届出に関する規定、これは昭和二〇年に戦争に負けた直後、日本の母子衛生状況というのが、非常に環境衛生的にも悪かったということで、米軍、占領軍の命令で、向こうの制度だと思いますけれども、死産というのは妊娠して四ヵ月以上のお産、それが死んでいたという場合には届け出るということの規定です。法律ではないのですけれども、規定で守られております。

四番目が医学及び歯学の教育のための献体に関する法律ということで、これは先程いいました系統解剖ということで、人体の構造等を知るために医学生及び法律を学ぶ人達も系統解剖というのは勉強するわけですけれども、こういうものは篤志家の献体によって、成り立っております。そのときに、遺体に対する敬意を表するとか、そういうようなことが定められている法律です。医師になる以上これらの法律については、内容をよく知らなくてはいけないということから、ここにみんな「＊」印が付けられております。皆さん方は、こういう法律というのが、刑法に対する特別法として特殊な資格を持った人達が死体について傷つけても罪に問われないという理解をして頂ければ宜しいかと思います。以上が医務衛生法規、医療に従事する場合に必要な約束事を決めたものをいっております。

◆薬務衛生法規その他について

次が薬務衛生法規ということで、薬事一般に関する法規、毒物・劇物に関するもの、麻薬などに関するもの、大きく三つに分けております。薬一般に関することとしては、薬事法という非常に大きな法律があります。中央薬事審議会というようなものがあって、新しい薬を造り出したときには、そこで国の認可が無いと一般に使ってはいけないということになります。実際には動物実験の段階を経て人体実験をしなくてはいけないというようなことがありますので、それについていろいろ細かに決められておりまして、副作用が無いかどうか、ほんとうに効くかどうかということが、この薬事法で決められる。それから、よく、薬局という言葉を聞くと思いますが、これも薬事法で決められております。この中には化粧品も薬事法で決められております、化粧品は肌に直接接するということで、害があってはいけないということから、化粧品もこの薬事法で決められております。

次の薬剤師法、これは身分に関する法律ですので、医療関係者に入れてもいいわけですけれども、一応薬を取り扱う人ということで、薬剤師という資格・身分・試験・業務ということについて定めた法律が、薬剤師法という法律になります。

採血及び供血あっせん業取締法というのがありますが、昔は血液を確保するということで、売血するという、血液を業者が買い取るということが行なわれておりました。私供が学生の頃はお金がなくなると血液を売りに行くと、二〇〇cc幾らということで血液が売れて、お腹が空いたときに血液を売って何か食べるというようなことを行なっていたわけですけれども、昭和三九年というのは公衆衛生ではいろいろ事件があった年ですが、ライシャワー事件というのがありました。聞いたことがあるかと思いますが、アメリカの駐日大使のライシャワーさんという非常に日本人びいきだった方が精神障害者の少年に刺されました。刺された傷はたいしたことがなかったのですけれども、輸血をしたその血液が今でいうおそらくB型肝炎だと思いますが、売血による黄色い血だったということで、肝炎になられて長く病床に伏せることになりました。売血制度が悪いということで、現在の日本赤十字社一本での献血制度、皆さん方も献血というのをしていると思いますが、献血制度に変わりました。現在は、売血というのは医療に使う以外の血液を売るということはありますけれども、それ以外は全部献血で行なわれる。それも日本赤十字社を通じて行なわれるということになりました。ですから血液を献血ですから、今は提供しても無料でやるということです。無料ではなかなか集まらないということで、いろいろな検査をするとか、手帳をくれるとか、そういう人には優先的にあと輸血をしてくれるとか、いろいろなサービスをしているようですけれども、日本の場合は献血で賄われているということで、非常にたいへんなことだと思います。ただ、日本は血液の使う量が非常に多い、そのために献血だけではなかなか賄いきれない部分があるということで、エイズのときに問題になりました。現在でも血液製剤を外国から輸入しており、そのために日本は非常に評判が悪いわけです。自分の国だけで賄えないで、外国からまで血液を買っているということで、評判が悪いわけですが、実態として血液を使う量が非常に多いということです。

毒物・劇物に関する法規というのがありますが、これは毒薬もしくは劇薬というもので、他の薬と区別するために、ラベルが、毒薬の場合には白と黒、劇薬の場合には白と赤というような字で作って、他の薬とは別のところにきちんと鍵のかかるようにして保管をするというようなことが決められております。ですから、今のオウムの事件等で適用される法律となりますと、この毒物・劇物取締法、毒・劇物取締法と通称しておりますが、こういうような法律があります。毒・劇物が持ち出されたり、売買されるのを規制しております。三番目に麻薬の法律があります。(1)に麻薬及び向精神薬取締法ということで、ずっと麻薬取締法という法律できたわけですけれども、最近になって向精神薬というのが麻薬と同じ扱いになってここに入ってきております。同じ扱いにするのがどうかという考え方もあるかと思いますが、それだけ重大なことと捉えて同等な法律に取り入れております。麻薬というのはモルヒネとかコカインですけれども、日本人は清潔好きですし、こういうものについて非常に怖いものだという意識を植えつけられておりますので、諸外国のように麻薬中毒というのは少ないわけですけれども、何時《いつ》こういうものが広まるか判らないというので、非常に厳罰にするというような形で厳重にチェックしております。日本は幸い島国ですので、こういうものが持ち込まれることが少ないということで、現在のところ麻薬汚染ということが少ないわけです。ただ、この法律の中で麻薬中毒者というものを定義しておりまして、麻薬に中毒した人を強制的に麻薬中毒の収容施設に入所させて、麻薬中毒が治るまでそこに入れるというようなことがあります。医師は麻薬中毒患者を診断したときには、直ちに届出るということが義務づけられておりまして、麻薬中毒というのは一度見ればだいたい判ると思うのですが、瞳孔が縮小する、非常に麻薬を欲しがる、そのためには泥棒でもなんでもするというようなことで、だいたい一度診ると騙されたりすることがなくなるわけですけれども、麻薬中毒というものが、日本では今あまり問題になっておりませんが、今後出てくるとたいへんな問題になると思います。

向精神薬というのは、精神科関係で使ういい薬がいろいろ出てきておりますが、その中で今までた易く手に入ったというようなものが、若者とか何かの間で遊びに使われたりするということで、これを取り締まるという意味でここに入れたのだと思います。皆さん方も安易に、向精神薬の方については麻薬とは別だという理解でおりますと、同じ法律の中で同じように罰せられるということですので、注意を要するということになります。

麻薬と同じような並びで、大麻・あへんについても法律があります。大麻については取締法があって、外国では大麻について非常に緩やかな国もあるということですが、日本の場合は大麻については、非常に厳しい姿勢で臨んでいるということです。

四番目は覚せい剤取締法ということで、これは今までの麻薬・大麻・あへんとはちょっと違いますが、覚せい剤について規制した法律です。これは医師が覚せい剤中毒患者を診断した場合に届出るという義務はないですけれども、覚せい剤については医師もよく理解していなくてはいけない。実際に医療上覚せい剤を使うということはめったにないのです。眠り病という病気がありますけれども、眠り病に覚せい剤を使うことがあるくらいで、診療上覚せい剤を使うということは殆どありません。ですから、覚せい剤を置いている医療機関というのは少ないと思うのですけれども、これが暴力団等の資金源になる。覚せい剤による覚せい剤中毒の犯罪、そういう人達が心神喪失・心神耗弱ということで、あまり罪に問われないということが、一時期社会問題に大きくなりました。最近でもそういう事件があるし、暴力団の資金源として覚せい剤、いまのオウム事件でも覚せい剤が取り沙汰されておりますけれども、覚せい剤について医療従事者というのは合法的に手に入るわけですので、暴力団等から狙われるということがあります。

次に公衆衛生法規、これが大きく三つに分けられるといいましたが、まず保健衛生法規ということで、地域保健法という法律があります。これは、昔は保健所法という法律で、公衆衛生の基本的な法律でしたが、昨年の法律の改正で、法律の名前が変わりまして地域保健法という法律になりました。全国に約八〇〇の保健所があります。人口一〇万に対して一つの保健所をつくるという原則で、国民の健康を守る、いわゆる保健・予防ということの第一線機関として保健所がおかれております。それに関する法律で、保健所がどういう仕事をするのかというようなことが書かれております。

次に地方衛生研究所と書いてありますが、これは法律ではなくて通達で、事務次官通達というのがありますが、それで各都道府県・政令指定都市におかれておりまして、衛生研究所というのは保健所でできないような難しい試験検査とか、サーベランス事業とか、赤痢・コレラの菌の同定、こういうようなことを行なっております。

(3)の公衆衛生修学資金貸与法というのは、将来保健所に勤めようとか、公衆衛生をやろうという人達に対する奨学資金の法律です。

栄養士という身分があります、これは医療従事者の方に入れてもいいわけですが、この場合には公衆衛生法規に入れております、栄養士という名称を用いて栄養指導を行なう者の、身分・資格・試験・業務を決めた法律です。

次の栄養改善法というのは、日本が戦後食べるものがないというようなときに、どういう物が食べられるか、どういうふうにして食べたら栄養がつくかということを定めた法律で、我が国では国民栄養調査というものが毎年行なわれております。皆さん方も新聞で時々見掛けると思いますが、年に一回、日本人の摂っているカロリー量はどれくらいで、だいたいの栄養素は摂っているけれども、カルシウムだけはまだ足りないとか、そういうようなことを毎年調査しておりまして、世界でもあまり例がないのです。栄養の摂り方だけではなくて血圧とか体重とか肥満度とかそういうものも関連して調べておりますから、もう四十数回の調査結果が溜っていて、非常に貴重なものだと思います。

栄養改善法の中では、例えば特殊栄養食品というようなものも決めております。特殊栄養食品というのは二つ考え方がありまして、一つはいま言いました摂りにくい栄養素、カルシウム・ビタミン・ミネラル、こういうようなものについて強化食品としてそういうものを付けたもの。皆さん方が最近、「ザ・カルシウム」とか、「鉄骨飲料」だとかいろいろな物があると思いますが、ああいうものがエンリッチドフード（enrichedfood）強化食品として、特別な栄養素を補給するためのもの。もう一つは特殊用途食品といいまして、例えば病人食、腎臓の悪い人・糖尿病の人・高血圧の人、こういう人達に対して砂糖をとったり食塩を減らしたりした醤油だとか食べ物、それからベビーフード、赤ちゃんの離乳食とか乳児食などが最近売れておりますけれども、こういうような物もこの法律に入れられております。

児童福祉法と母子保健法という法律がありますが、児童福祉法というのは子どもを大事にしましょうという児童憲章にそってつくられた法律で、この中では子どもを大事にするということと、児童の病気になった時の医療費を公費で負担するとか、児童で障害者の人達の施設とか、保育所とか、そういうことについて決めたのが児童福祉法です。児童福祉法の中から、保健に関する部分を抜粋してつくられたのが母子保健法という法律で、児童福祉法と母子保健法とは親子関係みたいなものにあるわけです。母子保健法というのは母親と子どもの健康について定めた法律で、日本はこの法律のおかげで母子保健の水準が世界一になっています。例えば乳児死亡率が世界で一番低い。ただ問題は妊婦の死亡率がやや高いというのがまだありますが、毎年まだ下がっているということで、非常に母子保健ということに力を入れて、子どもを大事にしているということが、この中にあります。それから、皆さん方、母子健康手帳というのを自分で見たことがあるか、持っているかと思いますが、皆さん方くらいの年齢になりましたら、自分の母親から母子健康手帳というのを貰っておくといいと思います。この母子健康手帳というのは、母子保健法の省令で定めた手帳ですけれども、妊娠したという届を市長村長に母親が出しますと、この母子健康手帳が貰えます。この母子健康手帳に子どもの発育状況とか免疫の状況、免疫の状況というのは予防接種をいつどんなものをしたかというようなことが書かれております。ですから、皆さん方くらいの年になったら母子健康手帳を母親から貰っておくと、自分が生まれた時の状況とか、発育の状況とか、生まれた時から今までの免疫の記録というものが記されておりますので、是非一回見ておくといいと思います。女性の場合には、妊娠届を出せばこの母子健康手帳が貰えるということになっております。

次の優生保護法、これは刑法とか民法に非常に関係する法律ですが、二つの事柄が含まれた法律なので、変な名前になっていますが、優生法と母性保護法をくっつけた法律です。優生法というのは、悪い子孫は残さないという思想を、優生学的にもった法律です（平成八年の改正で、優生思想に基づく部分を削除するとともに法律名を「母体保護法」に変更した）。ですから、優生法は悪い子孫を残さないためにということが法律の中に明記されていて、優生手術をするという法律。一方で、母性保護という立場から、母性を保護するために人工妊娠中絶をする、中絶というのは堕胎の罪にあたるわけです、堕胎罪というのは非常に重い罪です。特に堕胎を手伝う、特に医療の心得のあるものが堕胎を手伝うというのは重い罪に問われるわけですので、堕胎罪、刑法に対応する特別法として母性保護法、優生保護法というのがあります。皆さん方、産婦人科のお医者さんの看板を見てみますと、殆どの産婦人科の先生のところには優生保護法指定医と書かれております。それは、刑法に拘らず合法的に人工妊娠中絶をすることができる医師という意味です。これは他の法律とちょっと違いまして、他の資格は全部国とか行政機関から与えられるわけですけれども、優生保護法指定医というのは、都道府県単位の医師会から与えられるということになっております。中絶件数というのは、約五〇万件くらいあるのだと思いますけれども、出生数が一二〇万件としますと、中絶というのはずいぶん多いというふうに考えられます。これだけ我が国では健康教育とかいろいろな知識レベルも高いし、避妊技術というものもあるしということなのですけれども、やはり出産できないような妊娠があるということで、中絶を合法的にするためにということで優生保護法というのがありますが、いろいろな意味で問題になります。特に宗教的な観点から、中絶とか避妊というのは悪いという考え方の方達から、産む産まないは女性の権利という非常に極端な意見が両極にありまして、それがいろいろな世間の動きの中で政治と結びついたときなどに、優生保護法の可否というものが出されます。最近この中でよく問題になりますのは、経済的理由によって母体の保護が損なわれる場合には中絶をしてもいいという条文があります、そこをめぐって経済的理由というのは現在あるのかないのか。先程言いましたように、憲法二五条で最低限健康で文化的な生活を営む権利と義務というのが療法にあって、生活保護法というような法律もあり、最低限の生活を営んでいるわけですから、そこでそういうことができるのはおかしいではないかという議論がある一方、もし中絶を禁止されてしまえば、子どもを絶対に産まなくてはいけない、先程のウーマン・リブ的な考えもあるわけです。そういうことで、これは議論が尽きないわけですけれども、優生保護法というのはそういうことで問題を多くはらんだ法律です。

老人保健法、これは後の方で出てくる老人福祉法とペアになった法律です。さきほどの児童福祉法から母子保健法が分かれたように、老人福祉法から保健の部分を取り出した老人保健の法律です。高齢化社会に向かって、老人医療費を公費負担制度にする。これは六五歳以上になると健康診断とかいろいろなことをして、七〇歳以上になると老人医療費として無料になるというようなことが書かれております。

日本は世界で唯一の被爆国ですが、原爆だけは特別扱いで原爆で受けた疾病については医療費が公費負担されるということになっております。

次の予防衛生法規ですが、これは衛生行政の基本的なところでして、社会防衛法ということです。社会防衛法というのは、集団を守るためには一部の人達の人権が阻害されても止むを得ない、財産が阻害されてもやむを得ないという考え方で、伝染病予防法といいますのは明治三〇年といいますから、今から一〇〇年以上前にできた法律ですけれども、これは片仮名で文語体でできた法律です。古いということですけれども、非常によくできた法律ですが、立法技術が当時今ほど進んでいませんでしたので、病名まで法律に入れてしまって、政省令に落としていないというような点で問題はありますけれども、よく皆さん方が聞く法定伝染病とか、伝染病隔離病舎とか、伝染病院とか、そういうようなものがこの法律に書かれております。伝染病予防法というのは、そのために感染源となる患者を、その患者さんの人権等は度外視して隔離してしまう。そして、他の人達を病気から防ぐということが主眼になっております（伝染病予防法は平成一一年、「感染症の予防及び感染症の患者に対する医療に関する法律」の制定に伴い廃止された）。

予防接種法というのは、伝染病が流行るのに免疫をつけておけば伝染病に罹らないという考え方の法律があります。これもできた当初は、社会防衛法の最たるものでしたが、最近の改正によってむしろ任意で予防接種を受ける。予防接種を受ける義務というものが、だいぶ薄らいできているということで、それは文化度が非常に上がったためにということですが、逆にこのために日本人全体の免疫度が下がるということならば問題があると思います。

結核予防法、結核というのは日本の国民病といわれて非常に恐れられた病気です。今の癌どころではなくて、昭和二五年くらいまでは死亡率のトップだったわけです。非常に若い人達がどんどん罹って亡くなったということで、これは予防・医療・福祉全部を含んでいる法律で、これは衛生法規の中でも非常に優れた法律だと思います。

らい予防法、「らい」というのはハンセン病と呼ばれますが、病原菌は結核と親戚の似た菌ですけれども、感染力が非常に弱いということが判ってはいるのですが、非常に怖がられている。特に医療従事者の中でも「らい」というものをよく理解していないということから、らい予防法を最近では廃止したらどうかということの議論が大きく出ておりますが、これは後ほどお話があると思いますので、そのときにして頂きたいと思いますが、法律というものを議論するのに非常にいい題材だと思います（らい予防法は、次講の大谷先生たちの努力により、一九九六年に廃止された）。

性病予防法、これは梅毒・淋病等の四つの疾病について記された法律で、性病患者の届出治療について書かれた法律ですけれども、現在では性感染症というのがそこに書かれた病名だけではなくて、カンジーダとかヘルペスだとか肝炎だとか、いろいろな性行為に感染してうつる病気全般をさしてきましたので、性病予防法というものが少し色があせてきております。

検疫法というのは、外国から日本に伝染病が入らないようにということでつくられている法律で、皆さん方も海外から日本に帰ってきたときには検疫を必ず受けるということになっております。最近アフリカでエボラ出血熱などが問題になっておりますが、これは検疫伝染病ではありませんけれども、一応検疫所は強化態勢をとって監視体制を強化しているということになります。

次の七番目、後天性免疫不全症候群の予防に関する法律、長い名前の法律ですが。これは通称エイズ予防法で、法制局の方で片仮名の法律というのはおかしいというので、こういう長い名前になっております。

精神保健法、これがつい最近国会で通って、名前が変わりました。精神保健及び精神障害者福祉に関する法律というふうに変わっております。精神保健の後に、及び精神障害者福祉に関する法律ということで、要するに今までは福祉に関しては書いてはおりましたけれども、精神障害者の場合には医療と福祉というものが切り離せないということから法律改正がなされて、法律名が変わったということです。これはつい最近なので、まだ施行はされておりませんが、法律名が変わりました。精神保健法を社会防衛法に入れるということについては、いろいろ意見があると思いますが。

次は、生活環境に関する法律で、最初の方は環境衛生営業、床屋さんとか、お風呂屋さんとか、映画館とか、そういうようなものに関する法律。二番目が食品に関する法律で、食品衛生法というのがあります。これもつい最近改正がされてまだ施行されておりませんが、改正された部分は衛生法規というよりはむしろ国際貿易摩擦の中でアメリカ等からの、輸入を緩和しようという観点からやられております。食中毒の届出、食中毒患者というようなことが、この法律の中には書かれております。

水道法ということで、日本は水道の普及率が九七〜九八％、非常にいい水質を誇っているわけですが、その水道に関して規制した法律です。

その次には環境衛生に関する法律がずらっと並んでおりますが、衛生と直接は関係ないですけれども、自分の生活環境をよくする法律です。

四番目が自然環境をよくするということですけれども五番目の公害防止に関する法規ということで、(1)の環境基本法というのは、以前は公害対策基本法といっていたのですけれども、一昨年、環境基本法という法律に変わりました、公害というものの定義をしております。

(7)に公害健康被害の補償等に関する法律ということで、公害のために病気になった人に対しては公費負担医療をするということでの法律があります。

以上が一般衛生法規と呼ばれるもので、以下が特別衛生法規で、学校保健に関するものと労働衛生に関するもの、いわゆる学校に属している人達の健康管理に関するものが、例えば学校保健法というようなもの。

職域に関係する人達に関係するものとして労働基準法、労働基準法から分かれた労働安全衛生法、じん肺法、(8)にありますのは、頭文字をとって労災保険といっておりますが、いわゆる労働に従事していて災害を被った場合には、保険が下りるということで労災保険というふうに通称で言われている法律です。

社会保障・社会福祉については、衛生とはちょっと違いますけれども、憲法でいっている公衆衛生と並んで社会保障・社会福祉といわれておりますので、切り離せないためにここに社会保障と社会福祉をいっております。社会保障というのは相互扶助ということで、病気になったときに互いに助け合うということで、掛け金を掛けていて保険がかかっている、それでお金がかからない。福祉の方は弱者救済ということで、弱い人、貧困な人を救うということで社会福祉というものがあります。

最後に関連法規として幾つか挙げられておりますけれども、四番目のところに「その他関連法規」というところが、皆さん方と関連してくると思いますが、例えば風営法、こんなものがなぜ衛生行政と関係するのかといいますが、風営法というのは例えば先程の環境衛生の営業の中の劇場などをやる興業場法とか、性病予防法とか、伝染病予防法とか、こういうようなものと関係してきます。

売春防止法、こういうような法律が抜け道だらけだといわれますが、売春防止法というような法律があります。それから先程の日本赤十字社法。災害救助法、これは災害が起こったときに厚生省から災害救助命令というのが出されて、そうすると国を挙げて災害救助をするということです。消防法がここに挙げられておりますのは、医療法との関係で、病院の建物との関係とか、先程の救急車の所管は自治省で消防庁なものですから、救急救命士等は自治省と厚生省が共管をするということから、ここに挙げられております。

刑法というのは、先ほど来、衛生行政・衛生法規というのは、刑法の特別法として立法されているものが幾つかありますので、刑法が挙げられております。刑法の中で、医師の守秘義務、堕胎の罪というようなことが刑法にありますので、これも一応医療従事者としては知らなければいけない法律ということで挙げられております。

その他、幾つかの法律がありますし、またここに挙げていない幾つかの法律が非常に絡み合った形で衛生法規をなしていて、それで衛生行政が行なわれているということになります。

限られた時間ですので、駆け足で話しましたが、概念的なことがお判り頂ければ、法律というのは覚えて頂く必要はないので、法律をひいて頂けばいいので、だいたいそういうようなことが法律に書かれているということが判っていれば宜しいかと思います。

〔補　注〕行政官庁名及び法律名等は、講演時のもので、その後に名称の変更あるいは内容の改正がなされているが、このように多岐にわたるものだという基本的な考え方を理解していただければ幸いである。

3　らい予防法の廃止に向けて

大谷藤郎
国際医療福祉大学学長

中谷先生のおかげで、皆さんにこうしてお話させて頂くのはほんとうに光栄です。私は学者ではありません、運動家としての話なので気楽に聞いて頂けたらいいと思います。

私は厚生省の役人をしておりましたもので、中谷先生にはいろいろ「医の倫理」「医事法」という関係でご指導頂いておりました。また、このハンセン病につきましても、人権について、私のやっております高松宮記念ハンセン病記念資料館のシンポジウムにご出演頂いたり、また今度はおそらく政府の審議会の関係の方でご指導頂くことになっておりますので、日頃のご指導をここでまた改めて感謝申し上げる次第でございます。

◆ハンセン病とは

皆さん、ハンセン病といってもあまりご存じないかと思います。どういう病気かといいますと、昔は「らい病」といった。天刑の、天が罰する病気、或いは前世の宿縁の業病、それから差別用語になりますけれども、「かったい」「なりんぼう」、あらゆる罵声をこの病気は浴びせられてきた。この病気が出ますと、そこの家は村八分同然の仕打ちを受けて、結婚はおろか就職とかいろいろなことで差別を受けた。また先祖にそういう者がいたという噂だけで、そこの血筋が悪いということで、そこの家は血筋の汚れた家であるということで汚名を受けるたいへんな病気だった。どうしてそういうことになったのか、日本では奈良・平安の頃から、卑しむべき者、汚れた者としての「らい病者」というものがありました。有名な光明皇后が、人徳の象徴として、「らい病患者」の膿を吸って治療されたと、するとその患者さんが菩薩の姿に変わって光り輝いて飛び去ったという、光明皇后伝説というものがあるくらい、昔から人間のなかで、そのように思われてきたのです。

日本だけではありませんで、皆さんが聖書をお読みになりますと、「らい病患者」というのは、やはり同じように汚れた者。私達の若い頃には、「ベン・ハー」という迫力のある大映画があって、英雄ベン・ハーの母親もレプラにとりつかれて、死の谷と呼ばれる砂漠のなかの暗がりの谷の中に、乞食となって住みついている。そこにベン・ハーが逢いに行くという姿に、まったく私達はその映画で非常な衝撃を受けました。

明治の初めに、私達は、皆さんが歴史でお習いになったように士農工商を撤廃して、天皇制の下ではあるが四民平等ということがいわれました。それまで「らい患者」というのは非人の扱いを受けておりまして、そういう病気が出ると家族が金を出して、そちらにやる。そこでは、非常に汚い仕事についてなんとか食っていけるという、江戸時代以前はそういう差別制度の中で生きていたのですが、明治時代になりまして四民平等ということになりまして、彼等はそういう差別の階層から弾き出されまして、逆に住む所がないという状況になってきたわけです。

東京でいえば池上本門寺、そこの本山の身延山、或いは大阪でいえば四天王寺、九州では本妙寺、そういうお寺の境内に「らい」の患者さん方が乞食となって群れていて、そして参詣人にお金をねだる、なかには子どもを裸足のままで参詣人の裾にすがらせてねだらせるというような、そういうようなひどい状態が明治の初めで、「らい患者」は乞食と同じという状態であったわけです。

私も戦前の育ちですが、昔の日本の山河というのはほんとうにきれいだった。ところが外国人が来て、この美しい日本列島を見るにつけて、神社に群れている「らい病患者」の哀れな姿に驚いた。ハンセン病が、特徴的なのは一つは手足が神経をやられて麻痺している。もう一つは顔が獅子の顔といいまして、赤黒いソーセージのようなミミズ腫れのよう、髪の毛が抜けて落ちる、しまいには鼻がとけてしまって穴ぼこだけの顔になるというような、そういうひどい二目と見られない状況に、早い人は数年でなる。そういうような状況なものですから、人はハンセン病を非常に恐れていたわけです。

◆ハンセン病患者救済に努力した外国人宣教師たち

明治六年にノルウェーのアルマウェル・ハンセンという人が、患者さんの結節から、「らい菌」を発見致しまして、これは、「らい菌」によって起こる伝染病だということになりました。我が国は、江戸時代の封建時代から近代国家へと明治維新で脱皮しようとしていたときですが、ヨーロッパの伝染病説というのものにとりつかれるわけであります。宣教師達は、患者さん達の悲惨な姿を見てびっくり致しまして、キリスト教の伝導よりも、こういう患者さんを救うことの方が大切ではないかということで、あちらこちらで病院がつくられます。これはいまも歴史に残って、百何年前の話ですが、例えば熊本のハンナ・リデル、エダ・ライトという方のつくられた熊本回春病院、或いは神山復生病院、これは富士山の麓の御殿場で今でも百何年続いていますけれども、これはフランス人のテスト・ウィード神父という人がおつくりになった。

テスト・ウィード神父は、日本の東京は非常に蒸し暑いので、箱根に行って涼しいところで宣教がてら夏を過ごそうというので、従者を連れて箱根の山の中へ、当時は今のように自動車で行けるところではなしに、歌にありますように九十九折りの所を上っていったそうです。その山の中の水車の音の間から女の人の泣き声が聞こえたように思える。それで従者と水車小屋を探していきますと、女の人がむしろにくるまっていた。これが「らい」

の女の方で、ハンセン病はだいたい男の人がなるのが多いのですが、女の人の場合はお産をして子どもを産むとわりと発病する。身体に衝撃を与えるためではないかと思われますが、急に顔と身体中が真っ赤に腫れあがる。その患者さんは農家へ嫁入りして子どもが生まれて、そこの家がこんな嫁をもらってたいへんだというので、水車小屋に捨てられた。親元の方も、こんな病気を出した娘は、何しようと勝手だということで、私は行き場所がない。首を吊りたいと思うが首を吊る力もない。テスト・ウィード神父はびっくりされまして、神の教えを説くのも大事だけれども、目の前のこの哀れな、しかも目が腫れて目がよく見えない人を助けよう。従者にその婦人を背中に背負わせまして、山の麓にまで降りて、農家を訪ねて小屋を借りる。そして、農家の人に、急いで帰って金を集めてまたやってくるから、半年間あなたから借りた小屋にこの人をおいてやってくれと、お米を一俵買われまして、これでおかゆを毎日つくってやってくれ、絶対に殺したりしないでくれと頼まれて、それで神父さんは金を集めてつくられたのがいまの神山復生病院の始まりです。他にもいろいろあります、目黒とか、宣教師達がつくった病院があります。

いまわたくしは、国際医療福祉大学の学長をやっているので、うちの学生達も医療福祉職とか看護婦さんとかになって、国際的に活躍したいという人が沢山やってきます。僕は、国際的といってもたいへんですよと、ハンナ・リデルという人は英国の貴族ですけど、熊本の本妙寺の患者さんの凄まじい姿を見て、自分の財産を全部なげうって患者さんのために病院をつくったのです。エダ・ライトというのはその姪です。その姪というのが跡継ぎで、二人とも独身で一生を終えられたわけです。明治三十何年の話なのですけれど、それから数十年が経って第二次大戦が始まった昭和十何年頃の話ですが、患者さんと一緒にお暮らしになって、患者さんからは神様のように思われ、患者さんのために一生懸命尽くされたエダ・ライトさんは、英国の人から貰ったラジオで、短波のラジオだったかもしれません、英語の放送を聞いておられたのです。それをスパイ活動をやっているということで、警察が彼女を捕まえようとする。当時、日英外交関係というのがありまして英国人を簡単に捕まえることはできなかったものだから、兵糧攻めにした。彼女のところでキリスト教を信仰していた日本人の男の事務長さんを捕まえまして、それで連日拷問に近い状態で、彼女がスパイをやっているのではないかと。そんなスパイをやっているわけないのです、らい患者の世話をしているということで、ただラジオを聞いたというだけです。彼女の書いた手紙が残っています。どういう手紙かというと、警察署長に宛てた手紙ですけれども、「どうして自分が信頼している患者のために一生懸命やっている日本人の誰々を捕まえて拷問するのか」、「私を捕まえて下さい」、「何のために彼をそんな目にあわせるのか、私を逮捕しなさい」というお手紙が残っています。こんなことは、いまの皆さんが聞いたら信じられないようなことですけれども、それで彼女は遂に追放命令を受けて、昭和一六年に叔母と自分の全財産を投げ出して患者さんのためにつくった病院から追放されました。行く所がなくて友人のオーストラリアの年金暮らしのオールドミスの所へ行って、そこで一緒に暮らすという悲劇でした。そしてエダ・ライトさんは第二次世界大戦で日本が負けますと、またしばらくして日本へ帰りたいとやってこられて、そして帰ってきて「らい」の患者さんと一緒に暮らしてお亡くなりになったのです。ほんとうの国際性というのはいったいなんだろうかと、うちの学生に言っているのです。外国人とちゃらちゃらやっているのが国際性ではないと、こういう偏狭な島国根性に対する深刻な日本人の反省という問題を考えないと国際性を目指すと言えないよと言っている。ただし、いまわたくしがお話しているのは、日本の明治時代の「らい」の話です。

◆隔離することで対応した当時の日本

日本人の多くは、ハンセン病患者さんが野垂れ死にしようが、雨にさらされていようが殆どなにも感じなかった。ところが、ヨーロッパから来たキリスト者の人達だけがそういう救済をやった。日本は日清日露戦争に勝ちまして、それで段々近代国家として自信を深めていくわけです。そしてある有名なお医者さんがおられまして、こんな外国人に日本の患者をほったらかしに任せておくのは、国辱であると言い出しました。大熊重信とか、渋沢栄一とか日本の政財界のおえらがたも、日本が近代国家として欧米に肩を並べて一流国になっているのに、日本人で「らい」で汚いのがあちこちにいるのは見苦しい、だからこれをなんとかしなくては一等国とはいえないと賛成された。そういう時代であったといえ、その考え方はおかしいのです。キリスト教の宣教師やそういう方達がやられたことを、日本人の手によってやるということだけど、形のうえでは同じですが、根本の精神においては月とスッポンの違いがあった。黒と白の違いがあったということを、皆さんはよく覚えておいて下さい。

そしてこの基礎となる「らい予防法」というのがどうして出来たかというと、明治四〇年にこういった乞食になってさまよっているハンセン病の人達を入れるための施設をつくる根拠にするためです。明治四〇年に最初の「らい予防法」、正確には法律「癩《らい》予防ニ関スル法律」ができた。この法律には仕組みがありまして、お金がある者で、自分の家で養生する者は自分の金で養生しろということが書いてあったわけです。これが昭和六年になりますと、段々エスカレート致しまして、「らい病患者」は全て日本人の血を汚す汚いものでありますから、そこまで条文では言っておりませんが、精神としてはそういうことで患者は全部療養所というところに入れてしまう。療養所というと聞こえはいいのですが、隔離所であります。これを人里離れた山の中、或いは瀬戸内海の島、或いは沖縄の島、全国にそういう療養所を造りまして、そこに患者さんを閉じ込めてしまおうという政策がとられるようになったわけです。

ほんとうの意味での「らい予防法」というのは、この昭和六年改正による予防法でありまして、そしてそれが実は戦後の二八年に改正されたのが現在の「らい予防法」です。この「らい予防法」は一見非常に科学的なようでありますけれども、肝腎のところで大きい問題があるわけです。

特に昭和六年の「らい予防法」の考え方というのはどういう考え方かといいますと、いま言いますように日本民族の体面ということを非常に考えていたわけでありまして、患者さんの幸せ、そういう不治の病に侵されている患者さんの幸せということは、あまり考えていない。ひたすら患者さんを社会から排除することを目指している。実は、「らい菌」というものを発見したハンセンという人は、こういう黴菌によって起こる病気であるからうつるといけないので、最初発見したときは隔離を宣言して、ノルウェーでも多くの患者を隔離させたのです。日本と違う点は、できるだけ治療をして治れば外へ出すということを考えていたわけです。しかし、それでさえも二年後には、ハンセンはその行き過ぎを認めまして、お金があって自分の家で人に接触しないで住める人は、隔離所に入らなくても自分の家で養生すればいいですよというふうに改めているわけです。ところが日本では、明治四〇年に法律をつくりましたときには、邪魔者を社会から排除するために入れてしまうという発想でありまして、病気を治して社会へ戻してやろうという考え方はあまり無かったわけです。その証拠に、大正十何年に法律の中に、所長懲戒検束権、これは皆さんが法律をやっておられるので是非ご理解頂きたいのですけど、日本国民は悪いことをして処罰されるときは裁判を受ける権利がありまして、裁判で十分に議論されてそして宣告されて、刑が決まるわけです。ところが、「らい患者」については、そこに入れている所長さんがこいつは悪い、暴れる、或いは職員に対して反抗的であると判断すると直ぐに捕まえて、隔離所の中からさらに牢屋の中に入れて、しかも例えば減食の刑というのが命令できたのです。そもそも隔離所の中の食事などというものはお粗末で少ないのに、これを半分にするとか、外へ出られないように監禁してしまうという刑罰が、裁判なしに行われた。所長というのは、後にはお医者さんがなりましたけど、最初は警察官が療養所長というのをやっていたわけなので、殆ど犯罪人扱いです。一生外に出られないというのは犯罪人以上にひどい。

ところが、肝腎の日本に隔離思想を教えたハンセンはじめヨーロッパの医学というものはどうかというと、そもそも隔離はするけれども、伝染保護のためであって、患者さん自身は早く救って良くして社会へ戻そうという考え方が基本的にあったわけです、日本の場合は、伝染病患者自身を社会から抹殺してしまおうという考え方なのです。もう一つは、向こうではそういう患者さん達をお世話するのは、殆どカトリックのシスター達がやっていた。カトリックのシスター達は、伝染病であれなんであれ、それが神の思し召しであれば、それがうつっても私は結構なのだという、徹底した奉仕の精神に基づいて彼等のお世話をしている。日本の場合は、先程も申しましたように、お医者さんや看護婦さんではなしに警官が所長になってやっていたくらいであって、これはまったく犯罪人扱いです。基本的にそこが違っておりました、そして我が国の場合は段々それがエスカレートしていくわけです。

昭和時代になりまして、第二次世界大戦に向かって国家主義・軍国主義がどんどん進行していく過程のなかでは、患者さん達は日本民族の中では役に立たない人間どころではなしに、邪魔者である。こういうふうな考え方であって、断種、つまり男も女も子どもができないようにしてしまう、男の場合は精管離断術、要するに精子が送られる精管というものを、結索しまして切断する。こういう手術を受けなければ患者同士で結婚させない、患者さん同士ですよ、隔離所の中でそういうことをやったわけです。

◆基本的人権の考え方と治療薬の希望

日本は、第一次大戦、第二次大戦と戦争を戦いまして、江戸時代の封建国家が世界の一流国家になりまして、強い立派な国家になったのです。そこのところまでの「らい予防法」は、私は「許せる」とは思わないけれども、しかしそこには一応の論理があったと思います。ところが第二次大戦が終わります、日本はアメリカに徹底的に敗戦して、アメリカが日本へ入ってきました、そして新憲法というものをつくらせた。新憲法と旧帝国憲法との違いというのは、旧帝国憲法というのは国家が上にあって、人民はその下にある。しかし新憲法というのは、人民が主人公であって、国家はそのために在る、まったく主客逆転する憲法、当時はまったくびっくりしました。私達が君らのように若い頃には、全て旧帝国憲法で自分の命は、そんなものはどんなことがあっても直ぐに国家のために投げ出すことこそが立派なことで、そういうふうにしなければいけないというふうに教えられてきたわけです。だから、特攻隊というのが募集されると、みな志願するというような今日では考えられない事が行なわれてきたわけです。私は、国家のために尽くすということは今でも大事なことである、それは世界中どこでもそうなのだと思いますけれども、しかし第二次大戦前のそれはあまりにもひどすぎた、極端すぎた。

ところがアメリカに負けて新憲法、基本的人権、これは皆さん法律の勉強をしておられる方には一番大事なことですが、基本的人権というものを初めて私達は教えられたわけです。この基本的人権の考え方というのは、今まで島の隔離所の中に、汚れた者、大和民族を汚す者、国家の邪魔者として閉じ込められていた患者さんのところにもどんどんラジオや新聞を通じて伝わっていきます。

もう一つは、一九四六年にアメリカでプロミンという薬が、ハンセン病に非常に効くということが発見されました。これも進駐軍と一緒に療養所の中へ伝わってきたわけです。ハンセン病は治るかもしれないというわけで、東大の石館守三先生という、キリスト者でもあるし後に薬学部長、当時まだ三〇代だったそうですけど、この方はアメリカから来た論文をお読みになって、プロミンという薬がハンセン病の患者に効くというので大感激されまして、この薬を自分の手でつくろうと一生懸命研究されまして、その合成に成功されるわけです。これを多摩のある患者さんの所へもっていって、これで治るかもしれないから使って下さいと。実はそれまでも、大風子油という薬があって、これも割合に効いたのですけど、こちらはそれよりも効いて、そのうち昭和二四年になるとプロミンよこせ運動というのが出てくるわけです。ですから、基本的人権というものとプロミンというものの発見の二つが、今まで自分はそういう価値なき人間として自分の一生を自分の家族と縁を切るという状態であったわけですけれども、患者さん方みんな希望にもえてきたわけです。

新しい法律をつくって、私達を治療して、できたら社会へ戻すようにしてくれと、今から思うと非常に慎ましい要求なのですが、そういう要求が全国に一万何千人入っていた患者さんから起こってくるわけです。これは、ハンセン病患者協議会といいまして全患協といわれるものです。全患協はその第一に「らい」の名前を止めてハンセン氏病、ハンセンの名前にちなんでハンセン氏病に名前を変えてくれ、「らい」という呪われた名前は止めてくれというようなこと、第二に、治療をやってくれ、よくなれば解放してくれという要求を掲げて戦うわけなのです。

実は昭和二二〜二三年頃、草津栗生楽生園というところには重監房という、これはもう一つ厳しい収容室で窓も何もないコンクリートの壁で、冬は零下何十度まで下がる、真っ暗がりの所に入れられて、四日程たって患者を引きずり出すと殆ど立ち上がれなくなっていたと言われています。食事は一日おむすび二個とコップ一杯の水、どんな元気な人が入っても四日いるとそういうふうな状態になるといわれていて、そこで何十人の人が死んでいるという事実が暴露されまして、これまた人権問題として騒がれるようになったわけです。

そういうことで昭和二八年の法律改正が行なわれたので、そういった重監房を廃止するとか、そういうようなことは行なわれましたけど、しかし、基本的に「らい患者」というものを汚れた者、伝染して国民に害を与える者という考え方は基本的に変わりませんで、強制診断、強制入院、終生隔離、断種手術、こういうものはそのまま新法につがれたわけです。皆さんのお手許のものには「らい予防法」と書いてあります。旧予防法は文語体で非常に厳めしいものであったんですけど、この新予防法というのは非常に易しく書かれているわけです。そういうわけで、現在の「らい予防法」というものは非常に欠陥があるということで、改正の運動が起こっています。

これが、第一のお話です。

◆先覚者・小笠原登先生の孤独の闘い

さてそういうふうに、患者さんに対する独特の診療政策、隔離収容政策というものをやってきましたし、それも徹底した形で抜け駆けできないという厳しさで、この法律が施行されてしまったわけです。しかし、それではこの法律に対して誰も疑義を挟まなかったのかというと、けっしてそういうわけではありません。その一人が、先程中谷先生から紹介して頂いた小笠原登という先生です。小笠原先生は、愛知県の甚目寺というところの円周寺というお寺の息子さん、真宗のお坊さんでもある。京都大学の医学部で皮膚科と薬理学の勉強をされた、医学の専門家でもある。この方は、お祖父さんが江戸時代の円周寺のお坊さん、代々小笠原家は円周寺の僧侶ですけれど、このお祖父さんは梅毒とか、「るいれき」とか、「らい病」とか、そういう患者の治療を、お寺のお坊さんでありながらやっていた。非常に進取の気性に富んでいる方で、オランダ医学というふうなものを一生懸命勉強してそれを使おうとしているわけです。江戸時代から患者さんというのは、みんな家を追われ故郷を追われ流浪の旅に出て、東海道や四国などで遍路姿で野垂れ死にするというようなことであったのですが、円周寺はそういう患者さんがお寺の庭で筵を敷いて生活することを認めていたのです。それは何故かというと、一つは真宗のお坊さんとしてのおおらかなヒューマニティというものでありますし、もう一つはお祖父さんがそういう「らい」は治るという考え方をもっておられて、自分の薬で治療を続けておられたわけです。

そういうことで小笠原登先生は、京都大学で「らい」を専門にされまして、「らい患者」の治療をやられるわけですが、やはり「らい」は治るという考え方で治療をされておられました。いま、小笠原登が見直されております、三〇歳代から書かれた多数の論文のどれ一つを読んでも感動します。それは、日本のお医者さん方が頭から他人が書いた学説というものを信じ、教科書というものを信じて「らい」は伝染する病気である、治らない病気であるという、ステレオタイプ、固定観念というもので「らい患者」さんに対していたのに対して、小笠原一族というのは単に「らい」というのは普通の病気であって、うまく治療すれば治るものである。先祖代々、患者さんを自分のお寺に住まわせると言うことをやってこられているので、うつらないということを確信しておられたわけです。確かに長年患者さんを見ていますが、遺伝病と間違うくらい兄弟に出るのですが、他人同士結婚致しますと、他人に殆どうつるということがない。また先程申しましたように、明治四〇年から日本では「らい療養所」というものをつくって患者さんの世話をしてきましたけれども、伝染病といいながら職員で「らい」がうつった人は誰もいない。実は結核療養所の方は医者も看護婦も事務員も、多数の犠牲者を出しています。医者も殆ど結核になっています、若い十代の看護婦さんにしても田舎から出てきて二～三年くらいで結核に冒されて死んでいる、非常におそるべき伝染力。ハンセンの「らい病」の方は、殆ど伝染したという人がいない。

そこで小笠原先生は、新聞や雑誌等で自説を非常に展開しまして、国の政策である「らい」隔離政策には反対である、また断種手術などをやるとはとんでもないことである、そんなことは人権侵害とは言っていませんが、見当違いも甚だしいということを言っております。昭和一六年に大阪で、日本らい学会というのが開かれまして、らいを専門にする方が二〇〇人程集まりまして、京都大学小笠原登助教授が呼び出されたわけです。「おまえは、らいは伝染病ではない、それから島送りにして患者さんを隔離する必要はないというようなことを言っているけど、これは国の政策に反対するものでとんでもない間違いである。あなたはらいは伝染病であるかどうかをどう考えているのか、らいは伝染病ではないのか」と、小笠原登に対して糾弾の学会が開かれた。

皆さんは医学の専門家でないけれども、黴菌というのは何千何万何億何兆といっぱいこのなかにあるわけです。それが人間の身体のなかへみんな入るのですけれども、しかし、病原性を発揮するものと発揮しないものとがある。病原性を発揮するものも、ある人には病原性を発揮するけれどもある人には全然病原性がないという具合に、いろいろな違いがあるわけです。確かにハンセン病というものも、黴菌で起こっていることは間違いのないことなのですけれども、黴菌を受けて発病するという人は特異な人であるというのが、小笠原先生の説だったのです。

明治時代は日本では医学がヨーロッパから入ってきたばかりで、黴菌を見つければ全部伝染病という固定観念に取りつかれていました。しかも、「らい菌」というのは薪の山ほどいるのです。これは、下手な医学生が血をちょっと採って顕微鏡で覗きましても、黴菌というのは染色剤で染めるのですけど、染め方のテクニックというのがあって、結核菌などというのはよほど熟練した人がやらないと見つからない、ところが「らい菌」だけはどんな下手な人がやっても見つかる、それは山ほど菌がある。ところが不思議なことに、普通結核菌などはそれを動物に入れますと動物も結核になりますけど、「らい菌」は動物に入れても全然「らい」にならないのです。それからもう一つは、黴菌というのは動物だけではなしに、人工培養といって、人工培養器で栄養分を中へ入れまして無菌にしてある程度条件を一定に致しますと、そこで黴菌が生えるものなのですね。他の黴菌はみな生える、ペストにしても、コレラにしても結核菌にしてもみな生える。ところが「らい菌」は生えない、非常に弱い黴菌です。

◆アルマジロとヌードマウス実験の成功と小笠原学説

一九六〇年に、この「らい菌」はアルマジロという中南米の山奥に生息している動物、体中よろいだらけみたいな動物がいますが、その動物の足の裏の掌のところに植えますと繁殖するということが、初めて発見されました。最近ではヌードマウスといいまして、掌に乗るような小さなマウスですけれども、このヌードマウスのヌードというのは、全て動物も人間も免疫力というのを持っているわけです。生物は、あらゆる黴菌の攻撃にさらされるわけですが、それに対して免疫力・抵抗力をもっている。それに対してヌードマウスというのは、胸腺をとり、免疫力を全て剥奪してしまった動物で、無菌で非常に栄養条件をよくして生かしてあります。だから、これは黴菌でものすごくやられます、このヌードマウスにらい菌を植えますと殖えるということが、昭和五二年に発見されました。これは日本人の高坂健次という学者が発見したのです、これは世界的に大きな契機です。ハンセン病予防の土台の方法ができたのも、私が戦う決意をできたのもこの研究によるところが大きい。

このヌードマウスで菌がどんどん生えて増大するということによりまして、らいに効く薬というのが、プロミン、DDS、リファンピシンと段々近年増えてきまして、効き具合というのも、この動物実験によっても非常に判るようになったのです。いまやMDTという治療の仕方によりますと、どんなひどい「らい」でも三日の間に伝染力を失うということが、このヌードマウスの発見によって判るようになりました。もともと小笠原先生が臨床的・経験的にうつらないといっていたのでそれはともかくとして、私が一番自信をもったのが、この高坂教授のヌードマウスの菌培養の発見なのです。これによって、「らい」というものは、うつっても簡単に治療できるということが立証されたわけですから、私は自信を持っています。

話が横道にそれましたが、小笠原登先生は今日のようなそういう学説までは主張されていないのですが、経験的にそういうことを言ってとことん反対をしたのだけれども、皆んなから「おまえは偽者野郎だ、菌は認めるんだな」ということで、大勢の拍手で彼の説は葬られて、その日の朝日新聞とか毎日新聞に小笠原助教授負けるという式の記事が大きく出たのです。これは昭和一六年です。

実は私は、昭和一六年に京都の学校に行ったのです。先生の里の甚目寺町というのはうちの母親の里なのです、それでうちの母親は滋賀県の田舎から京都の学校に入ったら保証人になってもらったらどうだと言ったのです。勿論《もちろん》、「らい病」のお医者さんというのはうちの母親は知らなかったのです、ともかく自分の村の寺の息子さんでたいへんな秀才がいて、京都大学でえらいお医者さんになっているという噂だから、おまえも医学に行くのだから、ひとつ行って挨拶してということです。そこで僕は知らないで、小笠原先生のところへ行ったところが、背の高い立派な方でした。先生が僕に言われるには、戦争が段々ひどくなってきまして、当時入院患者が一五人くらいいて外来患者が毎日一〇人くらい来ていた、世話してくれる人がいないので、あなた医学の勉強というのは本を読むだけでは駄目ですよ、患者さんに接触して初めてほんとうの勉強というのが出来るのだから、手伝いに来なさいと、ほんとうのボランティアです。

行ったら、これが「らい患者」かと僕はびっくり仰天した。私はそれまでは「らい」というのは非常に恐ろしい病気だとばかり思っていて。先生、「らい」はうつらないのでしょうかと聞いたら、「らい」はうつりませんよと、先生の説の内容をいろいろ言われて、先生は普通の服装なのです。らい療養所では、いまの宇宙服みたいなものを着ている、目と口だけ出て、口はマスクして、目だけですね出ているのは、それが小笠原先生は普通の服装をして、それも変わった方で詰め襟服を着ていました。それで患者さんの結節を手で触っていって、この堅さが独特なんであなた触ってよく覚えておきなさいと言われた。それで僕は怖々触ってみたのだけど、足がすくんで、夜帰ったら怖くなってきて、先生あんなことを言っておられるけど、「らい病」はうつるのではないかなと、ちょうどいまのエイズを恐れるのと同じです。もう明日からは絶対に行くまいと、たいへんなことをしたと、お風呂へ入って一生懸命洗って、ところがあくる日学校の授業が詰まらん、悪いけど学校の先生が詰まらん話をしている。それでやはり、先生があれだけ言ったから、また行こうかと思って、それでまた行って、段々深入りしてしまったのです。それで先生は日本中の学者は自分が患者さんの診察も治療も何もやらないで、ただ患者さんを隔離しているだけだから、ほんとうのことが何も判っていない。あなたも患者さんのことを一生懸命見ていて、いったい患者さんがどういう自然状態か生活状態か、そういう状態を見ていたら、私の説がけっして間違っていない、私の方が正しいということが判る筈だとおっしゃった。

◆医学的診断・宗教家としてのお話

先生は語学の天才で、当時私ども医学部はドイツ語だったのです。だけど、先生は勿論ドイツ語もできるけれども、英語もフランス語もできるしラテン語もできる。お坊さんだから、子どもの頃、学校へ行く前から漢文を習っているから、詩を書くというと漢詩を書くのです。僕らが詩を書くと、わけの判らんことを書く、あなたが好きだとか、空が青いとか書く、先生のは全部漢詩。紙を広げて、筆をとって漢詩を書く、なにしろ度肝を抜かれた。真宗のお寺の子どもだから、朝、目がさめて顔を洗うと、すぐ必ず一時間お経をあげてから食事をされる。夜、寝る前も必ず一時間勤行される。患者さんが、「らい」の患者さんだから捕まれば島送りされるから、朝暗いうちにやってきて、大学病院の塀のかげに隠れていて診察を受ける。そのまま帰ると捕まるから、真っ暗になるまで隠れていて、暗がりになってから帰るわけですけど、みんなそれぞれ社会的・人間的苦痛を抱えておられるから、先生はほんとに医学的診断をして治療をやられるだけではなしに、そういうことに対してやはり宗教家としてのお話をしておられました。

私は今も思い出すのですが、今から思うと若い女の人だったと思うのだけど来て、先生にいろいろぐずぐず言っているわけですけれど、そのぐずぐずというのが婚家が出ていけ式のことなのだけど、それも辛いけど、子どもに触るなと、その子どもがお祖父さんお祖母さんに育てられて、自分に対してばかにしたことを言う、情けない。自分はただたんぼに行って、家の邪魔にならないところに行って働くだけで、これはまったくひどいといって涙ながらに話したことを、私は五十何年前のことをいまだに思い出すのです。それに対して、先生は、人間だからそういうことになることもあると、浄土真宗親鸞聖人の教えをひいて飽きもせずに言う。しかも医学部の助教授なのだけど、真宗のお坊さんだから太い数珠をいつも手に巻きつけてもっていて、それでその女の方が、これ以上お邪魔するから帰りますというまで黙ってその話を聞いて、説教のように話しておられました。ほんとにこれは素晴らしいことで、私の一生に、小笠原登先生のイメージが五十何年間つきまとって離れない。しかし、そのときの私はこういうスーパーマンがいるんだなという恐れ、自分はとても駄目だなという恐れをもっていました。

ところが、間もなく第二次大戦が終わります、ひどい時代ですよ、食う物もなくて、患者さんや先生もみんな困るのです。第二次大戦が終わりまして、一つは先程も申しましたけど要するに進歩的な考え方というものが、日本に入ってくるわけです。それまでは、天皇を中心とする超国家という考え方を誰も疑わなかったのだけど、勿論小笠原先生は全然そんなもの信じていない。あの先生は新聞読まなかった、新聞なんて嘘ばかり書いているからと、全然読まない。ばかにしているわけではないんでけど、宗教家でもありますから、全然そんなもの問題にしない。ところが第二次大戦が終わりましたら、みんな食っていけない、それまで戦争中は乏しくても、配給という厳しい国家管理でやっているわけですけど、第二次大戦後は食っていけないというので、世の中を変えればよくなるという、要するに社会革命、社会というものの考え方が非常に入ってきました。私もそのときに、小笠原先生の考え方では駄目なのではないか、社会はよくならないのではないか、宗教的に人をとらえ、人間として接しているだけでは駄目だと、世の中が変わらなければいけないと、その時には思いました。思うもなにも、そのときに私は実は結核になりまして、これはおそらく大学病院でうつったのか、患者さんからうつったのか、患者さんも結核で皆死ぬのですよ、「らい病」では死なない、皆結核で死ぬのです。ここで、私も昭和二〇年代の数年間、君等が信じられないことだろうけど、結核で寝ていました。

そういうことで、ちょうど私が結核で寝ていてすこしよくなる頃に、昭和二八年の患者による大闘争というのが行なわれていたわけですが、勿論私はそれを応援するもなにも、自分が病気であって、自分の結核のことが心配でした。

小笠原先生も定年で辞めてしまわれて、口をつぐんで、らい問題は言われなくなってしまった。年をとられて気力もなくなったということと、世の中の説が固着してしまったことに対する諦めの気持ちもあったと私は思うのです。

◆厚生省の役人になって

私はそういうことで、結核で長いこと寝ておりましたけど、ストレプトマイシン・パスという驚くべき新薬がアメリカからもたらされるわけです。皆さん方はほんとうにいい時代に住んでいると思うけれども、僕らの時代は若い頃に死ぬ人が非常に多かった、その殆どが結核です、それから栄養失調。赤ん坊は下痢症、赤痢とかそういうもので死んでしまった。ところがそういうものに対する薬がどんどんアメリカで開発されて、日本に来ました、それで死ななくなってきましたので、私もそれで命を救われて、結果として厚生省の役人になったわけです。

私は、「らい」問題というのは非常に関心があったけれど、入省した頃に関心があったのは日本の貧困層とか、結核問題とか、精神病とかそういう病気です。数が多いですから、社会問題でした。

「らい」問題というのは勿論《もちろん》関心がありましたが、そういうわけで日本の場合一〇〇年の歴史でかたまってしまっていて、どうにもならなかったわけです。思想も、予算も、職員も、みんなそれでかたまってしまっていました。昭和四七年に、私は厚生省の国立療養所課長というのになったのです。国立療養所課長というのは、いま言ったそういう療養所を管理する立場の課長です。その課長は、その「らい予防法」の法律によって、患者さん方を処遇するというのが仕事で、それを監督し、お金も配るという仕事であります。今も皆さんからよく聞かれるのです。何故あなたは厚生省に長いことおられて、「らい予防法」の不当ということは、若い頃から小笠原先生と一緒に戦われて、どうして厚生省のそういう立場にいながら、「らい予防法」の廃止に対してもっと真剣に取り組まなかったかということを聞かれます。そんなに活動をしたわけではありません、同僚の医者であるとか、法律家にときどき私は「らい」はそんなに伝染するものではないと、議論をふっかけてみたことはあるのですが、これに対する反応は驚くなかれ、まったくコンクリートの壁に向かったようなもので、「何を言っているか」というような、誰にも取り合われなかったです。だから、私が皆さんに言いたいのは、世の中の間違った教条主義というか、固定観念、ステレオタイプというものは非常にたいへんなものであって、それが間違って存在したときには非常に困るなということであります。

それと同時に私が昭和四七年、らい療養所の課長に就任しましたときには、建物とか患者さんの生活とかあらゆるものが全て動いていく根拠であります法律が全て「らい予防法」であります。私はそのなかで、一生懸命食事をよくしたり、医療をよくしたり、それから一番悪かったのが居住条件です。それらを改善するために大蔵省と交渉するのには「らい予防法」というのは武器になった。だから「らい予防法」をそのままにしてしまったのです。

その代り、いろいろな努力をしました。雑居といいまして、療養所では八人一緒に暮らされていた。私のときには、少し改善されていたのですけど、ついその前までは結婚を認めるのに断種の手術を受けなければいけない。それから結婚しても女の人も男の人も別々の所に住んで、女の人も男の人も八人ずつの部屋に住んでいるわけです。結婚すると、女の人が住んでいるところに、夜通うことだけは認められているのです。ひどいものでしょう、個室なんて全然ないのですから。私は、療養所課長になったときに、その頃は夫婦舎というのはつくるということにはなっていましたけど、独身の患者さんは個室なんてものはなかなか認められていなかったので、個室を増やそうということで個室化政策、建物の拡充と近代化ということをやったのです。そういうことで一生懸命やったのと、患者さんの外出は自由であるとした。この法律上は外出してはいけないとなっているのです、今でも。

患者さんが外出しまして、その辺に座ったりすると、それは消毒しなければならないとなっている。消毒したかどうかということを、都道府県知事は委員を派遣して調べさせるとなっている。患者さんを徹底的に伝染源扱いして書いてある法律なのです。これはまったくナンセンスで、そんなことではまったくうつるわけはないんだけど、法律はそういうふうになっている。私はそんなことはまったくナンセンスであると、厚生省に患者さん方がやってこられることも結構である、私の課長室へお出でになることも結構である、入ってこられたときには他の訪問客と同じようにお茶を出す。実はこれは非常にたいへんなことだったのです。今では、厚生省で患者さんが来たって自由に出入りがありますし、お茶も出しますし、どんな大臣も誰でもお逢いになるということですけれど、これは法律違反なのです。しかし、私は法律というものを、そういうふうに無視して積み重ねていけば、患者さんにとってそれで宜しいのではないかというふうに考えて、そういうことで、なし崩しにしていった。今では「らい予防法」というのは実は「死に法」ということになっています。ただ、警察官とか学校の先生とか、知らない方は法律を読んで、「らい」の患者さんが私は「らい」ですと言えば、「あなたはほんとうは法律で島に入っているのでしょう、どうしてこんな所に来たんですか、帰って下さい」とこういう話になるわけです、法律そのものを読めばね。肝腎のこれを監督している厚生省の方では、やっていないけど、一般の人はそれを読んでそういうふうになっています。「らい予防法」がそのままになっているから、一般の社会の「らい」患者に対する偏見差別がなくなるわけがないのです。

◆自分の人生でのなすべき課題として

昭和五八年に私は厚生省を辞めたのです。辞めたあくる年に、中谷先生の慶応大学の法学部の講師にして頂いて、医事法の講義にいったりしたのですが、そのときはまだあまり「らい予防法」の話はしなかったのです、老人保健法とか、精神保健法とか、そういうことでした。厚生省時代には、自分はそういうことで患者さんはうつらないですよ、生活は普通の人と一緒にやらなければいけませんと一生懸命にやって、それは厚生省の中でみんなから認められてきたわけだけど、肝腎の「らい予防法」には手をつけようとしなかった。しかし自分は辞める前頃から国家として「らい予防法」をそのまま残していることについて疑問が生じてきたわけです。僕がもっと若くて、皆さんと同じように中谷先生から人権の講義を聞いていたら、もうちょっと早く動いたかもしれない。やはり僕は人権というものが、判っていなかったと思うのです。基本的人権とか口では言っていましたけど。結局、いくら患者さんに御馳走食ってもらって、出入り自由にしていたところで、国家が、いつまでも患者さんを犯罪人扱いにした法律をそのままにしておいて、それによって一三の国立療養所と二つの私立の療養所で運営して、それに四〇〇億円もの金を使っているということは、これはやはりいけないことではないかと、僕は思うようになったわけです。したがって、なんとしてでもこの法律が間違っているということを、世に訴えて廃止したいということで、患者さん方はもともとそういうことで反対でやってきているわけですが、勿論患者さんの言っていることは殆ど世の中に伝わらないわけです。

そう考えているうちに、平成元年になりまして、私は癌の手術を受ける羽目になりました。幸い、手術はうまくいきまして元気になりましたが、癌とあっては先が知れとるから、自分の人生最後の終着駅で何かやらなければいけない。手術してそのまま死んでしまう人もあるのに、私はそれから五年半生きている。そのときに私は二つのことを考えました、一つは小笠原先生はじめ、いろいろな戦いがあったわけで、患者さん方がみんな恨みをのんで死んでいるわけです、それは、ほんとにたいへんなことです。僕は新聞などの「人生相談」を見ておって、あんなことでこんなに悩むのかなと思うわけです。何故かというと、「らい病者」ではもっとひどいことが行なわれているわけです。「おまえは、らいではないか」と近所や家族から「出ていけ」と言われて出て行く、療養所へはいると女の人だったら、患者さんのボスのような人から「おまえは女だからあの人と結婚しろ」と言われて一緒にならされるとか、まったくひどいことが行なわれていた。皆悩んで、戦争中の話ではありますけど、一年間になんと一〇〇人の自殺者が出ております、それから二〇〇人の逃亡者が出ております。この凄まじさというのが今の若い人に判るかなと思います、一〇〇人の自殺者というのはたいへんなことです、皆絶望していたわけですから。

そういう歴史を患者さん方はみんな知っているのですが、一般の社会の人は知らない。僕が一つ大失敗をやっているのは、療養所課長のときにそういうことで大蔵省と話し合いまして、この間国税庁長官になった寺村さんという人が、その頃僕のカウンターパートの主計局主査だったのだけど、大いに協力してもらって、建物をどんどん建て替えしたのです、近代化しようというのでね。そのときに古い建物を、患者さんが怒ってみんな壊したのです、残っている物をみんな捨ててしまったわけです。ひどいものが一杯残っていたわけです、さっき言った重監房なんて全部壊してしまった、こんなことを我々は裁判もなしにやられたといって怒って壊してしまった。いま思うと国や医学会の間違いの証拠として貴重な反面教師です、たまたま四国に残ったのを資料館に扉を一つもってきて飾ってあるのですが、いま思いますと患者さんが恨みの種に思ったものは貴重なものであったということが、僕も癌になってから判ったわけです。それで全国で募金運動をしまして、高松宮記念ハンセン病資料館というのを造りました。これは皆さん是非試験のないときに見に行って下さい、就職決まったら行って下さい。東村山に、清瀬の駅からタクシーで行けば一〇分くらいです。そこに一杯、僕が話したものが、僕の話は甚だ抽象的ですが、そこには具体的にあります。

◆「特別講演」がきっかけとなって

これを造りましたら、近所の中学校、高校も見学に来てくれまして、非常に評判がいいわけです。多摩の患者さん方も、そこにいる患者さん方も、あれができてから毎日毎日周りの人達が自分達を見る目が変わってきた。段々仲間として見る目に変わった、いわゆる偏見というものが是正されてきたというのが一つです。

私の健康は、そういうわけで生きているわけですし、資料館もできましたから、そこで「らい予防法」廃止に挺身しよう、諦めてはいけない。それで実は、昨年の四月に岩手の盛岡で日本らい学会というのが開かれた。その前の年から、らい学会から僕に特別講演というのを頼まれた。私は学者ではないから、特別講演といわれるといつもその前からノイローゼになって、何を話していいか判らなくなっていやなのだけど、その前にハンセン病資料館を造っていましたから、意気揚々たるものだったので一年後だからいいでしょうと引き受けておいたわけです。それでいろいろ考えた末、医学者の責任と「らい予防法」の廃止ということを訴えたわけです。それはどういうことかというと、要するに「らい予防法」をつくったのは、我々の先輩達の医者が間違って、「らい」は危険だ危険だといって、ヨーロッパでは人道的に処遇しているのに日本では犯罪人扱いにしてしまったのは、我々医者の先輩の責任であるけれども、同時に我々自身の責任ではないか、今いる医者が黙っているのはどういうわけか。自分がやったのではないけれども、そのままにしていることについて当然責任があるではないかということを、特別講演で迫ったわけです。

これがまたラッキーだったのは、学会というのは二日あって、後の日が「らい予防法」の議論をする会議というので、二日目のシンポジウムの冒頭で僕が特別講演をすることになっていた。ところが僕はうっかりしていて、その日に他の予定と重なったもので、急に日程を前日に変更してもらいたいと申し入れたのです。司会者は怒って、急に前の日に話させよというのは無茶苦茶だと、結局私は特別に第一日の昼休みの一二時半から一時半までということで、休みの時間に割り込んで特別講演ということになったんですが、これがラッキーだった。毎日新聞の記者さんが来ておられまして、僕の話を聞いて、それを本社に送ったところが翌日の一面と社会面の両方にでかく新聞記事に出た。元厚生省ＯＢの大谷が「らい予防法」間違いの責任を医学界に問うたと、大きい見出し記事がトップに出た。先生方が朝ホテルでシンポジウムの前に毎日新聞を見たら、「らい予防法」について医学界の責任が問われているわけではないですか、それでこれはたいへんだということになりまして、シンポジウムでどうしようかということになった。しかし、大谷の言うことに直ぐに賛成するという人も、勉強が必要という人もいた。二〇〇人か三〇〇人おられるわけですから、それで結局一年間委員会をつくって、これに対する結論をらい学会として出すということになった。私は、ほんとうにラッキーであったと思うのです。それから一年後の先日、四月二二日に、らい学会で声明が発表されました。らい学会の声明というのは、「らい予防法」が間違っていることを認める、これに対していままでらい医学者や医学界が、患者さんの辛さに対して何の思いやりもなく見過ごしてきたことに対してらい学会は深く反省するという文章であった。これを、全国各紙が報道したわけです、私はそのとき、患者さんと一緒に行きました。

小笠原登先生が袋叩きされてから、実に五〇年が経っているわけで、何故、昭和一六年にらい学会で小笠原先生は全てのらい学者から国賊よばわりされて、非医学者扱いをされて葬られたか。彼の名誉とか、個人的な問題で言うのではないのですが残念なことです。この変化をもたらした要因の一つは、戦後の世界のハンセン病対策の進展です。戦後では世界のどこも隔離をしてはいけない。患者さんに対する偏見差別を助長するようなそういうことをやってはいけない、普通の感染症対策でやらなければいけないということが言われている。これはカトリック関係の、らい関係の会においても言われているし、肝腎の世界保健機関ＷＨＯの度重なる決議声明で言われている。これを日本政府と、日本らい学会は無視し続けてきたということです。昭和四〇年代の後半から日本の経済力が強くなって、日本のお医者さん方が東南アジアとかアフリカ、そういうところへ医療援助にたくさん出掛けられて、ハンセン病の専門家もずいぶん行かれた。笹川財団からも薬をずいぶん寄贈しています。ところがお医者さん方が行ってみると、日本のようなこんな膨大な組織を使って、こんなに患者さんを囲いこんでやっているところはどこもないわけですから、先生方はみんなそれを見て、自分達がやっていることはあまりにも違うということの過ちを認めてきたわけです。今やらい学会で、日本の隔離政策を守ろうという人は誰もいない、あたりまえの話でしょう、しかしそれには五〇年の落差があるわけです。

そういうわけで、隔離所の所長さんの連盟も、現在の「らい予防法」を廃止する。去年の私のやっている高松宮記念ハンセン病資料館一周年記念シンポジウムでは、中谷瑾子先生には人権問題からという角度でお話して頂きまして、人権上からも問題ありというお話を頂いた。各方面では「らい予防法」が非医学的であり、非人権的であり、非国際的であるという結論はできたということで、実は私は厚生省のハンセン病予防事業対策調査検討会というものを委託されてやっていたのですが、そこから正式に厚生省に宛てて出したものが中間報告書なるものです。本当はこれを説明すれば判り易いのかもしれませんが、だいたいそういうことです。医学的に間違っている、国際的に孤立化政策をとっているのは日本だけである、社会的人権的にみれば「らい予防法」の存在がいつまで経っても偏見差別のもとになっている。

この間、朝日新聞に出ていましたけど、先祖に「らい患者」がいたということを興信所の人がいまだに、調べるのです。それを調べられて、恋人同士で結婚式の日取りまで決めていたのに、皆が反対してどうしても結婚できなかった。こういうような問題は、「らい予防法」の廃止によって簡単によくなるとは思いませんけど、大きく前進するだろうと思います。

そういうことで、冒頭お話しましたように、各界が全部こういう意見書を出しまして、厚生省の方では「らい予防法」の廃止を睨んで、そのプロセスとしての検討会・諮問委員会を厚生省に設けることになっています。おそらく中谷先生は、その有力なメンバーとしてお入り頂くことになると思っております。先生にもご活躍を頂いて、だいたい半年くらいの検討が済んで、草案ができて、来年の春か六月頃には「らい予防法」が廃止されることになるのではないかというふうに思っております、その頃新聞で御覧下さい。

◆「現代のスティグマ」

私は癌になって、高松宮記念ハンセン病資料館を造ろうということで、これは全部募金で八億円募金ということでやってきたのですけど、なかなか皆さんの理解が得られないので、本を書こうと思ったんですが、実際は間に合わなくて、建物ができてから本がようやくできたんです。『現代のスティグマ』（勁草書房）という、スティグマというのは社会的烙印というか、もともとは羊とか牛に焼き付ける焼き印がスティグマといいます。これは、社会学の用語でもあることでありまして、そういう間違った悪いものをスティグマを貼り付ける、スティグマタイゼーションといいますが、これはよくない。

「らい患者」につきましては、もともと何千年のスティグマが貼り付けられているわけでありまして、私はどうしてハンセン病とか、精神病とか、或いは難病とかに、こういうスティグマ、社会的烙印というものが貼り付けられるかということを、これを許してはならないという、たいへん幼稚な発想ですけれども、それを解明せんとして、「らい病」の今の問題の歴史的なものと、もう一つは精神病の偏見問題も実は併せてやってきました。精神病に対しても、実はおそるべきスティグマが貼り付けられている。この本を勁草書房というところから出しておりますので、是非読んで頂きたいと思います。この学校には、雑誌『世界』というのがありますでしょうか、この『世界』で大江健三郎さんが、全然知らなかったのですが僕のことを取り上げてくれているというのです。大江さんは、僕の説に賛成で、意外なところでシンパがいる。岩波の社長さんと対談しているところに、僕のことが書いてあるというのだけれども、厚生省の図書館では『世界』みたいな難しい雑誌は買っていないという。

現在のスティグマは、何故何千年に亘って、人間の屑として皆が焼き印をつけて、とことんいじめ尽くさなければならないのかということに対する私の疑問、そしてそれを放っておくということに対する怒りというものを、私はその本に集約したつもりなので、是非読んで下さい。その最後のところで、結局何故人間はそんなふうになるのかという、僕自身もよく判らない、何がそれを救うのか判らないのですけど、しかし私は若い人に向かってこういうことは幼稚だけれども語り続けなければいけないなと思うのは、今度のオウム真理教の事件を見まして、やはり人間はお互いに相手を尊敬しあって、ともかくそういうことになってはいけないということを考えます。第二次大戦の敗戦とか、そういうことで我々は気付いていることなのだけれども、若い人達には全然それが伝わっていないという無念さがあります。

◆「スティグマ」をのりこえた人

実は、『現代のスティグマ』の一番終りのところに、私はいま七一歳ですけれど、三人の七一歳のことを書いてある。

一人は林力さんという人です、この方は九州産業大学の教授で、解放問題をやっている方です。僕と同年なのですが、何故この方と僕が知り合ったかというと、この方のお父さんが「らい病」患者なのです。なにせ戦争中のことですから、捕まって島送りにされている所に、こっそりお母さんと一度か二度逢いに行っているのです。そのときに父親が、おまえは死んでもわしが生きているということと、「らい患者」であったということは言うな、それを言ったらおまえの一生は台無しになるぞということを言われた。林力さんは母子家庭で、赤貧洗うがごとしで、彼の話を聞くと一生懸命勉強して、独学で大学の教授にまでなったのですけれども、やっている勉強が差別問題。それで彼は、途中で自分の父親が「らい病」であるということ、彼にとっては非常な負い目というか、やはりそれが自分の起爆剤、それを自分が隠しているということがいけないのではないかということ、自分は同志の人々に向かって、何故出自が違うだけでこういうことになるのか、それは恥ずべきことではないと、それはそういう差別に対する戦いというのは、それが不合理なものであるということでいくべきで、それを隠してしまってはいけないのだという観点から、彼は自分の父親が「らい病」であったと自ら宣言された。私は父親が「らい病」であったことをちっとも恥じていない。これは病気であるから、仕方がないことであると、「らい者の息子として」という本を出している人なのです。先日、いよいよ定年になるので、是非一遍先生に来て学生に講演をしてほしいと言われて、この間行ってきたのです。それで、皆さんに話す時にあなたのことを言っていいかと聞いたら、「結構ですよ、隠しているわけではないのだから」ということでした。

この人の願いは、やはりそういう父親の差別と、戦争の悲惨さを経験したということから、若い人達がお互い人間同士、もっと尊敬しあって人権を侵害することのない良い社会を築くということに真剣になってもらいたいということです。自分も結核をやりましたけど、林先生のことを思えば恵まれているが、その分だけ生き方に迫力がない。

もう一人同じ七一歳で、『現代のスティグマ』のなかに書いてあるのだけど、谷川秋夫という人で、やはり同じ大正一三年に生まれています。この人は一七歳のときに「らい病」と診断されて、長島愛生園に入れられてしまった。だけど素晴らしい人であったと思う。『現代のスティグマ』の本を書いていた最中に、宮中歌会に当選して、優秀歌としてとりあげられた。この人は、私が小笠原先生のところにいて、結核をやってそれからまた厚生省に入って、官僚をやって、こういう運動をやってきている間、一貫して長島愛生園で盲目の患者として一生、五十何年療養所の中で暮らされた。彼の歌集の名前が、「国籍は天にあり」という題です。短歌の歌人ですが、勿論学校も何も行っていません、島のなかで一生「らい病」患者として幽閉の生活を送られたのです。国籍は天にあり、国籍というのだったらほんとうは日本人と言わなければいけないわけで、それを彼は日本人といっていない。そこに戦中世代で「らい患者」として、自分の一生を台無しにされた人の恨みつらみと、もうみんなこういうことになってもらいたくないという彼の願いがこめられていると思うんです。それで私は、『現代のスティグマ』の終りに、戦中世代三人のことを書いて、年は同じでもいろいろなことがあって、私は他の二人にいろいろ教えられるところがあって、「らい予防法」廃止という自分の運動が後退しないように励まされているということを書きました。

今日は「らい予防法」を廃止しようという私の闘いについてお話しました。細かいことはどうでもいいのですが、この闘いは人間が人間に人権侵害することは許さんということであり、社会に正義を打ち立てるということだと思います。どうも有り難う。

［補　注］　演者はその後厚生省のらい予防法見直し検討会座長を勤め、廃止の報告書を厚生大臣に提出した。らい予防法は、一九九六年四月一日に廃止された。しかし、その後一九九八年に患者が国に対して賠償を求める裁判を起こし、演者は原告患者側と被告国側の両方から証人喚問を受けて苦渋の証言を行い、感銘を与えた。前者は『らい予防法廃止の歴史』勁草書房、後者は晧星社ブックレット『証人調書「らい予防法国賠訴訟」大谷藤郎証言』に詳細に記されている。

その後、二〇〇一（平成十三）年五月十一日の熊本地裁判決は、らい予防法をめぐり、旧厚生省と国会議員の責任を全面的に認めた。政府は、五月二三日に控訴を断念し、六月七日衆議院本会議において「ハンセン病問題に関する決議」を全会一致で採択。らい予防法の隔離政策が引き起こしたハンセン病患者・元患者への人権侵害に対し「深く反省し謝罪の意を表明する」と共に、同法改廃を怠った国会議員（立法府）の責任にも言及。元患者らの名誉回復や救済に向けた立法措置を速やかに実施することを盛り込んだ。

4 ローマ法王回勅『生命の福音』について

青木　清
上智大学教授

◆はじめに

上智大学の青木でございます、私は中谷先生には頼まれても何も言えない立場にあります。それは、いつもご迷惑をかけるようなことが多いからです。中谷先生は、日本の先端的医療のための倫理的・法的なところで活躍されている、そういう先生です。その先生にご指名頂きますと、ノーとはいえませんので、今日伺った次第です。

皆さんご承知のように上智大学というところは、カトリックの大学です。カトリックというのはご存じの通り現在はイタリアのローマ市にあるヴァチカン市国に本部を持ったキリスト教のことです。つまりキリスト教のことです。世界でどのくらい信者がいるかというと、約一〇億人とも一五億人ともいわれております、世界で一番大きな宗教団体です。六五億の人口のうちの約五分の一がカトリックの信者といえます、そういうところの最高のところにいる、神様と信者を繋ぐ一番偉い方、それを法王といいます。そのローマ法王のパウロ二世という方がつい最近回勅というものを出しております。それは生命倫理に関わるもので、「ザ　ゴスペル　オブ　ライフ」(「生命の福音」)という英語版が出ております。もともとはイタリア語で書いたものですけれど、世界の多くの国で英語で読むということです。私は、たまたま信者であるということ、上智大学というカトリックの大学にお世話になっているということ、それからローマの教皇庁生命アカデミーのメンバーになっているということで、この回勅の内容を日本語で伝える役目があります。これは生命倫理を中心としたものです。それは、これから二十一世紀は生命の時代であり、生命の時代に相応しい倫理というものがある筈、この本を読むことによって皆さんのような方々に生命《いのち》を大事にして平和な世界を築いて下さいというようなことで出されたものです。

回勅というのは、ローマ法王が世界各地の司教に、日本ですと東京の白柳枢機卿を通して司教団から、また福岡・長崎教区の司教団を通して皆さんに、大事な生命についての問題意識、たとえば、中絶を行ってはいけませんとか、或いは遺伝子診断をするにもこういうことが大事ですとか、殺人を犯してはなりませんとか、そういうことを伝えるために書いた教会へのメッセージです。それは、一九五頁からなるもので、そういう英文のメッセージを書いて世界中に出したものです。ということは、一五億の民に出すわけですから、その影響たるものは大きいわけです。日本では、カトリック信者は少ないですが、世界でみると五人に一人はそういう手紙を受けとって、それを守るということが信仰上出てくるわけです。今日は回勅というものが、キリスト教を信仰する者にどういうことを伝えるかということを紹介しながら、そこにおける諸問題とあわせて今日の生命倫理の問題について、将来どのようなことを考えていかなくてはいけないかについて、皆さんにお話したいと思っております。

◆科学技術の進歩と生命倫理――回勅の述べていること

最近頼まれたことですけれども、「家庭の友」というカトリック系の雑誌がありますが、その中の「生命を守る」という目次で、アグネス・チャンさんと対談をしました。それは生命を尊重することで「安楽死よりも尊厳死を」ということで話をしたわけです。その対談の「安楽死よりも尊厳死を」ということは、今回出した回勅と極めて関係しております。つまり法王は「安楽死はいけない、尊厳死ならば宜しい」、つまり安楽死は認めないということです。それと、臓器移植の問題も含めて、科学の進歩は技術の進歩にもなってくるわけです。その技術の進歩が我々人間による制御が効かなくなるということが、一番危ないということでもあります。

だいたい科学や技術というものは、常に二面性があるわけで、善と悪という、よく使えばそれは善いものになりますが、悪く使えば悪になるという、二面性をもっております。ですから、歯止めが効かなくなるような科学技術というようなものはたいへん危険であるということになります。臓器移植や、これからちょっと触れますが遺伝子治療とかの面においても、やはり我々は善ばかりを考えておくわけにはいかないのです。善の裏にある悪の部分、そういうところも我々は注目していかないといけないのです。そういうことも含めて、アグネス・チャンさんと対談したのです。

今日は、この対談のような内容を、皆さんの学問として少しでもお役に立つように、少し具体的なことも含めてお話したいと思います。それと、判らないことがありましたら、どうぞ途中で手を挙げて聞いて下さい。こういう講義はディスカッションが大事で、いうなればキャッチボールです、私が球を投げるだけではなく、皆さんの方からも投げ返す、つまり質問して下さい。

まずは回勅からということでお話致しますと、さっきも申し上げましたように、回勅というのは、法王が各国の司教を介して教会に送る書簡、メッセージです。これはカトリックの信者に対して、或いはカトリック社会といっていいかと思いますけど、こういうものに絶大な影響力をもたらします。世界中の教会約一〇億人の信者に伝わるからです。法王が回勅でこういうことはいけないと言うと、たいへんな影響力をもつわけです。今回の、回勅で一番の問題は、いつもカトリックで出てくる中絶の問題です。これは、人間の生命ということを考えたときに、中絶は絶対にいけないことが述べられています。中絶と避妊を断罪してきたわけですけれど、しかし、今回の回勅では、その中絶に関して母親の権利というようなことも認めています。それはやむを得ず中絶をする場合もあるということ、中絶そのものは認めることはできないけれど、生命或いは母親の生命を守るということで、中絶を行なうことはやむを得ないというようなことまで触れています。

それと同時に、安楽死を戒めております。つまり、人間のつくった法律によって安楽死を正当化できないとする、そういう意味で書簡が書かれたのです。

日本でもそうですけれど、もっとも大きなキリスト教国といわれるアメリカにおいて、中絶が認められ、また大統領もそれを支持するようなことを言っております。そこには女性の権利というような考え方があるわけです。それと同時にオレゴン州ではまだ実施されておりませんが、住民投票で安楽死が認められたということがあります。カリフォルニア州では、それが認められなかったわけです。アメリカでも、最高裁としてはそれを認めるというところまではいっておりません。しかしアメリカという国において中絶と安楽死ということが法律上認められる方向に行っているということは事実です。キリスト教国といわれる国において、そういうことが率先して行なわれるということになったときに、はたしてこのままでいいのだろうかということがあります。書物は「生命の福音」というタイトルですけれど、問題の中心は中絶と安楽死に対する警告です。

アメリカをはじめ、ヨーロッパ諸国および日本もそうですけれども、いわゆる自由諸国の中で先進国といわれているところは、科学技術の進歩によって生命操作の技術が出てきたわけです。特に、先端医療においては、それが端的です。そして、いま行なわれているのはヒトゲノムの研究です。ヒトには染色体というのがあります、それに乗っている遺伝子を全部調べることが世界的な協力で進められています。特にアメリカを中心に進んでおり、そのもたらす影響は、大きなインパクトを世界中に与えることになります。この研究は大きな問題、いわゆる優生学的な根拠になるような問題を持っています。

またヒトゲノムということが判ってきますと、出生前遺伝子診断とか、出生後遺伝子診断、そういうものに対して非常に有効に働くようになってくるわけです。ヒト、それぞれがどんな遺伝子をもっているかということが、判ってくるわけですから、AさんとBさんが結婚したらどういう組み合わせができるかということについて、いろいろ想像がつくわけです。或いは、どういう遺伝子をもっていると、どういう疾患が出てくるかというようなことも予測できるわけです。そういうことでヒトゲノムという研究がもたらす影響というものは、おそらく大きいものがあるということが予測されます。また一方では、ヒトゲノムの研究によって、今まで遺伝病として死を招くようなことがあった病気、そういうものに対する治療が可能になってくるわけです。つまりそれは、遺伝病を治す治療、遺伝子治療です。これはヒトゲノムの研究と密接につながっております、これがいわゆる先端的医療技術の科学技術として、世界中に、特にアメリカを中心とした先進国で進められているプロジェクトです。これは今まで我々が体験したことがない科学技術でありまして、特にキリスト教においては、胎児の中絶、安楽死、ヒトゲノムの研究と遺伝子、そういう科学技術の問題については聖書には全然出ていません。キリスト教というのは、聖書に基づいて、生活をしていくということ、生から死まで聖書に則ってということです。ですから、聖書にないような科学技術の問題が出てまいりますと、これに対してやはりそれなりの解答を出しておかないと、たいへんなことになるわけです。

そういうことで、法王は回勅を出したということです。この回勅でのいちばん大事なことは、人間の生命を守るということです。人間の生命を守り、生命が永遠に続くということです。そのための科学技術であって、人間の永遠の生命を破壊するような科学技術であってはならないということ、これが基本の考えです。

◆誤りを犯しやすい人間と科学技術の可能性

もうひとつは、聖書を読んでみると、神様がつくった人間というのは、どうも出来損ないのようです。人間というのは、神から見ると、失敗作のようです。だから、人間というのは時々間違いを犯してしまう。そのためには、どこかで倫理的な規範に基づいて、注意を与えておかなければいけないのです、人間は時々罰したり、褒めたりしないと、人間は正しい道を歩かないようです。

皆さん、聖書の創世紀をお読みになったことがありますか、創世紀にアダムとイブが誕生します。創世紀の一、二では神様が人間を土からつくったとか、あばらからつくったといいます。それは物語であって、人祖《じんそ》について考えると、キリスト教の聖書に出てくる人間は神から与えられた義務をおこたって、約束事を破るということがあるわけです。蛇に騙されてリンゴをとってしまうという、禁断の実をとるという話しがあるわけです。そういうことから、どうも人間というものは罪を犯していく生物にできているようです。従って常にカトリックの最高の聖職のローマ法王は、聖書に則った倫理観に基づいて人類の生命を守る、人間の尊厳を守るということを使命としています。キリスト教においては、人間の尊厳がまず第一に在りきです。それは理屈抜きで人間の生命が第一です。それに基づいて、他の動植物の生命があるという考え方です。最近はその考えは少しずつ改まっています。我々は人間の生存を考えると、他の生命、進化からみるとずっと昔から生き続けている生命、そういうものによって我々人間は生かされているということが理解されてきました。そういうことで、全ての生命にささえられて人間の存在というものはあるということ、これはキリスト教でも認めているところです。

ところで、人間だけが文化をもって生活をしているわけですから、他の生物と人間との間には不連続性があるということを理解しないといけないわけです。そのことは生命の連続性と同時に人間の特徴というか、人間たる所以《ゆえん》ですが、そういうところをはっきりさせるということです。人間が文化や文明をもっているということは、他の動物と大きな違いがあることです。人間における倫理というのは、そういう文明と文化の中から誕生してきたものです。それに対して、我々が生活を発展させるという目的だけで、人間社会にとっての倫理的なことを侵していくということは、危険極まりないことです。

それで、この回勅が出されたということは、まずは人間の生命を守るということ、且つ人間の尊厳を守るということ、そのためにはどうあるべきかということから考えましょうということです。「生命の福音」は生命の文化についてといってもいいかもしれません。つまり人間はいかに生命というものを理解し、その生命を尊重し、そのためには何をすべきかということをいっています。

◆社会の中核世代の役目

中谷先生に依頼されまして、私が皆さんの前でこういうことを話すことになりましたのも、私は科学者の端くれでもあるので皆さんに話しておかなければいけないことと思ったからです。皆さんは二〇五〇年までは生きているとと思います。私も中谷先生も二〇五〇年までは、どうがんばっても生きていけないと思います。何故二〇五〇年かといいますと、皆さんご存じですか、それはその時に地球上の人口が一〇〇億になるだろうといわれているので、もし人間が地球上で一〇〇億になりますと、人間の生存があぶなくなるのです。いま六〇億人とか、六五億人とかいわれております。これが一〇〇億人になったときにはたして今のような状態で生きていけるでしょうか。二〇五〇年の頃は、皆さんはまさに長老格です。人類として右に行くか左に行くかを決定しなくてはいけない年長者です。そういう年齢になるということです。そういう時に間違った方策をもしとるならば、人類はおそらく滅亡の方向に行くでしょう。その時にどういう方策をとることができるかということ、これはその時になってやったのでは間に合わないわけです。ですから皆さんは皆さんの頭が柔軟な時代、それは二十歳前後のそういう年齢時にこそ、生命倫理というものを考え、自分達の未来を考えるということは大事です。いま科学技術の進歩の恩恵に浴した私達が、これだけの発展した社会の中で生活してきたわけです。そこで皆さんに、どういうことが善であり、どういうことが悪であり、またどういうことを皆さんに考えておいて頂かなくてはいけないかということを、私達がメッセージとして後輩に伝えることが、私は私達の役目だと思っています。そういうことで、こういう皆さんに託す機会を今日与えられましたことを、私は感謝しています。

そこで、こういうときに、私は、皆さんに宗教を押しつけるわけではありません。ただ、カトリックの信者が世界のなかでも大勢を占めているということも事実です。皆さんが、日本の国は仏教徒が大勢かもしれませんが、仏教を知ると同時に、世界の一つの大きな宗教であるカトリックを理解しておくことも、重要なことであると思います。というのは、これからは皆さんは、日本だけの舞台ではなくて、おそらく地球全体として国際的な舞台で考えていかないといけないのです。そのときに一国だけのエゴイズムではやっていけない時代がおそらく来るでしょう。すでに今でもそうです。皆さんは、国際的な見方をもっていろいろなことを考えていかなければいけません。そういう時代にカトリック的な考え方というのはどういうものか、そういうことを理解しておくということは、非常に重要なことです。

◆妊娠中絶をめぐる受けとめ方

根本に流れている我々の生活の基盤には、国家として法律というものがあり、社会としてそれが非常に重要な意味をもっています。しかし、もう一つ道徳的な倫理的なものは、我々が育ってきた環境の中に存在しています。宗教というようなもの、神に、或いは仏に手を合わせるというようなこと、幼い頃より身についたもので、我々の生活の中に否応なくしみ込んでいるものです。それがある意味で、文化の基盤にもなっているのです。ですから、他の世界の宗教も理解するということは、非常に重要なことです。そういうことで、私は今日少しカトリック的な立場から生命倫理の話をしたいと思っています。ですから、回勅を説明することは、まさにカトリックそのものの考え方を伝えるということです。

まず、生命倫理の問題で人工中絶ということがあります。これについては講義をお聞きになったことがあるかと思いますが、そこではどこから生命の始まりかという問題が出てくるわけです。一般に人間の誕生はお母さんの卵子とお父さんの精子が合体して受精卵というものから始ります。そして母親の生殖器官のなかで、一個の受精卵が二個、四個というふうに分割しながら八日くらい経つと子宮に着床するわけです。確実に着床したところを生命の始まりというふうに一般に考えておりました。そこで、約一週間から二週間の辺り、受精後八日くらいの間、ここの間は今まではあまり生命ということを言わなかったのです。何故かというと、受精して、受精卵が着床するというのは結構希なことなのです。なんでもかんでも受精したら着床するかというと、そうではなくて、着床したこと自体が確率的にたいへんなことなのです。またもう一つ遡れば、受精したこと自体も希なことです。父親の何万何百万という精子と、母親の卵子が一体化して受精卵になるということ、これもたいへん希なことなのです。それと同時に、もっと希なことをいうと、地球上に人類がいるということもたいへん希なことです。

話が少し大きくなりますが、今いろいろロケットを上げて宇宙を調べております。いろいろな星を見ておりますが、いまのところ判っているのは、生物がいる星は地球だけです。その地球のなかで、薄い空気と水の層の中で生きている生物がいて、それが、進化してきて、そしてその生物のなかで一番新しく進化してきたのが人類です。現人類は、長い三〇億年という生物の歴史のなかで、たった五万年前にホモサピエンスという一種の人類として誕生したのです。その現人類として我々がいるわけです、その人類がいるということ自体がたいへん希なことです。お父さんとお母さんの精子と卵子が受精したということも希なことです。そしてそれが子宮に着床したということも希なことです。ですから、皆さんがこの世に誕生して無事健康でいることが、たぐい希なほんとうに稀有な存在であるということを認識してほしいのです。このことが、私は生命を考えるうえでの基本になると考えています。

つまり、私達が存在していることが、どれほど希なことかを閑な人が計算しましたら、約一〇の四〇乗分の一くらいの確率だというのです。ですから、皆さんの存在そのものが非常に希な存在だということがわかるでしょう。それを皆さんに認識しておいていただいて、前の受精卵の子宮での着床の話に戻ります。着床して、それから無事に誕生して健康に生まれるということは非常に希だということはお判り頂けましたね。その着床までの約一週間から二週間の間に、時には着床しないで自然流産してしまうわけです。ですから、精子と卵子が受精したところを生命の始まりと言い難いわけです。

◆人間の操作可能性を大きくする科学と生命の尊厳

ところが、最近の生殖技術は受精卵を、人工的に扱えることになったわけです。つまり、医学の、或いは生物医学といっていいかと思うのですが、精子と卵子を体外に取り出して体外受精させるのです。それを初期胚といいます。特にそれを着床する前ということで、着床後と区別してこう呼んでおります。とにかく着床前に卵子と精子を体外にとり出して、お医者さんの手によって受精がおこなわれて、その受精した受精卵をまた母体に戻すということが可能になったわけです。これについては、中谷先生からもいろいろ講義があると思いますが、そこにはいろいろ約束事があって、初期胚の扱い方、受精卵の扱い方にはルールがあります。それは必ず医師が扱うということです。着床前に、これを扱って母体に戻すというわけです、こういうことは英国で最初に成功しました。受精卵が分割する過程で、或いはその分割した一部を取り出して遺伝子診断することも可能になりました。男の子なのか、女の子なのか、どういう病気をもっているかということも、ヒトゲノムの研究が進めばより可能になってきます。性別の診断も可能になってきたということです。

着床前にこのように扱うということができるとなると、今までのように人間の生命の始りではないとして、人間として認めるということではないというのであれば、お医者さんが自由に扱っていいということになってしまうわけです。そこで、ローマ法王はどう言ったかというと、受精の瞬間から人間の生命の始りであると回勅で言ったのです。実はこれは大変問題があります、今までは受精後一四日目から生命ということでしたけど、今回の回勅では受精卵、卵子と精子が合体して受精卵になった途端に、それを人間の生命とすることです。人間の卵と人間の精子が一体化したら、それは人間の生命なのだということです。そう提示しないと、人間の生命でなければ着床するまではどう操作してもいいのではないかということになります。それは人間の生命として認めないということになるのです。それでは困る、やはり人間の生命として認めるということなのです。実は、私はちょっと言い過ぎだなと思っております。そのように提示することは、いろいろな問題が生ずるわけです。私のような生命科学者の立場から見れば初期胚の受精の時から生命の始まりと認めることは言い過ぎであると思います。ところがキリスト教の倫理的な立場から見れば、初期胚を操作するということは、いままではそういうことはあり得なかったし、聖書にもないし、いままでの人間の体験にはなかったことです。それが人間の、ある限られた人ではありますけれど、医師という人間の手に生命操作が任されるということなれば、人間の生命の権利というようなことを、また個人の権利というものを考えた時に、その生命の始まりが人間の手によって操作されるということ自体、やはりそこには危惧をもたざるを得ないということです。それは最初にちょっと言いましたけれど、神様は人間を出来損ないにつくってしまいました。つまり失敗作ですから、ローマ法王は人間について過ちをおかすことがあるという考えの立場に立っているようです。ですから、失敗作の人間ですから、いつなんどきこれを悪用するかもしれないという危惧をもっているということです。

世の中は全て善人の医師だけではないということだと思います。世界の国々にはいままでそういう歴史、人類の過ちの歴史はいくつもあるのです。特にヨーロッパのドイツで、ナチスの行なった優生学的な行為です。ナチスだけに限らず人類には常に起こり得ることですが、それに対するアレルギーというか、それに対する反発というものは、我々日本人が考えるよりヨーロッパでは遥かに大きなものです。そういうことがあるということもあって、人間の手に生命を委ねること自体、不信感をもたざるを得ないということであると思います。しかし、私は何故全面的に、これに賛成しないかというと、ヒトの受精卵が着床したからといってそれが全て、胎児として人間に成長するということにはならないからです。泡状奇胎という病気があります、生物で習ったかとも思いますが、受精した卵細胞は、一個の受精細胞が必ず二個に分割して、二個が四個、四個が八個、八個が一六個というふうに分割していくわけです。そして桑実期から胚盤胞になります。そういう分割をしていって着床して、そして形態ができてきて胎児として発達していきます。この時に、個体としての人間の形態形成をとらないで、どこかで遺伝的なプログラムが狂って、その分割がそのまま継続していってしまうということがあります。それがいわゆる泡状奇胎といわれております。一種の癌、受精細胞が癌化してしまうことです。それはお母さんの命をも奪ってしまいます。このように着床してもそれが遺伝的に人間の形態に一〇〇%なっていくかというと、そうではないのです。そういうことは多々あるわけです。受精卵は、自然に着床しないで流産したりいろいろなことが起きます。或いは胎児の発達の過程で重い病気になったりすることがあるわけです。受精卵細胞が胚として形態形成が行なわれていくことは遺伝的にプログラミングされています。人間の脳は胚で一七日から一八日くらいからでき始めて、脳の形態形成が行なわれます。一方では手足ができてきます。こういうことも、実は遺伝子の働きによるのですけれど、実際はそういう発生過程では筋肉や神経等の互いのインターアクション、つまり相互関係によって形が出来てくるのです。手が足の位置から出てきては困るわけで、腹から出てきても困るわけです。ちゃんと肩のところから出てきて、首がちゃんと胴体の上につくとか、そういう形ができるのは、遺伝子のプログラミングによるのです。そして骨の形態形成、神経の形態形成、それと筋肉の形態形成などが、それぞれの相互関係をもって形を作るのです。母親の子宮の中で十月十日経って、赤ちゃんが誕生するということは、必ずしも全て遺伝子のはたらきによってできてくるということではないのです。母親の胎内の環境に基づいて、胎児が個体として形成されてくるということです。

例えば三ヵ月ぐらい経ったときに、お母さんが風疹とかビールスの病気に罹ったとします。それは、母親の胎内の環境がビールスによって汚染されたわけです。それによって、赤ちゃんの形態形成が順調に行なわれず、いろいろ奇形的なことが起きてくるわけです。従って、完成して完全に生まれてくるということは、遺伝だけに決定されているのではない。そういう条件というものは、いろいろな関係に基づいて出来てくるのです。ですから単純に受精した瞬間から人間の生命と決めてしまうとまずいのです。今の科学においても、子どもが出来るということは未知なことが多いのです。ゼロ日に受精して十月十日経って、母親から個体として誕生してくる間に、かなり医学が進歩して判ってきたとはいえ、ヒトの発生に関しては未知な事があまりにも多く、ほんとうにわからないといっていいのです。それにも拘らず、受精の瞬間から人間の生命であるということをきめてしまうと、これからの人間の発生やいろいろな病気の問題を考えると、むしろ医学の研究を阻害することになりかねません。受精の瞬間から人間の生命だということになると、受精卵を操作することはもちろん、扱ってもいかんということになってしまいます。当然遺伝子診断などの研究も最初のところで関わってきますから、診断はできなくなってしまい、いろいろとストップするということ、きわめて断片的なことしかできなくなってしまいます。

◆謙虚さと折合いのつけ方

科学的に知られていないことが多いにも拘らず、その初期胚の受精卵を人間の生命であるときめつけてしまうこと、そしてそれをあつかうことを禁ずるということは、科学にとって、或いは人類にとって必ずしもよいわけではないと思うわけです。そこのところに折り合いということが出てくるかと思います。たいへん難しい問題がそこにあるわけですけれども、とにかくキリスト教のローマ法王は、ヒトの初期胚について、受精の瞬間から人間の生命のはじまりと決めたということです。そこには、これからも科学者と論議して、新しいことがわかったら、この回勅について「訂正することはやぶさかではない」と書いてあります。これはたいへん立派なことですね、今まではローマ法王は絶対君主的だったのです、ですから訂正をすることはしなかったのです。これからは科学技術というものは進歩するものであるということ、だから現時点では正しいと思っても、将来には正しくないこともある。或いは正しくないと思ったことでも将来には正しいことがあるかもしれないという考えです。したがって、改めることは憚《はばか》らずという思想が載っております。それは、ガリレオ以来の反省があるわけです。

皆、知っていますね、ガリレオが地動説を唱えたら、怒ってガリレオをカトリック教会から破門致しました。そして、それがめんめんと経って、長い歴史の末に最近になってやっとそれは誤りであったと謝ったのです。現法王はあれはカトリック、キリスト教の教会としての誤りでした、ごめんなさい、と言って謝ったのです。これはガリレオは正しかったという話ですが、その訂正に約四〇〇年もかかるというそれほど頑固な社会です。封建的なというより保守的な社会です。

そういうところですが、ヴァチカンの現ローマ法王の良さは、科学技術は人間が行なうものである、だから未知なことがたくさんあるということを認めていることです。しかしやはり人間として、医師であってもやって善いことと悪いことはあるのであって、法王としては人間の生命がお医者さんの手に委ねられてしまうそのことに対して警告も含めて、「受精の瞬間から生命の始まり」ということを述べているのです。このところは、おそらくもう少し生殖医療も考えてヒトの初期胚について論議して、はたしてそこから生命としていいか、つまり人間の生命の始まりとしていいか、或いはいままで通り着床してからがいいか、まだ議論する必要があると思います。

ところで日本では人工中絶というのが認められております。いろいろな理由によって中絶の手術を行ったお医者さんや、それに関連した看護婦さんに聞くと、やはり中絶は人間の生命を奪ったことで、手術後は暗い気持ちになるというのです。そういうことで中絶は生命を断ったという気持ちは否めないということを大抵の先生は言います。やはりそれは、胎児として二ヵ月、三ヵ月というのは、ちゃんとした人間の形ができてきているわけですから、やはりこれは人間の生命ということは認めざるを得ないと思います。しかし、私が人工中絶はいかんと言っても、日本の法律は認めているわけです。そして、何故ここで初期胚のところで人間の生命の始まりについて言ったかといいますと、初期胚において、もしも遺伝子診断が出来るようになったとします。生殖細胞ですから女性か男性か、或いは精子でも最近は性別が見分けることが可能になってきたわけです。そうすると、そこでもしお母さんが、私は女の子は欲しくありません、男の子が欲しいですというふうなことを要求して、その結果として男の子だけ産ませるといった可能性が出てくるわけです。そういう親の欲というか希望によって産れてくる子の性をきめてしまうということも可能なわけです。或いはもし親が自分の目的にあわなければ止めましょうということもあるわけです。それは一種の人工中絶に値するようなものです。ですから、そのようなことを禁じるということは大事なことだと思います。私もそのような親の希望で行う生命操作を禁ずることは認めたいと思います。一方、着床した後、自然流産、或いは診断して母親の生命に関わる病気のときは人工中絶もやむを得ないというところは法王は認めたわけです。前は、それも絶対にいけない、悪と言っていたわけです。しかしそれは、今回の回勅においては、一応許されるということです。つまり人権擁護というようなことも含めまして、そのところは勇気ある母親、自分の身体と家族を大切にする勇気ある母親を支えるということで認めています。つまり信者のお母さんが病気のためにやむを得ず中絶をせざるを得なかったことは、いままではそれを悪としましたけれど、今回はそれを母親の権利として認めるということです。

カトリックというのは、結構男性優位です。神父というのは一番偉くて、シスターは神父に従って、けっして教会などで司祭としての働きはできないのです。そういう男性優位の世界なのです。しかしだいぶその辺は気を遣っていまして、この回勅は男性優位からだいぶ女性の方に近づいて、女性の権利ということをいろいろなところで主張しております。これは人気取りではないと思います。やはり世の中の動きとあわせて、カトリックの世界も、女性の権利、母親の権利、そういうものをを認めるということです。新たなフェミニズムというのでしょう。それは女性の信者を守るということでもあると思います。そういうことでこれはかなり女性の権利ということも認めて、中絶もやむを得ない場合は認めるということです。しかし、さっきも言いましたように、だからといって科学の進歩に基づいて、中絶や安楽死を認めるような文化的風潮をつくることには断固として反対だということです。以上が法王様の回勅における見解です。

◆人間の条件としての遺伝情報、胎内環境、そして誕生後の環境情報

人間は、誕生してからも他の動物と大きな違いがあるのです、それは私達のもっている脳の働きについてです。自由をもっているということです。これは人間の脳が環境と対応しながら発達していくということなのです。つまり文化的社会の中に育つことによって、我々の脳が発達するということなのです。ですから、動物の脳のように遺伝的なものによって脳の働きが決定されているのではないのです。我々の脳というものは、誕生した後環境からの対応によって発達形成されるということです。脳の働きというのは、外界からの情報、つまり環境からの情報によって出来てくるのです。皆さんは、日常目が見え、耳が聞こえています、たいへん健康です。こういうことはごく自然にできると思うでしょう。実はそうではないのです。皆さんが母親から目を二つ、耳を二つ貫っ

てきても、これが見えるように或いは聞こえるようになるには、環境からの刺激を必要とします。たとえば外部からの光りがあたったからこそ見えるようになったのです。もし、これが生まれてきたときに、白内障とか何かの病気があって見えなかったとします。それが二歳くらいまで見えないでいて、後で手術して正常になっても見えないのです。耳もそうなんです。耳も皆さん聞こえていますけれど、生まれてきて外界の音を聞いたから聞こえるようになったのです。言葉も覚えられるようになったのは、外界からお父さんやお母さんの話を聞いたからこそ話せるようになったのです。これは、私達の感覚、聴覚や視覚というものは誕生したときに外界からの刺激を受けて働くようになるのです。そういうことは、多くの動物実験でわかってきました。私達もいまこれに関係した実験をやっております。生まれた健康な猿を目隠ししてしまうということをします。瞼を縫ってしまって見えなくしてしまった子猿は、八ヵ月後に瞼の糸を抜いて目を開いてやっても、ほんとうは見える筈ですが、手探りをして見えない時と同じ行動をします。ということは、目が開いても、ある限られたときに外界の刺激を受けなければ、脳の見るところが働かないということなのです。これはたいへん大切なことです。そういうクリティカルな期間、感受性期というのですけれど、或いは学習期といってもいいのですが、外界から刺激を受ける期間に限界があるということです。それは、親から情報を受けとって脳が働くようになることです。これは人間でも言えることです。いままでの人間の手術例やいろいろな病気の例から見て言えることなのです。聴覚についてもそうです、皆さんが話を聞けるのも、また話せるのも皆さんの聴覚が健康だから、或いは口内の筋肉が健康だからできるのです。お父さんやお母さんから、まだ言葉が話せない時に、耳を通して得た脳内の記憶に基づいて、自分が話せるようになると自分で発声して、それを耳で聞いて、お父さんやお母さんに教わった言葉と調整して、それを繰り返すことによって使えるようになるのです。

人間の特徴は、言葉が使えて、視覚がよく発達していることです。それが人間の文化をつくりだしたのです。

つまり皆さんの脳の働きは、誕生した後に外界の環境によってつくられてくるということです。ですから、そういうことで大事なことは、生命というようなものは、その母親から誕生したら野放図ではいけないのです。それからもそれに相応しい環境があるということが大事なわけです。子どもは、文化のなかで生きる権利があるということです。これは人間に与えられたものでありまして、それが人間に与えられた自由なのです。これによって我々は人間としての人格が形成されるということです。

したがって、そのために我々はそれを阻害するような行為を行なってはならないということになります。それが一つの大事なことです。社会の中で、親は子どもをきちんと育てるということ、そしてちゃんとした親子の関係において、胎児の生命と子どもの命を尊重して、子どもの自由と権利を認めた、子どもにとってのよい社会にしなければいけないということです。

そうやって子どもがすくすくと成長していきますが、そのさいそしてそこまで成長していく段階で、母親と父親は子どもに対する保育の義務があるのです。そして、その時にどういうことを教育しなくてはいけないかということ、これが非常に重要なことです。子どもが幼児から育っていくときに、どういう環境の中でどういう教育を施すかということ、これが非常に重要なことです。

生命倫理において、そういう倫理の基盤になることは、子供の育っていく早い時期にきちんと教えていくことが大事です。まず生命を尊重するということ、あらゆる生物の命というものを大事にするということを教えることです。その教育こそ大事です。言葉も話せないような幼児期に何もしなくていいだろうということは嘘であって、そういうときでも子どもは親からちゃんと学んでいるのです。ですから、ちゃんとした家庭環境の中で育てていくということ、それが親の義務なのです。それが子供の将来に倫理観を持つ基盤になることで重要なのです。

◆生命の大切さと安楽死・尊厳死の考え方

人間は成長して、生命ある限り、いつかは死というものが来るわけです。その時に、今度は生命をどう守るかということです。人間は老いるということがあります。死については、また大正大学の藤井先生のお話があると思いますが、人間は病気になって死に至るまでにそれぞれ苦しみをもつわけです。癌という病気があります。癌で死ぬことがどうしていやかというと、強い痛みがあることです。この痛みにともなう苦しみが患者を襲うことに耐えられないのです、それで死ぬのなら楽に死にたい、ぽっくり逝きたいというのが大抵の人が言うことです。しかし、いくらぽっくり逝きたいといっても、ぽっくり逝くような医師の生命操作による安楽死を選んではいけないのです。この問題が今回の回勅でも述べられていることです。

それは、つまり自殺幇助というようなことになる安楽死について、ローマ法王は、それは許し難い行為であると言っています。ただし、痛みを緩和するための、モルヒネというようなもの、末期の患者さんにこれを使うことについては宜しいと言っております。そして、安楽死の方法をとるのはいけないけれども、積極的な医療措置によって、ただむやみに延命を図ることは好ましいことではないとも言っております。つまり、延命を図る必要がないのに過剰な医療を行ってはならないということです。それと同時に癌の末期において苦痛を和らげる薬の投与は宜しいということは認めております。そのために、人は安易に安楽死を選択しないで、尊厳死の道を選びなさいと述べています。

尊厳死と安楽死はどう違うかということです。人を殺してはならないということが、キリスト教の根本です。このことは歴史的に見るとおかしいのです。それは今まで宗教戦争などで結構人を殺しているので、あまり大きなことは言えないのです。しかし基本的には人を殺してはならないということです。つまり安楽死というのは、ある意味では人を殺す行為になるのです。このところはたいへん難しい問題です。いくら本人が「死にたいから殺して」と言っても、それを医者の手に委ねることはできないのです。やはり人間には生きる権利というものがあるわけです。そういうことから考えれば、医者が生命の終りを操作するということはできないわけです。人間の権利ということを考えるならば、尊厳死というのは許容できるが、安楽死はいけないということです。

それは、非常に難しい問題で、安楽死と尊厳死を慎重に区別していかないといけないわけで、こういう問題は、詰めていくと、どこまでが安楽死でどこからが尊厳死であるかということになるのです。これはたいへん難しいことです。自然死ということが基本にあります。末期医療で痛みを和らげて、和らげることによって、死を自然に受け入れていくということです。ですから、そのためのただ延命を図るような医療をしないで、本人の死を本人が受け入れるということです。

ここには当然医師との関係で、インフォームド・コンセント、或いは自分の尊厳死のための遺書的なもの、そういうことが必要になってくると思います。私はこの辺は素人で判りません。安楽死についても、いろいろと問題があると思いますが、本日は時間がありませんので、これ以上とりあげません。

◆末期医療と看護体制

もう一つ大事なことがあります、いまの医療制度の中で重要なことは、末期的な医療に対して、医療というよりはむしろ看護の体制を整えることです。ローマ法王は生命を尊重するという意味で、カトリックはいかに看護を大事にするか、これを尊重したいということを言っております。看護のための教育と看護をするということがこれからの社会において重視されます。医療を一方的に発展させたことが、これまでに大きな誤りを犯す原因にもなっていたのではないでしょうか。そのためにはカトリックとしては看護を重視し、看護の制度というものを築いていきたいということです、そういう点では、ホスピスというものもその一つにあたる施設だと思います。

そういうものをつくる一方では、在宅で看護しながら、よき生命の死を迎える、そのためのお手伝いのできる看護者を養成していくことです。そういうようなことが大事であることを法王は述べております。それは、あくまで患者の人権と生命を尊重するというところから出ています。

要するにいま言ったことは、誕生から死に至るまで、人間としての人権、それは、胎内にいる胎児にもあり、かつ誕生した赤ん坊にも、そして、成人となり死を迎えるに至るまで、人間としての一生、全て人権というもので守り通さなければいけないのです。この人権を侵すような行為というものが、文化の中で認められていくような文化であるならば、それは真の文化ではないのです。

信仰というようなもの、宗教というようなものは、その文化的基盤において人間の生き方を指示するものであります。そのためにはキリスト教の聖書というものが一つの大きな倫理的な基盤になるかもしれません。ローマ法王は、聖書が人間の生存にとって一つの大きな教えになるのだということを述べておるわけです。

とにかくローマ法王の言うことは、生命の始りを受精の瞬間におくと同時に、死に至るまでの生命の尊厳を認めて、それが一介の生命の終わりになってはならない。つまり人間の生命というものは、次世代にまで連続していくということです。これは非常に重要なことで、一粒の麦の種というものがあります、我々は一人の生命の終りかもしれません、しかし我々は親達から生かされたものです。その親達もその前から、また我々が生きているということは、次の世代にも繋がるということです。そのためにも、人間の生命が我々で終りということであってはならない。我々が生命を無駄にする、粗末に扱うということは、我々の生命の連続性を断つことの思想に繋がるということです。私は、この考えには賛成です。ローマ法王は、そこを強調するわけですが、人権を守るということは、一個の個人だけではなくて、生命としての連続性を図ることなのだということです。これは、国境を超えて世界中に生存するホモサピエンスという人間の生命が、永遠に地球の存在と共に生き続けるということを述べているのです。回勅では、人間は個人だけの生命ではなくて、個人と全体という生命が繋がっていかなければいけないということです。そのところが、強調されています。

◆生存のための条件を次の世代に送り届ける約束

これまでがだいたいの主旨です。そして最後に私が言いたいことは、人間というものは、神から自然の管理を授かったもので、空気や水、或いはあらゆる生物の命というようなものを管理するものです。これは神からの信託を受けたのです。信託というのは英語で「トラスト」と言いますが、その信託を行う人として受託者になりますが、ここでの信託はもっともっと深いものです。それは、英語でフィジュシャリー（fiduciary）と言って、それは信託を行うのも神からの信託です。我々は自然を管理するために、神から信託を受けているのです、これは現状より環境条件を悪くしてはならないということです。自然の空気・水、こういうものは我々の生存を保障するものです。あらゆる社会の中の規律というものも、我々が生きていくために必要なものです。そういう中で、法律やそういうものができているという根本は、我々が生存をしていくためのものであり、神から信託された自然を守るためでもあるのです。そういう信託された自然や生命を悪くしてしまってはならないのです。信託するということは財産を減らしてしまってはいけないので、財産をむしろ増やして次に渡すということなのです。ですから、我々というものは、神から自然を維持する信託を受けたのであって、それはつまり全てのものを、次の世代にちゃんと送り届けないといけないのです、我々が生かされてきたように、次の世代も生きていける社会をちゃんと送り届けないといけないということです。

神との契約の下にあって、我々人間は神から信託を受けたのです。したがって、我々の生命を守るということは我々の課題なのです。ですから、人を殺すとか、生命を粗末にすること自体は、信託に対して謀反を起こしているということで、約束を破っていることに繋がるのです。我々が生きていくためにはたいへん厳しいものがあります。このような基本的な信託の考え方に基づいて生きていくならば、まさに我々の人間としての生命は永遠に繋がるということです。

この考え方として、生命倫理について一つありますけれど、もう一つは環境倫理についてです。これら二つはバイオエシックスの中に含まれるものであると思います。環境倫理のことはこれまでに述べてきたことに基づくものであり、我々の生命を保障する環境というようなもの、空気、水、あらゆる物質的なもの、そういうものはやはり信託されたものです。それが我々の生命を脅かすものになってしまってはならない。或いは食料にしても、我々が食い散らかして汚して、次の世代が生きていけないような社会をつくったら、けっして神からの信託されたことを守ったことにはならないわけです。さらに人間の生命を操作すること自体も、信託を受けているという考え方でいくならばまちがいです。世界の人々が一生を全うできるような、そういう幸せな人生をおくれるような社会を構築するためには、我々は生命を大事にしていくということ、個人個人の生命を守るということに尽きるわけです。

これまでに述べてきたことが信託をまかせられた、すなわちフィジュシャリティということです。私はこれを大事にしたいと思います、これは私達と神との契約です。私のいう神ではなくても、日本の宗教の考え方にもいいものがあります。それは先祖を奉るということがあります。これはまさに先祖によって生かされた自分というものを大事にすること。そして自分が生きていることは、先祖があって生きているということです。そのことは次の世代にとっても現在の人間が自然をちゃんと管理することで次の世代があるということに繋がるわけで、それはキリスト教も仏教も超えて共通のことであると私は思っています。

これからは一人一人が世界の市民として、この自然の信託をまかされたことを認識して宗教を超えて人類としてそこに一致するものがあるのではないかと思うわけです。そこに、私はバイオエシックスの基本的な考えを見ることができると思っております。

これまでにも言いました、我々の生命がいかに希れな確率のもとでの存在であるかということ、これは科学的な根拠に基づいて、一つの生命の存在の重要さを述べると同時に、我々の生命を守ること、我々は神から自然に対して信託を受けている存在であること、このように理解することによって、生命倫理、バイオエシックスというようなことを考えることがよいのではないかと思っています、そして皆さんの生き方ということもこのような理解のもとで考えることができるのではないかと思います。

◆受講者とのキャッチボール

Q［人のはじまりについて、以前はカトリックは着床のときからかという質問、及びドイツの例について］

その質問は着床についてですね。

ドイツは受精のときからですね、スウェーデンは受精の瞬間からという考えに、いまものすごく反発はしています。ドイツは受精からということで、ある意味では宗教としてはプロテスタントとカトリックが一緒で大変厳しい考え方をします。しかし、スウェーデンなどはプロテスタントなのですけれど、一方では非常にルーズなところがあります。生命の始まりとか、中絶について、東欧では現在も中絶がどんどん行なわれています。

Q［男の子だったら四〇日、女の子だったら八〇日以内ということは］

それは、この回勅ではばっさり切っているのです、それは迷信であるというふうに切るのです。昨年ありました国際会議で、そのところは迷信であると。そういう考え方もありますが、それは、各国には文化的背景があるわけです。それにもかかわらずそのことを一概に受精卵から生命の始りであるということで決めることは極めて危険です。それは文化を無視したものです。それは迷信であるというようなことで、科学的な根拠はないと切って捨てています。そういうことは、国際会議を開くと、各国いろいろなところから出てくるので、統一されたことはできないのです。そういう考えを述べた人もおります。京都におられる阿部先生、京都の市立大学の教授をなさっておられる方ですが、その方がいま先生がおっしゃったように言っておられました。あと水子地蔵のことも話していました。私の心情としては、我々が生かされているのは、これだけの人口が地球で生きているのも、一方では中絶があって生きているようなところもあるわけです。非常に矛盾する話ですけれど、もしこの地球上で中絶がなくなったらどうなるかということがあるわけです。現実として、やはり中絶があって、豊かさを保っているということも事実だと思うのです。その認識なくして、断罪的にぱっと切るということは、ちょっと私にはできないところがあるわけです。ここはカトリック信者としてはたいへん苦しいところで、特に法律では認めているが宗教では認めていないということと合わせて、私の心を悩ませるところです。

Q［ヨーロッパでは、中絶を認めましても、それを拒否する権利も認めますでしょ、あれは立派だと思いますが］

そうです、いま中谷先生がおっしゃったことを皆さんよく理解して下さい。私は、中絶を認めたとしても拒否する権利もあるという考え方、そういうことはヨーロッパ諸国の長い歴史のなかで生命について、宗教というものも含めて非常にクリティカルな問題についていつも戦ってきたというか、そういうことを繰り返してきているのです。そういう点では、日本はわりとこのような問題についてのほほんとしてきた国ではないかと思います。その違いは大きいかと思います。これからは、皆さんはのほほんとした世界観でいてはいけないと思うので、どうぞこういう厳しい社会ということを理解しておくことが必要であると思います。
生命のとらえ方ですけど、先程の生命の連続性のことですが、日本ではキリスト教国のような愛に関する利他行動が育ちにくいと思いますし、育っていないと思うのです。日本ではとらえ方によって仏教的な考え方で、輪廻転生ということで、連続性はあるけれども、そのもの、それ自身が将来続くというのではないのです。それは何になるか判らないということもあって、そこで利己的な考え方が出てきてしまうのではないかと思いますが、キリスト教的な考え方で、生命の永遠でしょうか、死後もその後新しい生命が永遠に続き、キリストは将来もそれを助けるものであるということから、死に対する恐れも少なくなっていくと思うのです。どういうものなんでしょうか

難しい質問ですね、やはりキリスト教は最初、人間の生命しか考えていなかったのです。

Q［そうですか、だから犠牲になるものが羊であったりする］

そうですね、そこには断絶があるのです。生命と書きましたけど、ほんとうはこれは「ゴスペル　オブ　ライフ」、ライフは生命ですが、命は人間の生命であって、牛や豚の生命ではないのです。だけど、やはり進化論を認めたということがあって、生命の連続性という考えはとらざるを得ないのです。そこに、聖書の教えとだいぶ解釈にギャップがあります。いまだに、アメリカのある熱心な信者の人達は、ダーウィンの進化論を認めていないのです。仏教的な考えとの大きな違いは、おっしゃったところにあるのだろうと思います。キリスト教では、特にカトリックでは、我々は将来犬にはならない、人間は人間の連続なのです、そこが日本の仏教的な考えとやはり違うのです。それは厳しいくらい繰り返し、聖書を引っ張り出して、人間の生命ということなのです。それはいやになるくらい出て参ります、我々日本に育った者にとって、どちらかというと、私も違和感があるわけです。で

すから、非常に厳しさというか、違和感を持ちます。

Q「それ故に、人間の生命を守っていこうということで、そのためにはある程度の自分からの犠牲も喜んでしていく場合があるのですか」

そうです、ですから理性というものはものすごく強調するわけです。人間としての権利、権利ということは自由であると同時に責任ということです。理性の働きということを非常に強調しております。これは動物にない、人間だけのものであると言うわけです。理性ということを、非常に強く言います。ですから、法を守るということですがその法より理性というものを強調します。それは信仰に基づくものです。そこがちょっと厳しすぎるような気もしております。それは、日本でカトリックがマイナーであることの一つの大きな理由であると思います。カトリック信者は四〇万人くらいしかいないのです。これはほんとうに一億の民の中で、四〇万人くらいですからほんとうにマイナーです。

5　日本人の死生観と遺体観

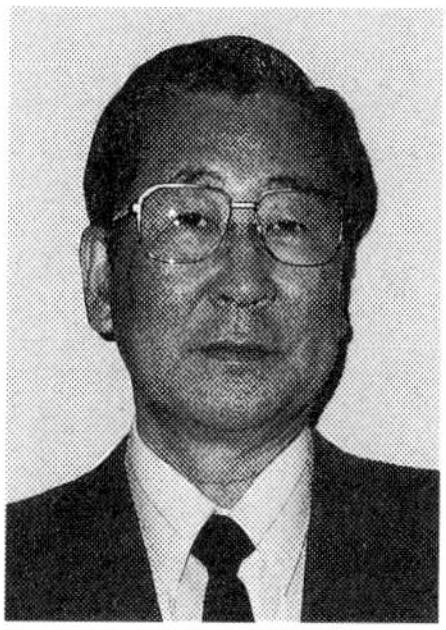

藤井 正雄
大正大学文学部教授

◆民族によって異なる遺体観

一般に日本人は遺体にこだわる民族だといわれていますが、遺体にこだわるのは日本人だけではなく、世界の人が遺体にこだわるのです。例えばドイツですと人が亡くなりますと、一斉にその瞬間に冬でも窓を開け放ちます。何故かといいますと、キリスト教の文化圏におきましては、人間というのは神によってつくられたもの、そして『旧約聖書』の「創世記」には、人間の身体は神様が、土でもって自らの姿に似せて形づくられ、息を吹きかけられたとあります。土でもってつくられたわけですから、遺体は土に返してあげる、そして神が吹きかけられた息が霊となっているわけですから、その霊は天にのぼって、天国の神のみ許に戻るという考えです。一刻も早く、霊を神の手に委ねようという気持ちから、窓を一斉に開け放つ、それを早くしないと本人のためにならないと非常にこだわるのです。

チベットですとチベット仏教というのは金剛乗といいまして、紀元前後にインドで起こった大乗仏教の中の密教の一派が、チベットに渡ってラマ教になりました。ラマ教では鳥葬が行われます。鳥葬というのは人間の遺体を鳥に食べさせる葬法です。ですから、ラマ僧は、人体を鳥が啄み易いように刻みます。ときには、頭蓋骨を割って鳥に食べさせる。鳥が一斉に舞い降りて、遺体を啄んであっという間に骨だけになってしまいますけれども、我々から見るとなんで残酷なのだろうという思いが致します。ところが、当人達にとっては一刻も早く鳥が肉を天に運んでいってほしい、霊が天に上るという気持ちから鳥葬を行なう、ですから、肉片を残さないで全部食べないといけない。またボンベイに沈黙の塔というのがあります、ゾロアスター教の一派でパーシー教徒は遺体がどちらの目から啄まれたかということで、その人の成仏の仕方を占うといったことが行なわれます。

各民族には遺体に対していろいろこだわりがあります。ですから、日本人が遺体に関してこだわるというのも、これは日本人特有の現象ではなくて、ただそのこだわり方が違う。そのこだわり方、日本人の肉体というものに対する考えというのは、心というものを捉えても、心というのは語源的には「こごる、固まる」というところから来ている。要するに肉体が固まったところに心が存在する。だから、身体と心を一体化して身体を神聖視する一つの傾向があった。そういった状況を踏まえませんと、なかなか理解することはできません。

そこで、そういうこだわりということに関しまして、本日は死生観に重点をおいて見ていこうということです。

◆西洋医学と死生観

まず最初に、レジュメ(本講末尾参照)に「見える死」「見えない死」「線としての生死」としてありますが、ほぼ一〇〇%に及ぶ赤ちゃんが病院で生れ、八〇%以上の人々が病院死しているという現実があるわけです。実際に東京の場合ですと九〇%近くの人々が病院で亡くなります。誕生は非常に神秘的なものですし、死というものはその人にとっての一生の最後ですから、そういう意味では厳粛であるべきなのですが、それが実際には病院で看護婦さんと医師に囲まれて、息をひきとるという現実があるわけです。

「現在の病院死というのは、死の決定権というのが医師・看護スタッフに委ねられており、死とは看護の停止によって生ずる技術上の現象でしかない。いわば死は全細胞死に向かってのプロセスとして展開しているのを、近代医学は技術的に不可逆的に死に向かって進行する起点を定めて死と唱えたのであった。」

前半の死の決定権が医師・看護スタッフに及んでくるというのは、有名なフランスの歴史家のアリエスの類型化したものをそのまま使っています。

日本ではいったい、いつ頃からそういうことになったのかと見てまいりますと、ここに万延元年、一八五八年に西洋医学が解禁になります。西洋にあっては、医師法の成立はだいたい日本より五〇年近く早いので、日本は逆にいえば五〇年遅れて、明治三九年、一九〇六年になって初めて医師法が制定されて、死の判定は医師の専権事項であるということが決められたわけです。

そこで、一般的にみれば、現在でも一般のお医者さんでは心臓死といわれる、三大徴候をもって死の判定をする。ですから、お医者さんが鞄に聴診器と懐中電灯、これだけあれば死の判定ができると言われているわけです。

よく昔の映画というのは、死の場面を長々とやったものです。お医者さんが、危ないというので呼ばれてきて、玄関からお医者さんが入ってきて、そして枕元に座って、病人の脈をとる、次に聴診器を取り出して患者の心臓部分にあてる、丁寧なお医者さんですとハンカチのようなものを出して、鼻と口にあてて呼吸しているかどうかということを見るわけです。そして心臓が止まっている、呼吸も停止している、そして目を閉じている病人の眼を開いて懐中電灯でぱっと照らす、そうすると瞳孔が反応するかしないか、瞳孔が散大している、つまり開きっぱなしになっているという場合に死というものが判定されるわけです。そしておもむろに何日何時何分亡くなりましたということで、死亡診断書もその時間が記入される、死というものが点として存在しているというわけです。しかし、実際に私自身も父母の死に遭遇しましたけれども、人間の死体が死んだと判定されてから完全に冷たくなるまでの間は、大体三時間から四時間経過しなくてはいけない、それから髭《ひげ》の細胞などは、六時間生き続けているといわれています。普通生きている間は一〇〇万個の細胞が死滅し、一〇〇万個の細胞が新たに生まれ変わっている、これが汗になって、我々は新陳代謝をしている。そういう現実にあって我々の肉体を構成している種々の内臓においても、その寿命がそれぞれ決っているというように説明されている。死ぬということは、現在の医師法においては点として判定されるけれども、それはつい九〇年程前のことであって、それ以前は実は死の判定ということがなかなか為されなかったということです。髭の細胞は六時間は生え続けるので、亡くなった人にすぐに湯かんをして身体を洗って、男なら髭を剃り、女性なら薄化粧をさせて納棺をするわけですけれども、それを六時間以内にやってしまうと、後で遺族が棺を開けて見た場合に髭が生えていたということがあり得るわけです。昔の人はそういったことから、死というものを点としてとらえるのではなくて、プロセスとしてとらえていた。

◆プロセスとしての死のとらえ方

ですから、遺体を埋葬する場合に、息付竹《いきつきだけ》とか息付杖といって竹の節を抜いて作った空気孔で空気を送る。三本の竹を交叉させた左義長《さぎっちょ》の先端部から紐をたらしておいて、先に鈴をつける。蘇生した場合には、この紐を引っ張ればすぐに掘り起こすという、願いをこめたものです。そして、大声でその人の名前を呼ぶ、これを「魂呼《たまよ》ばい」という。「魂呼び」とか「魂呼ばい」といいますが、この「魂呼び」の方法には二つある。まず一つは、屋根にのぼってその人の名前を大きな声で呼ぶ、これは中国の文献の『春秋』とか『礼記《らいき》』といった古い本のなかにも出てまいります。そこでは、厳密に屋根にのぼる者の順序まで決められているわけです、東から上るか西から上るか、いろいろな細かい規定が書かれておりますが、日本の場合ですと屋根に上って大声でその人の名前を呼ぶ。それから、もう一つの方法というのは井戸に向かって大声でその人の名前を呼びます。

確かに亡くなりかけると、その人の名前を、大声で身体を揺さぶって名前を呼ぶでしょう、これはもう必然的にそういう行為を人間が繰り返すのかもしれませんけれども、屋根に上って大声で外に向かって叫ぶというのは、おそらく他界観が関係しているのだと思います。そうすると魂の行方が、どっちの方向にいったかということで、昔の人は考えた。

例えばそれが山の近くの人達ですと、魂が山に入ってそしてやがて天に上っていく、これは山中他界観といいます。今度は地下に向かって名前を呼ぶ、一番いいのは井戸です。昔の井戸というのはひじょうに深くまで掘られていて釣瓶を下ろして水を汲み上げる、ですから井戸は地下の世界に通ずるものであったのです。だから、地下に霊というものがいくと考えていたところでは、井戸に向かってその人の名前を呼ぶ。肉体から霊が離れて、地下に行こうとするのを止めようとして、大声で井戸に向かって名前を呼ぶということが行なわれたわけです。

以上の事実から、臨死状態にある時にこういった蘇生の呪術というものを、日本民族は行なってきたわけです、なんとか生き返らせようというわけです。お葬式というものも、実はここに関わってくる。これを日本人の死生観ということでみますと、例えば曹洞宗のお葬式の仕方というのは、尊宿《そんしゅく》喪儀法、亡僧《ぼうそう》喪儀法、檀信徒《だんしんと》喪儀法の三通りあります。

◆お葬式の仕方と死生観

プロセスとしての死、死と生の循環性ということで、いまお話したことがレジュメに書いてあります、死の判定が医師の専権事項とされる以前は、死はけっして点として認識されていたのではなかった。死を宣言されてから身体の細胞は生き続ける、体温がなくなるのは三時間後であり、髭の濃い人などは六時間も髭が生え続ける。死は往生《おうじょう》と言われるように、成仏ないし浄土に生まれるまでの大事なプロセスのひとときであったのです。僧侶は悟りを開くほど修行を積んだ尊宿《そんしゅく》、尊宿というのは悟りを開くまでに至った経験十分な人を尊宿といっているわけです。そして、志半ばで亡くなった人を、これを亡僧《ぼうそう》といいます。僧侶は悟りを開くほど修行を積んだ尊宿と、志半ばで死んだ亡僧とに分類されます。枕経《まくらぎょう》は静かに早口で経を読むようにと口伝として各地に伝えられていることは、かっては亡僧の死に際して、静かにしかも早口で経を読み、宗義の極意を授けたことが伺われる。ということは、経験上もうこれは死にそうだ、昔は丁稚奉公《でっちぼうこう》でしたから、お坊さんとして勉強したい、今と違ってかっては知識層というのは僧侶であった。僧侶にならないと勉強ができないというよりも、勉強したいと思えば僧侶になることが一番の早道であった。こういう世界の中にあって、修行を積んでこれからいよいよ本格的な勉強が始まると思っていた矢先に亡くなってしまう。そうするとお師匠さんの方も、これはかわいそうだ、なんとかしてやらねばいけないといったことから、ここでおまえの知りたい仏教の教えというものはこういうものだということを、耳元で静かに早く伝えたわけなので、これが実は葬儀の原点です。

角川書店から、Wonder X Series 2 として「限りなく生に近い死」という雑誌がでています。その中で、明治維新の前の年に、イギリスのロンドンで発行された『幕末風俗図録』という本が紹介されています。原題は Sketches of Japanese Manners & Customs という本ですけれども、その中にその著者が日本に滞在して、その頃にはもう写真があったのですけれども、日本の絵師にスケッチさせたものが載っているわけです。実際に著者が、本に載せなかった部分も再現して、この本に載せています。

実は私がその絵ときをやったわけですけれども、そのときの絵を見ますと、いまと同じ様なことが為されている。しかも、いまは形式化してしまったけれども、亡くなった人の、男でも女でも、完全に髪を剃っているのです、そしてホトケの弟子にする、それが免許皆伝であったわけです。ですから、かってはそういう人達のために葬儀式を行なったのを、幕藩体制ができて檀家《だんか》制度が固定されると、檀信徒喪儀法というのが、亡僧喪儀式を写す形で出来上がってくるのです。

葬儀式の成り立ちというものを見てくると、現代の死の判定と違って死をプロセスとして見るということが行なわれたわけです。ですから、例えば亡くなると友引だとかいいますね、昔もおそらくそうだったでしょう。普通は、亡くなったその日に枕経《まくらぎょう》をして、その次の日にお通夜をして、三日目にお葬式ということになったわけです、しかも葬式というのは夜に出したらしい。そうすると、現代の肉体の変化というものを見てくると、だいたい死後硬直は筋肉の収縮によるもので、死後数時間で頭・頸部にはじまり、六〜八時間で全身を覆う。そして二昼夜経ちました四八時間になりますと、今度は死体の硬直がとけてくる、要するに腐敗が始まる。そうすると、腐敗が始まる時に、実は出棺していた。だから、昔の人は死を確認するという形で、葬式を出したことが判ります。葬儀というものは、そういう意味では非常に厳粛なものであった。

浄土真宗の場合は、皆さんにとっては漢文などということは判りにくいでしょうけれども、こういう言葉があります。「一念発起《いちねんほっき》 入正定《にゅうしょうじょう》 之聚《ししゅう》」、一度ありがたい真宗の教えを頂いたならば、悟りを開いた人たちのお仲間になれるのだ、こういう考えを真宗の人は主張したわけです。ですから、ありがたいと思って真宗に入ったならば、あとは有難い、ありがたいといった報恩感謝の念仏になる。亡くなるということはどういうことかといいますと、おめでたい事なのだということになる。生前は勉強したいという気持ちも身体がいうことをきかない、というのが現実ですから、心を束縛している身体が死によってなくなって始めてほんとうの修行が始まるのだということも考えることができるわけです。そうすると、それはたいへんおめでたい事だというので、真宗の場合にはここで赤飯を炊くことができるわけです。これは、滋賀県、福井県福井市のある一つの地域で、いまでも赤飯を炊いております。もう一つは、赤飯だけではなくて、お葬式というのはその人との今生の別れですから、非常に悲しい。一方においては非常におめでたいけれども、一方においては非常に悲しい。ですから唐辛子の汁を飲んで悲しい別れとするということで、赤飯と唐辛子の汁を一緒に飲むという、そういう風習まである、これが真宗の考え方です。

真宗の場合には、その人の死を記念して、その死を縁にして皆が集まって、仏法を聞く、これを聞法《もんぼう》といっていますけれども、お葬式というのは、聞法の場なのだ、こういうふうにいいます。

このように各宗によって意味づけが変わってきますが、ごく一般的にいいますと、お葬式の場合に志半ばで亡くなったから、そこでいままで意識をしなかった僧侶になる儀式、即ち授戒《じゅかい》をして、そして引導《いんどう》をわたします。引導をわたすのは最後だというふうに思うでしょうけれども、教え導くわけです、お浄土の方向はこちらなのだということで、先輩がそれを指し示してあげる。ですから、葬儀式などを見てみますと、実は生死の境を彷徨《さまよ》っている人に対して一刻も早く仏の弟子にしてお浄土を示してあげる。これが、基本的に宗教の、とくに仏教の基本であった。それは、細かくいえば臨終作法というのがあるわけです。ですから、一般の民衆は手甲脚半《てっこうきゃはん》に身をかためて巡礼の姿にして死者を送り出した、これが出棺という行為になってくる。それはそれで終わったのではなくて、それは次の来世において生まれてくる。法華経という経典には、「現世安穏《げんせあんのん》　後生善処《ごしょうぜんしょ》」現世は安穏に暮らし、亡くなったらよいところに生まれたい、こういった言葉が生まれてきます。それが民衆の心をとらえて、仏教というものがお葬式を中心にした宗教ということで君臨してくるということになる、その原点というのは、日本人の死生観というものとぴったり合ってくる。

◆日本の葬送習俗と死生観・霊魂観

ここで、柳田国男という有名な民俗学者がいますが、亡くなってお通夜をしてお葬式をして、初七日、二七日、三七日、四七日、五七日、六七日、七七日と、七日毎に法事をして、忌明《きあ》けを迎えます。日本人の文化というものには、非常に語呂合わせ的なものが多いのです。例えば予算をつくる場合でも、必ず予算に対して、数字の語呂合わせをするでしょう。忌明けに関していいますと、日本人は「き」と「ひ」と「し」というのは区別がつかないんです、だから「ひあけ」といったり、「しあげ」といって、遂に音で「仕上げ」になってしまうんです、ですから四十九日で仏事は仕上げなんだということになります。

七七日までの間は忌《い》み籠《こも》ること、例えば江戸時代では服暇《ふくか》の規定がありました。喪服を着ることと忌み籠ること、これが服忌令に集約されていきます。四十九日までは主人公から暇をもらって亡き人に仕える日ということになります。それが今日でも忌引ということで残っているわけです、この場合に欠席しても公認欠席ですから、小学校でも欠席にはしない。忌引の制度として、学校制度にも残っているわけです。

七七日というのは七七　四十九ですね、これはどういうふうに考えたかというと、例えば「倶舎論《くしゃろん》」という経典がありますけれども、人間存在には四つの存在体があるのだということをいっています。判り易くいいますと、「有《う》」というのは他の言葉でいえば「陰」とも言います、それから「うん（蘊）」ともいいます。「有」というのは存在ですから、集まるという意味の「蘊」とも同じ言葉の訳し方です、生まれる刹那《せつな》、生まれる瞬間が生有（しょうう）、存在をもった存在、「死有（しう）」とは死ぬ瞬間です、死ぬ瞬間から次の生を得るまでの間を中間的な存在で中有（ちゅうう）と呼んだのです、四十九日は満中陰《まんちゅういん》といいます。中陰が満つるということで、七七日にいよいよ亡くなった人が次に生まれる、ここで忌明けとなります。忌み籠りをするのが終りとなって、ここで日常生活に復帰するわけです。一般的には、ここで香典返しとか御礼をすることになっているわけです。忌明けがすみますと、今度は百ヵ日、一周忌、三回忌。百ヵ日というのは、中国の儒教から来ている、儒礼に基づいている。儒教の本によりますと、これは卒哭忌《そっこくき》といいます、泣き納めです。人の噂は七十五日で、人の悲しみは百日だというのは中国的な考え方ですが、これが日本に入ってきたわけです。

一周忌というのは、これは小祥《しょうしょう》、少しめでたいというので半分普段着に着替える、そして三回忌、丸二年です、これを大祥《だいしょう》といって中国の人は三年間、亡くなった人に仕えるということが行なわれていた。貴族の場合には、それを守るためにお墓の周りに一つの村ができるということが為されてきたわけです、それが日本に導入された。葬式を除いて、初七日から七回法事がありますす、それに儒礼による百ヵ日・一周忌・三回忌が加わると十仏事が成立する。十仏事が成立すると、十王思想と結びついてくるわけです。十王の中で一番有名なのが、閻魔《えんま》大王、閻魔大王は、十王の一人です。実を言うと、閻魔というのはサンスクリットでヤマで「夜魔」と音字されています。これが中国に入って閻魔となりました。ですから、これはインドの神だけれども、それが中国に入って閻魔となって、一番恐ろしい閻魔は、その人の生前、善い事をしたのか悪い事をしたのかによって、極楽地獄行きを選択決定する、審判の神です。

そういう思想が出てくると、ここに十王というのが、いずれ配当されるわけです。ですから室町時代に十王堂といって、田舎の人などは十王堂というのは何のことなのかなというときに、こういう事を念頭にいれておかれると、郷里のお堂のことなどが判るわけです。だいたい鎌倉時代になりますと、ここで七回忌、十三回忌、三十三回忌というのができるわけです。ここで十三仏事、最近亡くなられた方を出した家でよく判るのですけれども、浄土宗とか浄土真宗といった宗派を除くと、天台・真言・曹洞といった宗派は、お通夜のときに十三仏の掛け軸を祭るのです。何故かというと、さっきの十王と同じように十三仏事になってきますと、十三人の仏様を配当してくるわけです。初七日にはどういう仏様、二七日にはどういう仏様というので、それぞれの仏様が亡くなった人を擁護してくれるというので祭られてくるわけです。これが一月（ひとつき）三十日のそれぞれの日に仏様が配当されますと、三十番神ということで過去帳の神様仏様になってくる。ですから、皆さんが仏壇の中に過去帳を引っ張り出して見ると、一ヵ月三十日の一日一日全部神様か仏様の名前が書いてあります。

そういった日本人の一つの宗教習慣というのは、こういう形になって生れてきているのです。ですから十三仏事が成立しますと、成仏するまで、天に祭ってしまう、これからお世話になる仏様を掛け軸に描いてお迎えをしてお願いをするという、たいへん虫のいい、予約をして予定を立てないと気が済まない日本人の性格が、ここでも出てくると思います。

◆カミ・ホトケ、お盆・お正月

柳田国男という民俗学者は、更にどう考えたかというと、十三仏事が終わると、弔いあげという。霊魂というものに結びつけて考えてみますと、四十九日までの間は、霊魂というものはまだこの世にとどまってあまり遠くへは行かない。四十九日までの間に、粗末なことをすると祟るのだという考え方があった。ですから、これは死霊といっていいでしょう。忌明けを迎えると、亡き人の霊というのは、お浄土に旅立つ、そしてお盆の時に帰ってくる。もうじきお盆ですが、帰ってくる、これは精霊《しょうりょう》という言葉で表しています。お精霊さんという、これは「しょうろう」と読みます。忌明け後にはこの死霊が精霊になって、子孫の手厚い御馳走をしてもらって清められていき、三十三回忌を迎えると弔い上げになり祖霊に変わる。祖霊というのは清められた御霊《みたま》であり、それは先祖代々霊に変わってくるということです。

こういう図式的なものは日本独自のもので、韓国や中国にはありません、韓国や中国ではずっと祭っていきます。自分たちの父親、父親の上が祖父、祖父の上が曾祖父、曾祖父の上が高祖父、そしてずっと上にいって家を開いた太祖ということになる、この四つの霊を祭る。これを四代奉祀といって、中国以来、『四礼便覧』といった本の中に詳しく書かれて、先祖の供養を大切にしろということがずっと、中国から朝鮮、日本と伝えられてきているわけです。そうすると、日本は三十三回忌で弔いあげ、仏事は終わるということは、死霊から精霊までは「ホトケ」で、そして祖霊になると、ホトケがカミになる。

カミというのもたいへん難しいですね、英語で言う God ではないです、God というのは創造神ですから、日本の神は Divine とか或いは Spirit、そういう表現で使わなければいけない。我々は一応区別するために、西欧の「神」に対して日本のばあい「カミ」と書きます。同様に「仏」というのは仏教では悟った者という意味ですから、死者のことを「ホトケ」と区別していう、それがカミに変わる。「問いきり」とかいう地方が多いのですが、生木の塔婆を植えるのです。普通塔婆は板できれいに鉋《かんな》をかけたものですけれども、三十三年忌のときには生木の塔婆に枝をはらって梢だけを残す、だから梢《うれ》つき塔婆と言っていますけれども、或いは杉でつくりますから杉塔婆といっています。生木ですから墨なんて乗らない、そうすると鉋をかけたところに石灰を塗って、そこに墨で書く、そこに建てた塔婆に根がはってくると、これはいい印、成仏の印だということで喜びました。いまでも三多摩地方へ行くと、まだ残っています。

このように、柳田国男は、三十三回忌からカミになった祖霊というのは、そこまでは個人の霊で、そこからは集団の霊魂になる。この集団の霊魂が、お盆ではなくて、今度はお正月に訪れてくる。こういう祖霊神学といってもいいような、神学的な霊魂観というか、一つの体系というものをつくりだしたのです。そういうことを勝手に言えるのかというと、柳田さんはこと細かに、お盆とお正月というのは非常によく似ているということを言います。

その例証として確かに、お盆とお正月を比べてみると、まずお正月を迎える前に大晦日に大掃除をします、お盆のときも七日は仏具磨きの日とか、或い十二日は盆道づくりというのが対応してくる。お盆を迎える、或いはお正月を迎えるということが、実はお盆というのが一三日から一五日ないし一六日だと思いこんでいる人がいると思いますが、そうではない。中国に淵源するものですが、七月一日を茨城県・栃木県辺りでは地獄の釜の蓋《ふた》が開くというのです。地獄の釜の蓋が開いて、亡者が、亡くなった人の霊がこの世に現れ出てくるというのです。その日に大根畑に入って、大地に耳をあてると、カーンという音が聞こえる。地獄の釜の蓋というのは金属製なのですね、そういう伝承がいまでも残っています。筑波大学の近くにある村では、高灯籠といって高い灯籠を立てて、そこに縄梯子をつける。天から精霊がやってきて、その梯子を伝わって家に入る、そこに盥《かなだらい》とお雑巾を置いておくと盥に土がついているというのですね、そうするとお精霊さんがやってきたのだという、これがお盆で、そういう伝承があるのです。

お正月はどうかというと、お正月様がどのようにやって来るかというと。旧家では、日本の家屋というのは長方形ですから、三角の板を各部屋の角のなげしの端っこに載せればすぐに棚ができる。その棚に、恵方棚《えほうだな》というのを作るのです。大神宮暦とか昔の暦がありますが、昔はお蕎麦屋さんがくれたものですが、いまは本屋で売っています、ベスト・セラーです。見ると面白いのですが、歳徳神、或いは年神というのが最初に書いてあります。要するに恵方というのは、年神がやってくる方向なのです。また、あきの方ともいいますから、その方角に向かってお参りをするのが江戸時代では初詣でなのです。それが、神社仏閣の有名なところ、明治神宮とか成田さんとかの有名なところに殺到するようになったのは、これは後からのことで、歴史的には恵方、年神がやってくる方向の神社仏閣にお参りしたということです。正月は恵方棚、お盆のときには盆棚が作られる、よく似ているではありませんか。

◆闇夜の怖さと暦

それから、お正月や盆を迎えるときには独特の挨拶がある。お正月は「おめでとうございます」という挨拶がある、大学でも大学が始まったばかりで最初の講義には「おめでとうございます」といって始めています。お盆の時には、亡くなった人が出ている家では、「お淋しうございます」、亡くなった人のないところでは「結構なお盆でございます」と言う。一月一日は大正月といい、一月一五日を小正月といいます。ここで注目したいのは、一日と一五日というのが年中行事の中心にかたまってくるわけです。何故かというと、昔は厳密な太陰暦ではなく、太陰太陽暦、月を基準とした完全な太陰暦ではなくて、例えば二十四季とか、そういったものが取り入れられていますから、正確には暦というのは太陰太陽暦なのです。それが明治五年に、グレゴリオ暦という現代の太陽暦に変わるわけです。昔は、月を基準にしていましたから、一五という数は満月の日です。夜、人が集まる、祭礼をするというのは、満月の日でなければ真っ暗でできなかったわけです。岩田慶一先生、国立民族博物館を定年退職になりましたけれども、あの先生がよく言っていた、「現代の日本人は夜の怖さを知らない」。ということは、夜というのは少しも怖くないけれども、皆さんが山の中とか、田舎の見知らぬところへ行って、裸電球がぽつっぽつっとあるような所へ行って迷ったら、これこそ怖いですよ。

私自身は、アフリカで怖さというものを体験しました。これはナイロビのホテルで、いまから二〇年ほど前ですから、夜中に空港に着いてタクシーでホテルへ直行、喉が乾いたからビールの一杯も飲もうと思って、ボーイさんに頼んで、「とんとん」とするから開けたら、真っ暗闇の中で眼と歯だけ光っていた。それで、喉を潤してから、お風呂にはいろうと思ってバスタブを開けたら、出てこないのです。出てきたなと思ったら、バッタとか、小さな見たこともない虫だとか変なものが一杯出てきて、これは困ったなと思ったら、そのうちに真っ茶色の水が出てきた。なんだろうと思っているうちに段々澄んだ水になってきて、ようやくそこで栓をしてお湯を入れて入ったわけです。その前はスーダンのカーツームという所で、めちゃくちゃ暑いところでした。日本では、例えば蠅というのはぽっと来たらぱっとはらえばいいですね、ところが、向こうは違う、蠅が一遍に五〜六匹ぱっとくっつくのです、それで汗がどろどろになっていてねばねばしていますから、蠅が動けなくなっている。そうすると蠅を追い払うというのではなく、蠅を拭い去るのです、それであんまりやっていると、そこが膿んでくるわけです。そういうひどい生活というのがあり得るわけで、気候条件によって全部違ってきます。

現代の日本人は夜の怖さというものを知らない、いまでも発展途上国の社会で祭が行なわれるのは満月の日に決まっているわけです。それが、暦に太陽暦が採用されて、お正月が小正月から大正月に移ったわけです。東京のお盆は七月一五日です、対応してくるわけです。そして七月一日は、一日盆で地獄の釜の蓋が開く日、釜蓋《かまふた》の祝といいます。

また、七月七日は、七夕、七日の夕べと書いて、これは漢和辞典をひいても「はた」とは絶対に読ませてくれない。何故かというので、折口信夫という国文学者が古代研究の民俗編の中に書いた、「水の女」という論文があるわけですけれども、それにヒントを得た五来重《ごらいしげる》という、もう亡くなりましたが大谷大学の名誉教授の先生が江戸時代の一般民衆が見ていたイラスト入りの草紙、それに七夕にはいろいろ自分の願いごとを短冊に書いて笹につける。ところがその笹の上に御幣《ごへい》がある、なぜ御幣があるかというと、それはお盆の魂を呼ぶ、「よぎしろ」であると結論づけたのです。「よぎしろ」というのは、招き代です。盆行事の一環として七夕を位置づけたのです。

そして、七日は全国的に仏具を磨く日です、そして一二日になると草市が開かれる、なぜ草市が開かれるかというと、それはお盆花ですけど、正月の門松に対応しています。門松というのも、先祖の霊がこもっている山から切り出した松を供えて、飾るわけです。清められた霊で、集団の霊がこちらにやってくるという証拠ではないかということです。

これが正しいか正しくないかということは、これは柳田先生の仮説であって、まだ仮説を覆した人がいないようです。盆と正月とはたいへん似ているというところから、人間が生れてから死ぬまでいろいろな儀礼があります。七五三の儀礼を初めいろいろな儀礼をやって、生きている間は神仏に守ってもらって、亡くなってからは今度は仏に守ってもらって、そして死霊から精霊へとステイタスを変え、遂に先祖代々の清められた祖霊になると、今度は集団の霊になってお正月に戻って、人々を守るのだという、こういう壮大な祖霊神学をつくり上げたわけです。

◆循環していく連続体としての生命

このように生と死とは、循環的なものなのです。

確かに子どもは親に似ない場合がありますけれども、孫の代になって非常に似てくる場合があるわけです。昔は、孫の顔を見て死ぬということが、人生五〇年時代においては一番幸せなことであった。そうすると、孫がお祖父さんそっくりだということは、お祖父さんの生まれ変わりではないだろうかということで、祖名継承法という民俗慣行があります。要するにお祖父さんの名前を孫につけるという習慣です。皆さんの中にいるかもしれませんね、皆様の中で例えば袈裟夫という人はいませんか、或いは袈裟子さん、これは出産の時にへその緒を首に巻いて生まれてきたので、ちょうど袈裟《けさ》をかけて生まれてきたように見える。本来は、逆子（さかご）といってあまりよくないのですけれども、袈裟をかけて生まれてきたからといってたいへん大事にした、だから名前も袈裟夫とした、或いは袈裟子とつけた。

人間が、生まれてからずっと死ぬまで、また、死んでからも神やホトケに守られてきた。要するに命というものは循環していく連続体としてとらえてきたのです。実は生というものは実体がつかめませんが、先ほどから言うように死というものは、目に見えるものですからよく判る。そうすると死というものから生というものを逆算していくというか、死によって生を考えていくということが行なわれてくる。現代の科学的な見方では、点としての死は心臓死でも脳死でも同じですけれども、内臓の死です。心臓、肺臓、複雑な神経、そういった三つの臓器が死ぬということが死であるとするならば、それでは命というものがどこから出てくるかというと、そういう臓器が生成される時点をもって生としよう。そこに点としての生が成立してくるのです。そうすると点としての生として認められる以前は人間ではない、いわゆるパーソンではない、そこに現在のパーソン論というのが出てくるわけです。

法律の上で、民法の一条に「私権の享有は出生に始まる」とあり、八八二条に「相続は死亡によって開始する」とあります。こういった意味で、人間としての権利は出生と共に始まるわけですから、胎児は法律の上では人間とは考えられてはいない。では内臓が生まれて死ぬまでという直線的が現代の死生観であり、伝統的な、我々の生と死は循環しているのだという循環で考えているのではなくて、生と死を結ぶ両者の間を現代では生き死にと考えているということになります。

死というものは現実に見えるけれども、生というのは見えない。『目に見える人類学』という本から抜粋したのですが、最終月経からどういう形で胎児が大きくなっていくかということを書いておきました。産婦人科の先生に聞くところによると、どうも生理がない、お医者さんに行ってみるともう妊娠三ヵ月だった、それでも自分の体内に命が育まれているということは気がつかない。しばらくして身体の調子が悪い、どうのこうのという状態を経て、胎児が活発に動き始めると、初めて自分の体内に命が宿っているということを実感する。生まれてくるまでは、どういうのが出てくるか判らないわけです。そういったなかで、生というのは、実は死を起点として、死の類推から生というものが規定されてくるということになるわけです。それで、ではそれがいつから始まるかという論争に発展していくことになります。

ここに一つだけヴィーチという人の意見を出しておきます。これは、いまは京都大学に移りましたけれども、千葉大学の加藤尚武先生と飯田亘之先生とが共同研究の形で、千葉大学の教養部から生命倫理の報告書を出しています。その中でヴィーチという人が、死の定義について内臓がどういった形で出てくるか、それをもっていったいどういうふうにしたら生というものの起点があるかということを書いている。ヴィーチという人は、中谷先生もご一緒でしたけれども、日本にも来られて、日米バイオエシックス会議にも出席なさって、私も数回お話したことがございますが、読んで頂けば判ります。

◆生命の起点と中絶

そうすると、ここで中絶論争というのが生まれてくる。中絶論争が生まれてきて、いつならば命なのかということは科学上の議論であって、宗教という面から見ると、例えばここで精子と卵子が一緒になったら、これを放っておけば支障がない限り、これは命として生まれてくるわけですから、これは生命ではないということは宗教的には言えない。ですから、カトリックの場合には、絶対に堕胎は許さない。しかも受胎に至るまでに、避妊具を使うことは一切許されない、というのは創造神である神の思し召しに反するからです。ですからエイズであろうと何であろうと、被造物である人間は創造を邪魔するコンドーム使用は一切禁止、これはいまでも守られているわけです。仏教はそれほどまでいきませんけれども、仏教の場合でも同じこと、あらゆる宗教が同じです。

そうすると、ここでは宗教と医学或いは法律と対立してくるということになるわけです。ところがイスラム法の場合には、例えば女性が罪を犯して死刑の判決が下った、ところがその女性は身ごもっていたとなると、その身ごもった胎児が出生をしてある程度育つまで、刑の執行が延期されるという法律があるわけです。人格の可能体として認めている、そして相続の場合にも胎児が無事出生して育った場合には相続の権利を得るということになっています。ですから日本の法律は出生と共に始まるという権利の主張はあっても、イスラム法の場合には、それは胎児ということから始まっていきます。

ここで命、命と死という、その命をどういうふうに考えるかによって法律も変わってくるし、臓器移植ということを考えた場合、いまお話したそういう一つの世界観と、生と死という考え方をもった日本人が臓器移植とどういうふうにかかわっていくのか。これは歴史的に変わらざるを得ないといっても、ここで一つ問題が出てくるのは、日本では優生保護法というものが施行されている、そして平成二年に改正されまして、次官通達で決められる中絶可能期間は、そのまま満二二週未満になった。実際に産婦人科の先生などに聞いてみると、お母さんの子宮を人工的につくり上げた、ガラス箱の保育器に入れておけば育つのが、だいたい満二二週というふうに考えておけばいいでしょうということなのです。ところが、法律が改正された翌三年の七月一七日に北九州の産業医科大学附属病院で妊娠満二一週で僅か三九八gで生まれた。三九八gといったらほんのちょっとしかないのですけれども、それがガラス箱に入れて無事育って、翌年の四月九日、二、五九〇gまで成長して退院した。そうすると我々が法律で、満二二週未満という絶対値として数値を決めることができるのかどうかという問題を、やはり考えなければいけないだろう（優生保護法は平成八年の改正で母体保護法となった）。

あらゆるものを検索しながら、脳死立法にしても、中絶に関するいわゆる優生保護法という問題も考え併せなければならない。現在運動として起こっているのが、女性の側で「産む自由、産まない自由」ということで論議が展開されているけれども、「産む自由、産まない自由」というのは、現実に生きている我々の側からの問題であるけれども、胎児とか未来に亘っての命ということを考えた場合に、はたしてそういったことが強力に主張できるものかということも、改めて考えなければならないと、私は思うわけです。宗教の論争については、代理母などの問題について、大きな宗教がいったいどういうふうに考えているか、ここで書いておきましたが、ちょっと時間の配分が悪くて話があっちへいったりこっちへいったり致しまして、あとは読んで頂ければ、私の言いたいことは書いてございます。質問があるといけませんのでこの辺で終わります、どうもご静聴有り難うございました。

質問：中谷――優生保護法はたいへん問題でして、実に沢山の問題を抱えています。先生は、特に何が一番問題だと考えていらっしゃいますか。中絶の時期について、初めは二八週、満八ヵ月未満、それが七ヵ月未満になりということなのですけれども、先生おっしゃるように平成二年の改正で満二二週未満ということになりました。その頃に段々保育器が、新生児保育が進歩致しまして、二三週で生まれた赤ちゃんが育った例が一例あったというので、そうなったわけですけれども、いまおっしゃったように二一週でも育つということになりますと、それを基準にしていいのかどうか、非常に問題です。

特にここにいる方も二〇歳になられた方もいますけれども、十代の妊娠をした人は気づくのが遅いし、対応が遅いものですから二一週とか二二週ですとなかなか難しいということになりまして、産む権利と産まない権利、堕胎中絶というのは、女性の権利であるというふうに考えますと、中絶したいというのにできないのはけしからんとか、アメリカでは大統領選挙の時に一つの政策として掲げられて、たいへんな論争になるわけですけれども、先生はどのようにお考えですか。

いまの中谷先生の発言が、中絶論争の一番の問題点だろうと思います。アメリカ大統領選挙でいつも出てくる点で、いまの大統領は賛成に踏み切って当選した。ところが私たち宗教をやっている者にとっては、堕胎絶対反対なのです。どうしてかというと、さっき言った生命の循環というものを断ち切るということもありますし、この場合に優生保護法ですから精神疾患のある者とか、何親等までの配偶者及び親族・姻族に精神疾患がある者とかいろいろ決められていますが、要は生れてくる子どもの人権問題ということになろうと思うのです。

発言：中谷――それは、精神医学から申しますと、遺伝的精神病というのはないというふうに考えていますから、そうなりますと問題なのです。

それから、昨日、私、らい予防法見直し検討会の第一回の検討会がありまして参りましたけれども、らい予防法廃止ということになりますと、「らい」の人の場合は優生術をむしろ受けなければならない場合があります。親が「らい」の場合は妊娠できないようにするという、去勢優生術といっていますが、妊娠中絶とは違いまして、予め子どもができないようにするというふうに決められていますが、「らい」は遺伝ではありませんし、感染力の非常に弱いものですから、こういう規定は非常に不都合ですから、らい予防法を廃止すれば、当然に優生保護法のその部分も改正しなければならなくなるということがあるわけです。

昨日、私は午後、今度は日本受精着床学会というところで、多胎妊娠における減数術をめぐる問題というシンポジウムがありまして、そのシンポジストで出たのですけれども、いま子どもができないというので不妊治療をやりまして排卵誘発剤を使う、体外受精で受精卵をたくさん入れる。そうしますと多いのは九体の赤ちゃんを同時に妊娠するということなのです、そういう場合に全部産むということはとてもできませんから、途中で九体を三体くらいにする、或いは双子ぐらいに止めるということを行なうわけです。これも優生保護法では、直接には認められないものですから、それが善いか悪いか、違法か、違法だとすればどうなのかというような問題があります。その受精着床学会というのは、一万六千人もの会員がいるそうで、昨日来られたのが一〇〇〇人くらいで、大きな会合でして、学会も費用もたいへんだそうですけれども、そういうわけでいろいろな問題があるわけです。

生命を断つということに関する意味合いというもので、基本的には減胎をしないようにするべきであると思いますが、私は体外受精で受精卵を七個も八個も入れるというのは止めて、三個以内にしなさい。三個以内ならば、どんなに多くても三つ子くらいまでですから、そんなにひどいことにならない。ところが、体外受精の場合には、それで受精卵を三個に限定すれば、明日からでもできますと皆さんおっしゃる。明日からでもできるならば、すぐにでもおやりになった方がいいでしょうと言うのですけれども、排卵誘発剤を使ったときには、そうはっきりしないものですから、そうしますと九体も妊娠したときに、それを産みなさいと言えるのかという、たいへん難しいですが、妊婦にとっても辛いし、同時に赤ちゃん自体も九人も一人のお母さんのお腹のなかにいてちゃんと育って生まれる筈はありませんから、そうなりますとその子ども達は結局失明をするとか、知恵遅れになるとか、いろいろな障害をもった子どもに、少なくとも超未熟児で生まれるということになるわけで、そういうことで命と法というのはとても難しくてたいへんで、来週は「死」の方の話を聞くわけですけれども、「生」の方も先生がおっしゃるようにとてもたいへんで、宗教の立場からいえば、そういうものは全て認め難いということになりましょうけれど、現実がなかなかそうはいかないものですから、やはり皆さんもお若いから、やがてそういう経験をするようになるかもしれませんので、十分に考えておいて、まさにそれこそが医と法と生命倫理の問題ですから、考えておいて頂きたいと思います。

レジュメ　〈日本人の死生観と遺体観〉

1　〈見える死、見えない死、点としての生死〉

ほぼ一〇〇パーセントに及ぶ赤児が病院で生れ、八〇%以上の人びとが病院死しているという現実は、神秘的な生の誕生と厳粛であるべき死の看取りの場が日常生活の場から遠ざかり、その聖域は病院に移りつつあるということである。病院死は、死の決定権が医師・看護スタッフにあり、死とは看護の停止によって生ずる技術上の現象でしかない。いわば死は全細胞死に向かってのプロセスとして展開していくのを、近代医学は技術的に不可逆的に死に向かって進行する起点を以って死と捉えたのであった。我が国では、既に西欧にあっては医師法が成立していた頃に、すなわち一八五八年（万延元年）にようやく西欧医学の解禁をしたのであって、死の判定を医師の専権事項と定めた医師法の制定は西欧に遅れること半世紀、一九〇六年（明治三九年）のことでしかない。しかも、現代でも一般医にあっては、いわゆる心臓死の三大徴候である心臓の鼓動の停止、呼吸の停止、瞳孔の散大の診断は聴診器と懐中電灯を用い、患者の脈をとって判定し、臨終を告げるのが常である。

「墓地埋葬等に関する法律」において死後二四時間を経ないと埋葬も火葬も禁止していることは、死がプロセスであることを前提とするものであることは明らかであるが、現実に遺体が冷たくなり、死斑が現れ、死臭が漂い、やがて遺体の硬直が始まるのをこの目で見ることができるという意味では、心臓死は〈見える死〉である。これに対して、心臓が、レスピレーターを装着しているとはいえ、鼓動し、体温が保持されている状態で診断される脳死は、まさに〈見えない死〉であるといえる。

脳死が目に見えないのと同様に、生、すなわち命がいつ始まるのかもまた見えないのである。もしやと思って産婦人科を訪ねると妊娠三ヵ月との診断、しかし受胎の瞬間から此の時に至っても胎児の命は未だ〈見えない生〉である。母親として胎児の存在を実感するのは、お腹が誰の目から見ても分かるほど大きくなり（〈感ずる生〉）、しかも時には腹の皮を蹴破る程に活発に動かすようになってから以降だと言う。しかし、我が子は母胎を離れて、はじめて目にすることができるのであって、胎児でいる限り依然として〈見えない生〉のままなのである。

〈見えない生〉の起点、すなわち生物学的な意味での生命の始まりは、見えないが故に、〈見える死〉から考察の糸口をたどることになる。〈見える死〉すなわち心臓死が心拍の停止・呼吸の停止・瞳孔の散大という死の三徴候によって点として判定されるということからすれば、心臓、呼吸器、複雑な神経系の臓器の出現こそが生命の始まりということになる。心臓死に対して、脳死は〈見えない死〉であるが、死を点としてみる限り同じで脳という臓器の機能分化が生命の始まりということになる。日本産科婦人科学会が一九八三年一〇月に発表した「体外受精・胚移植に関する見解」で「ヒトの生命がいつ始まるかは議論のあるところ」ではあるがとしながらも、「臓器の分化の時期をもって生命が始まる」とする立場を明確に打ち出している。概念の上で生と死の整合性が科学として問題とされるからである。

2　〈生と死の整合性、中絶論争〉

医療倫理学のヴィーチ（Robert M. Veatch）は、死の定義に関して「人間に特有な道徳的・法的身分の終わり」に結び付けて語るようになってきているが、生の定義に関しては曖昧であるとし、生と死の用語の使用法についてははじめから整合性がないことを示唆している。しかし、混乱を避けるためには「その存在の始まりをもって道徳的・法的身分の始まりといえるような特徴があるとしたなら、それらの特徴が失われることは道徳的・法的身分が失われることを意味する」ものと、認めざるを得ないという。そして、実質的な生と死の定義に関わる道徳的・法的身分にとっての本質的な特徴として、次の四つの存在を挙げている。第一は、固定遺伝子コード（a fixed genetic code）の存在である。このコードは受精後二週間までは固定されないが、このコードの存在のみでは生命の始まりと終わりを定めることはできそうにもない。第二は、体液の流れ（the flowing of fluid）の存在である。心臓や肺臓の活動に関連づける考え方は、心臓の鼓動そのものではなく鼓動が普通意味するもの、つまり生命を与える体液の流れ——

血と呼吸——に関心をもつもので、この観点が中絶論争に持つ意味を考えると、心臓組織の出現は受精後およそ四週後で、細胞を超えたレヴェルで循環系のより統合された機能に関心をおくと恐らく一二週より早くない。重要な機能は血液循環や呼吸と関連づけられてなければならないとする見解に基づくと、中絶は最初の三ヵ月から七ヵ月まで認めるとする些か革新的なものとなる。第三は、神経系の統合機能（the integrated function）の存在である。脳死支持者は、「人間存在の本質は単なる体液の流れに関連しているのではなく、神経系による身体機能の統合に関連した複雑で、微妙な何かに関連している」という。その出現は一〇週たった頃、それが実質的に機能するようになるのは二四週たった頃である。この見解に従えば、胎児に道徳的な身分を与える重要な時点は、いわゆる心臓死の場合よりも若干遅いが、それと殆ど変わらない時期に定めることになろう。第四は、中絶論争は混乱停滞しているのに対して、死の定義の論争は進展し続けている。全脳死説に対して、考え、感じ、推論し、記憶する意識能力が不可逆的に失われたときを死とする上部脳死をとる新しい死の定義の提唱者もある。しかし、この能力の始まりと終わりを決定することは困難であることは明らかである。

アメリカでは一九九二年、またその四年前の大統領選挙の際にも、堕胎論議が争点となったことでも知られるように、脳死論議は決着して「ヒトの生命はいつ始まるのか」の果てしない論議に移っているといってもいいであろう。我が国においては、昭和二三（一九四八）年に制定されたこの「優生保護法」は、これまでたびたび改定されたが、平成二（一九九〇）年の改定では次官通達による中絶可能期間を満二四週未満から満二二週未満に縮小した。* その論拠は、現在の医療技術水準からみて、満二二週を過ぎれば出産しても生存し得るとみたのである。逆にいえば満二二週未満の赤児は出産しても生きる能力をもたないから中絶してもよいとするものである。ここでは、「いのち」とは何かは不問に付されているのである。しかし、平成三年七月一七日に妊娠二一週、僅か三九八グラムで北九州市の産業医科大学病院で生まれた超未熟児の女児が九ヵ月たった翌四年四月九日、二五九〇グラムにまで成長して退院したニュースが伝えられている。この事実は満二二週未満を堕胎の期限とする根拠が曖昧であること、いうならば満二二週未満の胎児は人間としての命が認められていないということになってしまう。

〈胎生期の発達の様相〉

最終月経よりの胎生週日	発達の様相
2週	受精
3週	卵が卵管を通って子宮に行く
4週	子宮壁に着床
5週	骨格と神経系統が現れ始める
6週	心臓、頭部、爪が出現、身長6mmに達する
7週	胸腹部が形成される、指、足趾が現れる。眼が発達する。身長、ほぼ12mmに達する。
8週	顔、外耳が発達する。身長12mm。体重は1gに達する。
9週	顔が完全に出来上がる。人間らしくなる。身長30mm、体重2gに達する。この時期から一般に胎児と呼ばれる。
14週	四肢の完全な形成。（指、足趾、爪も含めて）外性器が発達、性別が専門家によって区別できるようになる。
18週	けるような運動が始まる。心音が聞こえる。身体が毛でおおわれる。眉毛が認められる。身長190mm、体重180gになる。
23週	頭髪が認められる。身長約300mm、体重450gに達する。
27週	眼が開く。身長350mm、体重870g位になる。
32週	体重1400g以上になる。
36週	身長450mm、体重2300gになる。
40週	満期、頭が身体に比して大きい。体重3000g以上になり、体長は500mm以上になる。

「目でみる人類学」京都大学人類学研究所（1972）

＊「墓地、埋葬等に関する法律」第二条第一項では「この法律で「埋葬」とは、死体（妊娠四箇月以上の死胎を含む。以下同じ。）を土中に葬ることをいう」となっている。妊娠月数第○月→妊娠週数満○週に変わったのは、昭和五四年一月一日からのことであるが「墓埋法」の記述はそのままとなっている（講演時）。

3　〈プロセスとしての死、生と死の循環性〉

死の判定が医師の専権事項とされる以前は、死は決して〈点〉として認識されていたのではなかった。死を宣言されてからも、身体の細胞は生き続ける。体温がなくなるのは三時間後であり、髭の濃い人などは六時間も髭は生え続ける。死は〈往生〉と言われるように成仏ないし浄土に生まれるまでの大事なプロセスのひと時であったのである。

僧侶は悟りを開くほど修行を積んだ尊宿と志半ばで亡くなった亡僧とに分類される。「枕経は静かに、早口で経を読むように」と口伝として各地に伝えられていることは、かっては亡僧の死に臨んで静かに、しかも早口で経を読み、宗義の極意を授けたことが窺われる。このことこそが葬儀の原点であり、後の在家葬法となって展開されたのではないかと思われる。仏式による葬儀一般の儀礼は臨終行儀に由来することは明らかであるが、その儀礼構造は真宗を除いて、まず授戒会でもって亡者に戒名を与えて仏弟子にし、経文を聞かせて当該宗派のよってたつ教義を伝え、次いで導師の引導作法によって、浄土をたてない禅宗を除くと、仏弟子を浄土に送るのが特徴であることからも、葬儀の原点が臨終行儀にあり、その目的は宗義の極意を伝えることであったことが窺われる。

一般の民衆は、死者が仏弟子となって十万億土のはるか彼方にある西方極楽浄土に旅立つということから、手甲、脚半に身をかためた巡礼姿にして、六文銭を三途の川の渡し賃として棺にしのばせるなどして送り出したのであった。民俗のレヴェルでいう〈喪〉の始まりは、すなわち〈死〉の確認の時であるといえる。喪が始まるまでは香典は受け付けないし、線香も点じない地方も今なおおくみられる。喪の始まりを死の知らせをする時としたり、枕直しの後としたりするなどヴァリエーションがみられるが、喪の始まる前に旅に出るなど止むを得ない事情がある場合、香典と書かずに「病気御見舞い」「御見舞い」として喪家に差し出す習俗も残されている。

4 〈宗教と中絶問題〉

カトリック教会は、一九八七年二月二二日のJ・パウロⅡ世の「生命の始まりにおける人間の生命尊重と生殖の威厳に関する回勅」——一般にはラテン語 Donum vitae として知られている——は、受胎の瞬間から胎児は人間と見なされ人権をもつと明言し、たとえば強姦による受胎ですら中絶は認められず、社会問題になったこともある。一方、プロテスタント教会は、例をアメリカのルーテル教会にとると、中絶については肯定、否定の両論があって、まだコンセンサスは得られていない。イスラム教では性欲は全知全能の神から与えられたものであって、人がその存在の是非、善悪を問うべきではないと基本的に考え、制度的には結婚に厳しい制約を課す。従って、夫婦相互の同意があれば性交中断による避妊は認められ、中絶は妊娠の継続が妊婦の生命にとって危険とみなされる場合に限って認められている。胎児は不完全なジマ zimma とされている。ジマとは一人の人間に権利と義務を付与する法律的な地位をいう。妻が妊娠中に夫が死亡した場合、胎児が無事生まれれば胎児を相続人として認定するとか、妊婦が死刑の宣告をうけた場合には胎児を出産し離乳するまで刑の執行が延期されるなどと決められている。このことから、妊娠初期から生命体としての胎児の権利を示唆しているといえる。不治の病や優生学的理由、女性の場合には高齢出産が生命維持にとって危険と見なされる四〇歳以上の人に限って断種が認められている。また、人工授精は夫の精液による場合、体外受精は夫婦間の場合に限って、しかも夫婦の合意があるものに限って認められ、代理母は認められていないのはプロテスタントと同様である。

仏教についてみると、堕胎は薬物によるものと、腹部をもんで行う按腹とがあるが、いずれも殺生戒に含まれ、諸経論において否定されている。『雑阿含経』一六には「堕胎経」という一節が設けられている程である。現代における生殖技術は全く新しい問題で、上記の仏法に照らして論ずべき課題として残されているといえよう。

6 精神障害者と責任能力 Ⅰ

保崎秀夫
慶応義塾大学名誉教授

◆精神鑑定を依頼される二つの場合

精神鑑定のことを中心にしてお話をします。最初に、精神科で鑑定を依頼される場合というのは大きく二つありまして、一つは「精神保健及び精神障害者福祉に関する法律」という、ついこの間発効されたばかりの「精神保健・福祉法」と略していますけど、これによる精神鑑定というのがあります。例えば路上で大騒ぎしている人があって、その人を連れてきて精神鑑定をして、この人を強制的に入院させるかどうかという、そういう判断をする、それを精神保健・福祉法による診断といいますが、そういうものが一つあります。これは、精神保健指定医という免許をもっている人が診察して、この人は精神障害者であって、強制的に入れた方がいいか、それほどではないか、或いは自分の意思で入れるかを判断する。そのとき、自傷他害のおそれの判断というのがあります。自分を傷つける、例えば自殺しようとしているか、或いは寒い所で寝込んで凍え死にするとかそういう意味が自傷、他害は他人を傷つけるそういうことです、それを判断して、そういうおそれ（自傷他害のおそれ）があ

① 措置入院
② 医療保護入院
③ 任意入院

れば入院させる。入院には上に掲げる三つの場合があります。
入院というものについて説明しますと、①措置入院というのは指定医が二人診て、二人が一致して自傷他害のおそれがあるから入院させなければ駄目だという場合で、措置入院というのは強制入院ということで、これは都道府県知事の命令で本人の承諾なしでも入れてしまう。

その他に、②医療保護入院と、③任意入院と大きく分けて精神科における入院のあり方に三つあります。例えば患者さんが、「自分はなんとなく調子が悪いから入れて下さい」と言ったら、「自分で希望するならば入れましょう」と、そうすると先生との間に、「あなたは自分で入りたいと言ったのだから、私はあなたをいれます。だけどあなたが帰りたいと言ったときには、いつでも帰してあげるけれども、帰りたいと言った時におかしければ七二時間に限り少し止めますよ」と、そういう事をやり取りします。この自分の意思で入った場合を任意入院といいます。

②医療保護入院は入院した方がいいのだけれども、強制的にやる程ではない場合で、本人は拒否しても家族の承諾を得て入院させる。本人は入りたくないけれども、保護者の承諾を得て入る場合です。

皆さんが普通に、虫垂炎とか風邪をひいたとか胃が悪くて内科に入院する、けがをして入院するということがありますが、あれは医師法による自由入院といいます。

精神科の法律の適用を受ける場合は、前記のように言いますが、そこら辺は病院によってずいぶん違います。強制的に入れると色々と面倒くさいものですから、①が段々減って③が増えている。③は患者さんが自分で治療したいと言ったわけだけれども、よく考えてみると精神科の患者さんが自分で治療したいといって入るということはあまりない。自分で希望する場合は、追いかけられているから病院が安全だと思って来る人か、休養したいという人です、あとは皆おかしくないと言って嫌がる。だけど、入れるときに「ここで休んでいきなさい」、「いやだ」と言っても、「楽にしてあげるから、いいでしょう」と言ってうなずけば、それでもう③ということになります。本当の意味で判ったわけではない、だけど反対はしないし、なんとなく判ったみたいだというときに任意入院となるので、法的に厳密にいえば問題となる。

患者さんにとっては、①②は強制入院だし、③も場合によってはいやいや入ったという、どうしても強制的に入ったという思いがある。人権を拘束するような状況をつくるわけだから、ちゃんと診断をしなければいけないというので、精神保健指定医という人がきちんと判断しなければいけないということです。

もう一つは普通でいう精神鑑定で、裁判所、場合によっては検察官などから、例えば刑事事件を起こしたときに、犯行当時の精神状態はどうでしょうかという判断を求められたり、或いは民事事件で遺言書を書いたときのその人の精神状態はどうでしたかとか、そういうような刑事事件或いは民事事件で裁判所や検察庁から依頼されて、精神医学的な側面から意見を出すわけです。それから、精神障害者の人と離婚するような場合に、その患者さんがどういう状態であるかという意見を求められることがしばしばですから、そういう意味ではいろいろな場合に判断を求められるわけですけれども、但しあくまでも精神医学的にみてこうですよと意見を出すだけで、一つの資料として提出されるだけです。最終的判断は当然裁判所です。

◆自分はキリストの生まれ代わりだと主張する事例

いきなり鑑定の話になってしまいましたが、ある雑誌に精神病に詳しい鑑定例というのが出ていて、こういう例ですが、「金融業者の男性、若い頃に両親が離婚したためにお祖父さんお祖母さんに育てられて、小さい頃から粗暴な人であった。一七歳で強盗をして、傷害事件を起こして少年院に送られて、その後は暴力的な犯罪をいろいろ繰り返しやっていたけれども、二一歳のときに飲んでいる際に他の客と口論になって相手を刺し殺して、懲役一〇年の刑で服役している。ところが服役中に反則行為で独居房に入れられたが、自分はそんなことをしていないと言って、自分の目玉をボールペンで突いた、突いたけれども視力障害を起こした程度で終わった。突いた直後に外部から霊的な声が聞こえて、霊的な対話を始めた。片方の目から悪い事をしろという誘惑の声が聞こえ、片方の目から愛は素晴らしいという声が聞こえてきた。独居房で、さらに日本刀で心の中に浮かんでくる声を切って、最後には神様まで切ったところが、涙が溢れ出て寂しくてたまらなくなった。最終的には、神様はなくてはならないものであると考えて、それから後、刑を終えるまでずっと聖書などを読み始めた。釈放されたときには、精神状態は落ち着いて、金融業とか土建業を、お金を出してもらって始めて、たいへん成功して有能な経営者であったという。従って、その後はまったく宗教的な事を言わなかったのだそうです、その後、最終的に神様が偉い人だということを悟って、それを勉強しようと思って、ありとあらゆる宗教関係の本、仏教、キリスト教、創価学会の本から全部読んだ。いままで出ている、世界没落の本がありますが、そういうものを全部読んで、自分で神はいちばん偉いという理論を成立させたのです。その理論というのは、仏教は悪魔を信仰する邪宗である、とりわけ某宗教は邪宗である。真の神は、唯一の神であって、キリスト教の神は仏教の神と両立しない。仏教の神が悪魔である以上、キリスト教の神しかないという、それを自分で研究した結果、私だけが初めてその文献的な根拠に則ってそれを証明した。私は、どちらかといえばキリストの申し子であるとか、或いはキリストの代わりにこの世に来たものであるというようなことを、仕事しながら考えているだけであって、仕事の中には出てきていない。仏教、特に法華教は大天を崇拝しており、これは悪魔であるので、悪魔を信仰する邪宗であるとか、いろいろなことでいう。それは、自分の仕事をしながら、頭の中でやっていたわけです。

それとは全然別な話で、彼は三年くらい前から、ゲイ・ボーイを連れてクラブに行ったところ、その女経営者と親しくなって意気投合し、その後いろいろな関係をもつようになり、事件の一ヵ月前頃になって、風俗営業というのは神の意思に反する仕事だから是非やめてくれないかというような事を彼女に言い始めた。その他にも内妻がいたというのだから三角関係ですか、彼は三角関係に悩んでいるという状況にあった。犯行の前日、クラブの女性に是非その仕事をやめてくれと、それからあなたの姿をこのあいだ目の前に浮かべたところ、あなたの後ろから人の顔をした悪魔が出ていくところが見えたので、ますますこれはいけない、なお噂によると警察の手入れがあるということも聞いているので（これは事実です）、あなたを救いたいから是非仕事をやめてくれと。さらに話し合いを続けようといって、二人でホテルへ入ってお酒を飲みながら悪い仕事はやめてくれ、あなたも悪魔が後ろについているし、やめてくれと言った。ところが彼女は、それなら私と死んでくれるかと言った、それで一応死ぬと答えてしまった。酒を飲んでいるうちに、明日の朝すぐ死のうと彼女は言い出したので、彼は大慌てで恐怖を感じて、途端に私はあなたとつきあったのは女の子とつきあいたいからであって、なにも一緒に死ぬようなことはと言い出して、言っているうちに恐怖を感じて、突然彼女の首を締めて、ここから先が凄いのですが、彼女の左の瞼を食いちぎって、ワイン・オープナーで両目を突き刺して、さらに右手で相手の目玉をくりぬいて、空いたところへワインを入れたり、ワイン・オープナーをお尻に刺したり、あとは目茶苦茶なのです。血だらけになって、これで悪魔は片付けたと警察に訴えたわけです。警察が現場に行ったところ、血だらけになっていて、ワインの瓶を壊してそれをあちこちの穴に突っ込んだり、煙草を吸って、その火の方を口の中に押し込んだりしてあって見るに耐えない状況であった」ということです。

これが精神鑑定になって、この先生が鑑定したところが、この人は宗教的な考えというのは間違えてはいないのだそうです、理屈は合っている。理屈は合っているけれども、「彼女を殺したのは自分が悪魔を成敗した、悪いのを片付けたのだから、私は彼等のためにやったのであって、私はキリストの生れ代わりであって、こういう悪いことをしようとする彼女、悪魔がついている彼女を殺したのであって、私は正当なことをしたのだ」と言うわけです。それで先生がいろいろ考えて、宗教的体験は前に刑務所に入っていて、目を突いたときにそういう体験があり、その後勉強してまた今度突然死のうと言われてびっくりしてこうなったのであって、これは宗教的体験が中心になっているもので心神耗弱。耗弱ですから、ある程度責任はある、責任がないわけではないということです。

これを読んでいて私が思い出したのは、この先生がやる前に私がこの人を鑑定したのですけれども、凄い人なのです。怖いというか何と言うか、この本には書いていないのですけれども、お母さんがやはり精神病院に入っているし、この人の弟も覚醒剤中毒で幻覚の症状も出て入院して、妹さんも同じような症状でという状況があります。私が鑑定したときには自分が勉強したことを聞けというので、用意してこいと言って、厚い聖書を買わされて、先生何頁を開けろとか、何の本を買ってこいとか言う。彼が何頁を開けろというと、ちゃんとそれが出てくるのです、エホバの何とかかと出てくる。それを非常にうまく繋ぎ合わせて構成している。都合のいいところを繋ぎ合わせて理論構成しているが間違いはないらしい、こちらは素人ですから、多少キリスト教に詳しい先生にいってもらいました。そうしたら、その先生が、おかしいけれども話は合っているという。おかしいけれども合っているというのはどういうことだと言いましたら、筋道は全部合っているというのです、よくあんなに覚えたなというくらいに。ところが、学校の成績は不良でほとんど学校には行っていないし、勉強はしていない人なのです。ですから、知的には劣る筈なのだけれども、そういうことは勉強して全部暗記して、自分はキリストの生れ代わりだと称している。前のときにはいろいろなことから、急性精神病といって急にぽっとおかしくなってすっと治まるものがあるのですが、多分それだろうということで、特にこういうふうに遺伝関係が多いと、その人だけ出てくるとだいたい急性のものが出てくるのです、悪くなって、またすぐに治まる。

だから、刑務所に入っているときになったときに、刑務所に入ったためになったといえば拘禁反応という説明になるのですが、その人は目を突いているから、何かあったのでしょうね、そのときに何か反応があっておかしくなった。そのときの宗教体験をもとにしてその後いろいろなことを言い出した、そうすると前の鑑定のときには、分裂病圏内の急性精神病。国際疾病分類の精神分裂病項目の中に急性一過性精神病と書いてある。だから、急にワーッとおかしくなって治まった、もし分裂病のグループだとするとこれですよと書いて出したわけです。実際、この人が殺したのは、彼女が言うことをきかないのと、彼女が逆に死んでもいいと言ったもので、慌てておかしくなったので、実際は宗教体験というのは関係ない、ところがこの人は頭のいい人で、後から理屈づけしたのでしょう。彼女に悪魔がついていたし、そういう水商売という変なことをしているから、原因は彼女のやっていることをやめさせようとしたので善意でやっているうちにという説明をしていますが、それをキリストが私を派遣したのだから、私はそれを処分しようとしてやったことだから、特にあとの関係になると目茶苦茶にあちこちやってしまうわけです。キリストがもうそれくらいにして、後は私に任せろと言ったからやめたと書いてあります、でもおそらくそのときにはそんな事は考えていないと思う、その時は目茶苦茶な事をやっているのですから、残酷というのではなくて、奇妙きてれつな目茶苦茶な事をやっている、身体の空いているところに目茶苦茶に物をさしたりしている。

　このときも困ったのは、この人は暴れると部屋くらい簡単に壊すくらいの力の出る人で、非常に困りました。治まってからも私は調査で何度か行っているものだから、仕方なしに現在は宗教的な妄想的なものをもっているけれども、しっかりしているから責任は全然ないわけではない、まったく責任がないとも言い切れないと書きました。そのうちにこの先生が診て、今度は宗教的な体験を中心にしてと書いたのです。自分はこのように鑑定したけれども、これについては異論の余地もあり得るであろうということです。

　要するに、急におかしくなった場合というのは、その人が何を言うかで判断する。これは、宗教的な事を言い出したからややこしいので、宗教的な事を言わないで、死にたいと言ったのでびっくりして腰が抜けて判らなくなってしまいましたと言えばいちばん簡単です。こういう宗教的な体験というのは、分裂病の人でも持っている、それから宗教的なものだけに精神病的な問題がない人でも当然持つわけです、両方出る。どういうふうに違うかというと、実は違いが判らない。この人がこれだけ本を読んで自分で整理してやったというのですから、本当におかしい分裂病の人だったらそんなことはできないわけで、それをきちんとやったのだからたいしたものです。本人は「俺をおかしい扱いにしたら承知しないぞ」と言う。鑑定書のお終いに、「この人は教祖的な資格は十分にあるでしょう、信者も結構集まるでしょう」と書きました。おかしいということと宗教的な体験、おかしいということと成功するということと、或いは前がおかしかったから今度言っていることがおかしいということは宗教的な問題ということはできない。前にきっかけがあっておかしくなって、それから勉強したことが本物であるということが結構あるので、必ずしも異常とは言えない。それくらいややこしいことが出てくる、これからもそういう問題が出てくるのではないでしょうか。たまたま二〜三日前に見たらそれが出ていたものですから、思い出して申し上げました。

◆アルコール依存症の母が息子を刺した事例

まずアルコールの犯罪の具体例をちょっとお話します。

これは、アルコール依存症みたいなお母さんですけれども、事件を起こしたのはお母さんが息子を刺したという事件です。このお父さんとお母さんは年が十幾つ違う、お母さんがお腹に子どもを宿しながら結婚した。いま流行りの日が合わないというのではなくて、別の人の子どもをお腹に宿してこの人と結婚した、お願いして親が頼んでひきとってもらった。お腹が大きいまま結婚して、当然この男は辛くあたります、この両親も辛くあたるわけですが、いろいろお世話になった人の娘さんだからというのでやむなく引き受けて、最初の子どもが生まれたときには他人の子どもだから徹底的に苛めるわけです。二度目からは本当に夫の子どもが生まれている、ところがこの子ども達はみんな事件を起こして少年院に行ったり、女の子もやくざの仲間に入ったりしてむちゃくちゃです。ところが、この女性と他の男との間の子どもはきちんとしている、ですから非常にややこしいことになっている。一七〜一八で結婚したのですが、それでいて一二年間我慢してお酒を飲まなかったのに、ある時お酒を覚えた、それから目茶苦茶になった。するといままでお姑さんなどに苛められていたけど、今度はあくたれをつくようになって飲んだら大暴れということです。とうとう精神病院にアルコール中毒で何度か入る、入るのですが、このぐれた子ども達の面倒はお母さんでないとみることができない、お父さんじゃとてもみきれないのです。お父さんはトラックで日本中をまわっているような仕事で、家族の面倒はとてもみることができない。お酒飲んで暴れると病院に入れて、入れたらすぐに連れ帰って面倒を見させる。文句を言った意地悪なお祖母さんだけれども、年をとっているし段々足腰はきかなくなるし、その面倒をみろということで、それを繰り返していた。その何回目かに、飲んで暴れて入院させられて、ちょうどいま頃(九月)の季節で家族が集まって何か食べたりするのに女手がないと駄目だというので、また病院から連れて帰ってきた。連れて帰ってきて、そしてお酒を飲ませないようにしていたのだけれども、下のぐれている女の子が困らせるようなことをするというので、段々お母さんが頭にきて飲んではいけないお酒を少しずつ飲み始めて、そしてとうとう息子を刺したというそういう事件です。

かなり激しく刺したらしくて、初めは精神病院から外泊みたいな形で連れて帰られて刺したものですから、警察はたいしたことないと思ってそのまま病院に戻した。ところが、あちこち切っていて重傷だと判ったもので、慌ててこの人を病院から警察へ連れてきた。何故問題になったかというと、実はこのお母さんは飲むと必ず包丁みたいなものをもって子どもを脅かす。おまえ等は私を苛めた、こんなに我慢しているのに苛めてけしからんといって刃物で脅かすのですが、切りつけたことは一度もない、ところがこの時初めて切りつけてしまった。それで、いつもと酔い方が違うかどうかということが問題になった。酔い方が違ったかどうかという点で、酩酊という項目がありますが、単純酩酊とか異常酩酊などがあります。これは皆さんが酔っ払った場合には、単純酩酊とか普通酩酊、さもなければちょっと質の悪い酔っ払いだと複雑酩酊、それと病的酩酊と三種類に分けたとします。そうすると、この人はどの場合かということになります。何故それが問題になるかというと、普通の酔っ払いならば責任をとらなければいけないけれども、複雑酩酊という状態であればある程度減ずることができるし、病的酩酊であれば全然責任がないということです。ですから、どういう酔っ払いかということを判断する。

◆酩酊の状態と責任能力

こういう人が例えば酔っ払った場合に、何故刺すようになったかというと、だいたい病院に入っていて、自分の都合のいいときだけ家に連れてきて皆の食事を作らせる、そして子ども達は好き勝手なことをして手伝いをしない、料理も作らない、しかも料理のでき上がるが遅いといって皆よそに飲みに行って夜中に帰ってきて、どんどん叩いて開けろ開けろという、だんだんむかむかとなってきて、自分でちびりちびりと飲み始めているときに帰ってきて玄関先で喧嘩になった。話によるとこの息子に彼女がいたのだそうです、ところが彼女がこんなご両親では一緒になるのは嫌だと言った。こんな両親というのは、飲むと喧嘩するものだから逃げてしまった、だから俺が結婚できないのはおまえのせいだとこう言ったのです。そこで、どんなに私はおまえ達のためにひどいめにあっているかと言って、言っているうちに刺してしまった。そのときに、いままでの積年の恨みがあるから自分も死のうと思って、相手を刺して殺そうと思ったと言うのだけれども、そのときこの人はたまたま車で帰ってきて、車のそばにいたわけです。酔っ払って車に乗ると事故が起きるといけないから、車に乗せないようにして脅かしたのだという記憶が残っているのです、同時におまえのせいで別れたといわれた記憶が残っている、実際には何でやったか全然判らないのです。ですから、動機が判らないというのと、普段刺したことがないのに刺したということが問題になっている。実は病的酩酊という状態というのは、まったく普段と違った酔っ払いの状態になる。目がすわって、身体はちゃんとしてきて、大暴れしたり刺したりして、後でまったく覚えていないのです。病的酩酊はまったく覚えていない。複雑酩酊というのは部分的です、しかも大まかなことは判っている。自分が刺したりしたことは覚えている、ただ理由が判らない。

病的酩酊の場合は身体がちゃんとしているから、見ただけではちょっと酔っていないように見える。酔っ払っている人が目がすわって青い顔してきちんとしてやりますから、身体の方はしっかりしている。複雑酩酊の方は、柄の悪い酔っ払いみたいなものですね、悪酔いの極致みたいなもので、下手をすると突き飛ばされるとひっくり反ったりする程度の悪酔いです。病的酩酊は、もっときちんとしている、ですから見た感じは、病的酩酊の方が酔ってないようで、複雑酩酊の方は酔っているということが判ります。

この人は最終的には、普段はいくら刃物を持っていてもけっして刺したりしていないわけですから、普段やらないことをやっているし、普段の酔っ払いよりは複雑酩酊というのに近いというふうに出しました。

酩酊の分類は、①単純酩酊、②複雑酩酊とあるでしょう、その境目をはっきりさせろいう。境目をはっきりさせろというのは、普通の酔っ払いなのか、それ以上なのかはっきりさせろという。こちらは普通の酔っ払いで、ちょっと悪酔いに近い方と書くと、近いとはなんだ、単純か複雑にしろという。何故かといいますと、複雑酩酊にすれば心神耗弱、単純酩酊の場合には責任がある、ということではっきりさせろと言われる。だけど酔っ払いなんてみんなはっきりしない、どこまでがどうだという事ははっきりしないものが多い。

いつもと違う状況で、これはこうだとこちらで断定すればいいのですけど、この点がいつもと違いますと言っても、刃物を持っていって刺して、いつもと違うとは何だ同じではないかと、しかしいつもは持っていてもけっして刺してはいない、その点が違う。しかし、酔っ払いの話というのは、いくら聞いても境目の辺りは駄目なので、裁判所の方でどちらかとってくれればいい。

具体的な例で、岩手県の五人殺人例というのは、酔っ払っていつも奥さんに絡んだりする。これは不思議な夫婦で、お酒を飲むと仲良しになってしまって、度が過ぎると喧嘩するという、飲んだり喧嘩したりするから、ほんとうは仲がいいかどうか判らない。そんな事をやっているうちに、奥さんに別れられてしまうと思って、お酒を飲んだ上で奥さんと子ども四人の合計五人を殺してしまいました、そして自分も自殺を図るけれども死にきれなかったという例です。

これは、酔い方は複雑酩酊か普通の酔い方か判らないけれども、その前に別れられると思い込んで、別れてこのまま一人で生活するならば死んだ方がいいと憂うつになった、憂うつになってお酒を飲んだというので、普通の酔っ払いと違って「うつ」の状態がある。憂うつになってお酒が入ると、普通にお酒が入っているよりは悪く酔うことがある、だから悪酔いに近いのだけれども、実は別れられるということがある。先程の例でも、実は息子が「俺が別れたのはおまえのせいだ」と言ったのでかーっとなった、「彼女が逃げたのはおまえのせいだ」「おまえとはなんだ」と、周りでそういうやりとりを見ている、それから後がらっと変わったといいます。

言われた言葉に対してすごい反応をする、こういうことを情動反応といいます。お酒を飲んだ上にかっとなった、そうすると酔っ払いが普通であってもこれが加わると一段階上がることが多い、普通の酔っ払いが一段階上がって複雑酩酊になる。

裁判所も、仲が悪いというほどではないけれど、実は奥さんと子どもをすごく愛している大事にしている人が、別れられてしまうとたいへんだと思ってお酒を飲んでやったのだからといって、裁判所も同情して無期懲役だった。しかし、二審で高裁にいったら、極悪非道そのものであるという判断です。というよりも五人ですから、奥さんと子どもを五人まとめて殺してしまったから、そういうことになったのでしょう、逆転で死刑になり、それを聞いてまもなく被告人は脳卒中を起こして死んでしまいました。これをみても判る通り、アルコールというのはいろいろなとり方ができるわけです。

◆複雑酩酊と飲酒テスト

次の例で、酒癖が日頃悪く家族に嫌われ放火を決意し、大量飲酒のうえ放火。これなどは普通の酔っ払いで、酒癖が悪い、家族に嫌われる、それで家を燃してしまおうと火をつけたのだから、普通で考えれば「私が悪いのだ」と言えばいいんだけど、この人は複雑酩酊という判断ですから、多少刑を減じられるという状況にあったわけです。何故かというと、普通の酔っ払いよりはかなり度が過ぎてひどいらしい。アルコールで事件を起こした場合は、念の為に飲酒テストというものをやるわけです。鑑定のときに犯行当時に飲んだお酒の量を調べてそれを飲ませる、これを飲酒テストというわけです。そうすると例えば一升飲んでやったという場合には、一升用意しておいてやる。実際には摑まってから一年くらい経ってテストをやるから、身体の状態は良くなっているしまって状況は違っているけれども、一応当時のお酒を用意して、飲んでどういうふうになるかを調べる。もう一つは、アルコールの血中濃度を調べるわけです、どのくらい騒いでいるとアルコールの血中濃度がどのくらいだということを調べて、アルコールの血中濃度がこうだとこれくらい暴れると調べて、しかも飲ませた翌日刑務所なり拘置所に行って、昨日どこまで覚えているかを聞く、記憶の程度を確認するわけです。記憶の問題というのは幾らでも操作できるから、覚えていない方が有利だと思っているから、翌日行くと覚えていませんと言う、正直な人だけが覚えていますというので、だいたい覚えていませんという人が多いです。ただおとなしく覚えていないという人もあれば、大暴れして傷だらけになって、拘置所に帰ってから壁に頭をぶつけて自殺を図って、覚えていないけど何かやったらしいですよ血だらけだと言う。そういうのは、逆に言うと少し覚えているのです、覚えていてしかも正直です、血だらけなのだから。

この人の場合はテストをしたら大暴れした、何か怒鳴り散らして物は壊したりしてたいへんだったらしい、先生も怖くなったくらいに大暴れしたらしいです。

お酒の場合に度々問題になるのは、お酒を飲んで事件を起こしたときに、ほんとうの状態はどうだったかということがなかなか判らない。お酒の事件のときには、周りの人も酔っ払っているから、証言を聞いても誰の言う事がほんとうか判らない、事件を起こした人がいちばん記憶がしっかりしているということが、時々あるのです。ほんとうは逮捕直後に記憶を確認すればいちばんいい、テープなどで録っておくと、非常によく判るわけです。警察の方は、それよりも酔っ払いの話ですから、風船を膨らませてアルコールがどれくらいだとか、歩き方がどうだとかそういうことしか調べない、それでしばらく放っておいてから聞くものだから記憶が曖昧です。捕まえた途端にすぐ話を聞けば、事件の後というのは結構繋がりで覚えている、やったことをうすうす覚えているという。ところが一晩寝てしまうとだいたい駄目になる、一晩寝ると覚えていない。だから、皆さん酔っ払って家に帰って、どの道を帰ったか覚えていないということはよくあるでしょう、だけど帰ってきたときに、何処を帰ってきたと聞くと、大抵ある程度答える。

しかし、それが判ったところで、ほんとうに記憶があって、判ってやったかということとは別ですけれども、酔っ払いの場合というのは周りの証言も怪しいし、本人が忘れた忘れたと強調することが非常に多い。覚えていないと言った方が絶対に有利ですから、裁判が延々と二年も三年経っているから覚えていないということは、もともとそんなに覚えている筈がないものですから、覚えていないということが固定する。したがって、アルコールの事件に関しては、もともと悪酔いをするような人は、そのようなものを一々鑑定する必要はないという説があるほどです。そんなものに一々構っている必要はない、やった結果だけをきちんと責任とってもらえばいいということです。

◆嫉妬妄想や幻聴の場合

暴力行為等処罰に関する法律に関した被告の場合、私がやったのではない例ですが、奥さんに対して交際している男の名前を言えと、切りつけたり叩いたり縛ったりして、やくざの人がいろいろこういう事を言って奥さんに対してやる事件というのが多いです。嫉妬妄想みたいなもの、付き合っている相手を言えとか、それで切りつけたり叩いたり縛ったりする。こういうやくざと一緒に住んでいる人というのは、この場合多くは相手もまた覚醒剤を使ったりしているもので、逃げればいいのに逃げない。お互いに注射して覚醒剤を射ったりして、おまえが浮気をしたとひっぱたいたりしてやっているものですから、延々と二日間続けて叩いて、途中休憩が入って食事に行ったりということがある。それにお酒が入ったりすると、わけが判らないことがある。この場合は、どうも浮気しているという声が聞こえてきている。「おまえの奥さんは浮気しているよ、誰々と怪しい」という声が聞こえてくるし、嫉妬妄想はあるしということでやったわけです。ですから、この先生は責任能力がないに近いというふうに判断しています。全然無いというと問題なので、近いというふうに判断したのでしょう。

こういう幻聴とか妄想が一緒に出てくる場合は、皆さんの年齢だったら分裂病か覚醒剤中毒でしょう。もう少し年がいくとアルコール中毒で、アルコール中毒はあまり長年飲み続けないとなかなか嫉妬妄想や幻聴は出てこない。ところが、この先生は、覚醒剤による幻覚妄想が大量飲酒により誘発されたか或いは増悪されたものと書いている。覚醒剤中毒ですと、この場合は嫉妬妄想ですけれど、多くは警察官が家を取り巻いているとか、そこら辺に警察官が来ているとか、隠しマイクがあると言って機械をばらばらにしたりする、そして警戒する。では覚醒剤だけはどうかというと、覚醒剤でいろいろ声が聞こえていたりする人が、覚醒剤を止めていてお酒を飲んでいて出てきた場合には、これはほんとうは大麻とかの幻覚剤で起ることなのですが、フラッシュ・バックといいます。この先生は覚醒剤中毒で幻覚妄想になったか、或いは止めていてお酒を飲んだためにフラッシュ・バックで出たか、或いは両方重なっていたかと考えられる可能性を全部書きました。全部書いて、やはり嫉妬妄想でやったのだから、ほんとうは無罪に近いとした。ただ、覚醒剤の場合はいまはなかなか無罪にはなりません。覚醒剤の場合は、もともとが分裂病とは違って、もとはちゃんとした人が覚醒剤を使って、薬を止めればまた元に戻るわけですから、そういう人と分裂病の人のようにだんだん具合が悪くなって事件を起こして、その後もまだ続いているような人と同列にはできないというので、覚醒剤の場合にはだいたいこういうものがあっても、もともと薬を飲むことがいけないわけですし、最近は心神喪失にしないで耗弱と認定する場合が圧倒的に多くて、しかもちゃんと起訴してやるようにしています。これについては異論がいろいろありますが、一応同じ声が聞こえても、同じ妄想があっても覚醒剤の人の方が、了解ができるということで責任を追及しています。

◆躁うつ病（気分障害、感情障害、単極あるいは双極性障害）とは

次の躁うつ病は、朗らかになったり沈んだりを繰り返す病気ですが、分類からいうと非常にややこしいことになっています。憂うつを繰り返す憂うつ専門の人と、朗らかを繰り返す人（単極性障害）、それに憂うつになったり朗らかになったりする、両方をもっている人（双極性障害）がある、そういう分類になっています。

躁状態では気分爽快でいろいろな行動をして、お金を使いまくって、彼女に好きな物を買ってやったり好きな事をしている、印鑑を押したり契約したり、そういう朗らかなもの。

双極性というのは、両方の極をもっているという意味で、「躁」と「うつ」の両方をもっていることを双極性といいます。「躁」と「うつ」ということでよく勘違いするのは、今度は「躁」で次は「うつ」その次は「躁」と、そういうのはないです。「躁」「躁」「躁」「うつ」という人もあれば、「うつ」「躁」「うつ」「うつ」「躁」と、それは法則性がまったくありません。

うつ病エピソードとありますが、これはうつ状態の病相という意味です。

躁病というのは、朗らかで飛び回っていますから事件というのは表に見えてしまう。例えば躁病の人が車を運転しますと、怖くないですから目茶苦茶に飛ばして、だいたい他の車が凄いのが来たというので逃げてしまうから案外事件はない。自分で木にぶつかってけがするくらいのもので、事件としてはたいした事はないし、大声で騒いでいるだけであまり例はない。昔の例しかなくて、結局大統領は来られなかったのですけれども、アメリカの大統領が来る前に先遣隊の人が、調べにやって来ました。日本の警察がすごい警備をはったのですが、ところが躁病の患者さんがそれを全部くぐり抜けて一番前に行ってしまった、だけど全然気がつかなかった。どうやってくぐり抜けたのか公にはできないのですけれども、大胆になっているから「やあやあ」といって抜けていったのか、見た感じはいきいきとしていますから、一番前の飛行機の方にまで行ってしまったという事件です。それは悪いことは悪いけれども、厳重な警備をしいたのに行ってしまったこと自体の方が国としては大変なのです。わりあいに大胆になり怖がらないから、可成りのことができます。

「うつ」は自殺のことだけを問題にしていればいい。殺人事件で、生まれたばかりの子どもを重篤な病気にかかっていると思い込んで心中を図り、子どもを殺したが自殺には失敗。この頃マタニティ・ブルーズという言葉が流行っていますが、産褥期うつ病、一般的に軽いものをマタニティ・ブルーズといいます。男の人にはあまり関係ないですけれども、産んだ後で憂うつになる。それが何故なるかというと、赤ちゃんというのは見ただけで触ると危ないような感じがする、うっかりすると壊れるような感じがする、子どもはそういうときに息を詰めたような感じになったり、ぴくっと身体が動いたりする、それを脳がやられているのではないかとか心臓が悪いのではないかとか重篤な病気に罹っていると思い込んで、この子は一生これで苦しまなければいけない、この子の将来を考えて一緒に死にましょうということで自殺をはかるわけです。

◆うつ病の症状と事例

この間のテレビで出ている例というのは、イギリスの例でしょうけど、子どもがぎゃあぎゃあ騒いでいるのに知らん顔している。「うつ」というのは無関心ではなくて、それがすごく気になるのです。子どもが泣いていれば、泣き方でそれが普通の病気ではなくて、この泣き方は何だろうとすごく気にするのが「うつ」の本当のところで、無関心というのは別なものです。

産褥期には憂うつになってしまうのと、無関心なのと、錯乱状態。錯乱状態というのは、子どもをそっちのけにして何だかおかしい事を言って騒いでいれば、子どもよりは親の方がおかしいということになります。無関心というのは、子どもをほったらかしにしておくので判ります、子どもが泣いたらおしめを取り替えたりとか何かすればいいのに何もしないで、横でぼーっと座っているのでこれはおかしいと判ります、これは「うつ」よりも分裂病に近いような変な状態だということです。それから「うつ」、圧倒的に多いのは、不安が殆どなのです、もともと子どもの育て方も判らないし、お母さんとしては圧倒的に不安が多いわけです、そうすると「うつ」と不安がくっついたような形が多い。だから、お産の後は皆子どものことが心配だから当たり前ですよと思っていたら自殺を図って、初めて「うつ」だと判るということがしばしばあります。

これは何故困るかというと、心中事件というのは、「うつ」の場合は自殺と他殺が入り交じっているわけで、結局子どもは巻き込まれるわけです。どうしてお産の後にこうなるかということは判らないのです、理屈からいえばホルモンが変わるからですけど、どういう人がなるかということはちょっと判らないです。しかも前に憂うつだった人が、お腹が大きくなってまた出てきてというのではない、全然今までにそういうことがない人がやってしまうということです。親子心中とか、母子心中、一家心中、子ども殺しというのがあります。やはり、子どもを殺すということは容易ではなくて、産褥期というのは、お母さんが次のおっぱいが出るまでとか、いろいろな事をいいますが、だいたい半年から一年以内にこういうことになったのを指しているわけです。死ぬ前にちょっとちゅうちょして、お医者さんに行って子どもの具合が悪いと言っても、「お母さん、心配しないで」と宥められるし、誰も相手にしないということで決意するわけです。

ですからいろいろな場合があって、子どもが病気になったとか、或いは自分が憂うつになって、自分はこの調子では子どもを育てることはできないから道連れにする。日本の場合は徹底して子どもは自分のものだということがはっきりしていますから、子どもは自分の持ち物だとはっきり言う方が多いわけですから、それで心中をはかるわけです。ところがちゅうちょするから、お酒を飲んだり薬を飲んだりして決行する。多いのは、お酒を飲んでやる。子どもを殺す前に、お父さんのおいてあったウィスキーなどを飲んで殺す、やはり普通の状態ではなかなか殺せない。ところが、そのお酒が後で効いてきて、自分が死ぬときに酔っ払ってしまって死ねないということになる、或いはおいてあった睡眠薬を飲んで決断してやったとか、その時の心境というのは後で聞くと他の要素が加わっている。

困るのは、首吊りなどをしても紐が切れたりということが結構ある、紐が切れて落ちて気絶しているから暫くして立ち上がってみて何があったかと思うと、子どもが死んでいる。慌てて、これはいけないとやったら、また失敗したとか、そういう薬の影響とかお酒、首吊りによって意識が途絶してしまう、それで非常に複雑な状況になってしまう。本当の意味では、助かった人の場合は推測に過ぎないわけです、でも憂うつであるということが判ればなんとかする。

◆自殺の選択肢だけが残るうつ病の状態

皆さん、どうして憂うつになると死にたくなるのかということは判りますか。それはなった人でないと判らない。どうして憂うつになると死にたくなるのか、やはり死ぬよりは生きていた方がいいと考えます。患者さんも必ず死のうか死ぬまいかと悩んで、最終的に死んでしまう。それを裁判所に行って、この人は産褥期のうつ病で、子どもを殺しましたが、これは責任能力がないでしょう。症状がはっきりとして重篤なうつ病の場合は責任無能力とされますが、軽症のときには状態に応じて責任を考慮されている。殆どの場合は重篤な場合ですが、ところが憂うつな場合は極端な場合はそれもできなくなってしまう、死ぬのも面倒臭い、自殺も面倒臭い、自分が動かなくなってしまいますから人を殺すということもできないわけです。ですから、ある程度しっかりしているときにやるわけで、そうするとうつ病で無罪のような言い方をこちらがすると、盛んに検察官に苛められるわけです。よく判っていてやっていたわけだから、責任能力は完全にあると言われることが多いです。しかし、うつ病というのは、見ていればどうしようもないということが判るのですが、見ていないと判らない。うつ病の人というのは死ぬより方法がない、いろいろな選択肢がなくなってしまう、自殺の選択肢だけが残って自殺を図るから、他の選択肢がなくなっているというところがあります。それでもやはり、自殺をはかったときにお酒を飲んだりすると、後になってしまったと思うことが結構あります。

子どもを殺した場合、起訴するかどうかというときに鑑定した場合、これは重いうつ病だというと、そのまま起訴しないで精神病院に送られていることが多い。起訴される場合というのは、普通の「うつ」ではないなという場合、例えば「夫に裏切られ、生活費も十分でなく先行きが不安で、生きていく望みもなく、五歳の子を道連れに自殺を図り、自分だけが生き残った」、この例は五歳の子どもだけではなくて、五歳の子どもを筆頭に三人ですが、一番下の子どもというのはもう産褥期は過ぎている。産褥期のうつ病ではなく、ご主人が浮気し、お金を入れないというのは別な家にお金を入れてこちらへ入れない。子どもを抱えて、先に望みがなくなったというので自殺を図った。こういう場合は、裏切られて生活費も十分ではなく、先行きが不安で生きていく望みがないというと、これはうつ状態。原因がはっきり判っていて、そしてうつ状態になっている。こういう場合は、ご主人に対するあてこすりという面も多少あって、道連れにしたという可能性もあるということで起訴された。しかし、この人も首を吊ったけれども紐が切れて自分だけが生き残ってしまって、そこで手首を切ったものですから、手首が曲がらないくらいの重傷です。本当に死ぬつもりがあったということで、それは認めるけれども、どちらかというと「うつ」というよりも、原因があって軽い「うつ」で、主人に対するあてこすりもあってやったのだろうということで、耗弱状態の扱いになっています。起訴された場合というのは、だいたいうつ病の場合でも耗弱状態で終わることが多くて、多くの場合は自分の子どもですから、どちらかというと話が通じればそのまま起訴しないということが多いわけです。時々ご主人側の両親などが、自分の孫を殺されたわけですから許さない場合があって、強硬に有罪にしてくれとか起訴しろということはあるようです。

昔は舌を噛み切る人が多いのですが、最近は痛いからやらない人が多い。舌を噛むと舌が口の中で腫れて窒息したりする、いまは首をつったり手首を切る。最近は舌を噛んだというのはめったにないですが、それでも時々はちょっと噛んだら痛かったから止めたということはある。昔は、例えば病院などで紐を取り上げてしまって自殺ができないようにしますと、そのとき唯一にできることが舌を噛むことなのです、ですから病院にいる頃それを教えないようにと習った。「舌を噛んではいけませんよ」ということは、「噛んでもいいですよ」と言うことと同じになってしまう。ですから、紐などをとって何もやることがないと、昔は舌を噛んだ。昔はありましたが、子どもを殺した後で舌を噛んだなどということは聞いたことがないです。

うつ病の場合というのは、いろいろな要素が加わって複雑になっているということです。病気のことが判らないでこういうことを聞くと判りにくいと思いますけど、うつ病くらいは、軽い「うつ」ですと皆やっている筈です。

レジュメ〔精神疾患患者（精神障害者）の責任能力〕

Ⅰ　酩酊犯罪

　酩酊犯罪の精神鑑定（柴田、新井著：金剛出版）

　アルコール犯罪研究（景山著：金剛出版）

◎酩酊犯罪時の問題点

供述内容（調書の内容）、周囲の証言（周りも酔っている）の真実性

逮捕直後かどうか、寝た後か、月日が経過した後か

飲酒テスト……血中濃度、酩酊状態（血中濃度を重視する国）

記憶の内容……健忘、断片的記憶、全健忘

Binder,H.の三分類　　従来の二分類（単純酩酊と病的酩酊）に対し

①単純酩酊　　　　　　　　　　　　……有責

異常酩酊　②複雑酩酊　　　　　　　……限定責任能力

　　　　　③病的酩酊（せんもう状態ともうろう状態）……責任無能力

◎具体例

ⓐ岩手の五人殺人例　妻に別れられると思いこみ大量飲酒の上、妻、子供四人をマキリで殺害、自らも自殺企図、一審では無期懲役（極悪非道な犯罪であるが後悔し、また日頃から妻、子供を愛しており……）、高裁では死刑、間もなく被告人は脳梗塞で死亡。

ⓑ強盗強姦未遂被告事件　飲酒後スナックの女性に対し……単純酩酊

ⓒ現住建造物等放火被告事件　酒癖が日頃悪く、家族に嫌われ放火を決意し、大量飲酒の上……／飲酒テストの際には、罵声、怒声を吐き暴れる。／犯行時の記憶は殆ど無い。／……複雑酩酊

ⓓ住居侵入・強姦未遂被疑事件　他人の家に侵入し、妻に強姦しようとした……記憶では自分の故郷の家に入って妻が寝ていると思いさわった……急に男が（被害者の夫）入ってきたので、泥棒と叫び、説教するなど主客転倒した言動。／……病的酩酊

ⓔ殺人未遂被疑事件　スナックでやにわに女性を小刀で切りつける。／アル中でたびたび入院、ナロン、セデスの依存もある。／犯行時にセデスの慢性中毒、感冒……セデス三〇～四〇錠服用のうえ飲酒／……病的酩酊等価状態

ⓕ暴力行為等処罰に関する法律違反事件被告人　交際している男の名前を言えと妻に切りつけたり、縛ったり叩いたりした……／覚醒剤中毒による幻覚妄想が、大量飲酒により誘発されたか、増悪されたもの……／責任無能力に近いとしたが……裁判所は耗弱と認定、実刑

II　分裂病、躁うつ病その他全般

刑法上責任能力に触れた条項は

刑法第三九条に　①心神喪失者ノ行為ハ之ヲ罰セス　②心神耗弱者ノ行為ハソノ刑ヲ軽減ス（平成七年刑法は表記が平易化された　①心神喪失者の行為は、罰しない。②心神耗弱者の行為は、その刑を減刑する。）

刑法第四一条に　十四歳ニ満タサル者ノ行為ハ之ヲ罰セス（同じく、十四歳に満たない者の行為は、罰しない。）と

あり、心神喪失と心神耗弱については大審院判決（昭和六年一二月三日）の要旨は「心神喪失ハ精神ノ障害ニヨリ事物ノ理非善悪ヲ弁識スル能力ナク又ハコノ弁識ニ従ッテ行動スル能力ナキ状態ヲ指称シ、心神耗弱ハ精神ノ障害未タ上述ノ能力ヲ欠如スル程度ニ達セサルモソノ能力著シク減退セル状態ヲ指称スルモノトス」となっている。

精神障害者の責任能力について従来いわれてきたことは次のとおりである。

ⓐ精神分裂病（以下分裂病と略す）の症状が出揃っていれば原則として責任無能力とされ、寛解状態にあるもの、ごく軽症のもの、パラノイアにちかいものにはある程度責任を認めようとする立場もある。

分裂病の診断が下されれば責任無能力と考える点については、西独の最高裁の判例にある「行為に動機づけがあり、かつ計画的に実行されていても、行為者を意思無能力とすることを妨げない。行為者が分裂病にかかってさえいれば軽度の事例においてさえも、原則として行為者の心の状態に身を置いて考えることや特定の時点における分裂病性意思障害の程度を正しく評価することは不可能となる。疑いがある以上責任無能力が承認すべきである」が引用される。

分裂病イコール責任無能力という Konvention が成立しているという見方に対して賛否両論があり、多くの議論を呼んでいる。

我が国では、昭和五九年七月三日に最高裁第三小法廷で「刑法三九条にいう心神喪失、耗弱の判断は専ら裁判所の判断にゆだねられる……。鑑定内容、記録などより認められる被告人の犯行当時の病状、犯行前の生活状況、犯行の動機・態様等を総合して被告人が犯行当時どのような状況であったかを判断する……」と具体的に示されており、読みかたによってはただちに分裂病イコール心神喪失とはいえぬような判断となっているようにもとれるし、従来通りという見方もある（後掲「付」参照）。

いずれにしても病初期の神経症状態、性格異常状態、寛解状態、病気経過後の性格異常あるいは神経症状態、パラノイア状態、境界例（分裂病と性格異常または神経症との間）などにおける責任能力は今後とも問題となろう。また犯罪に関連して分裂病圏内とされる Heboidophrenie, kriminelle Heboid, Parathymie なども考慮の対象となる。

なお分裂病の前駆期の殺人、放火等の犯罪に注目する Willmans などの立場もあり、動機の不十分な了解できぬ突発的な犯罪では問題となりうるであろう。

ⓑ躁うつ病（気分障害、感情障害）　病状がはっきりとして重篤な場合は責任無能力とされるが、軽症の際は状態に応じて責任が考慮される。躁状態では、抑制がとれて大胆な犯行が行われることがあり、またうつ状態では自殺に他人を巻き込んで（心中など）殺人を行うことがあるが、全体としてそれほど多いものではない。産褥期のうつ状態では母子心中、一家心中、嬰児殺などがみられるが、飲酒、服薬が加わって状態を複雑にしていることがある。

ⓒ非定型精神病　この概念は現在なおあいまいである。／状態像に応じてⓐまたはⓑに準じて判断される。

ⓓてんかん　もうろう状態などの意識障害時の犯行は責任無能力とされるが、その他不機嫌状態、人格変化、知能低下が関連する時にはその程度に従って判断される。

ⓔ痴呆　進行麻痺はほとんど見られないので、現在は老年期の痴呆や外傷性脳障害による痴呆が問題で痴呆の程度、随伴する意識障害や人格変化の程度によって判断される。

ⓕ知的障害（精神遅滞、精神薄弱）　知能の程度により判断されるが、ＩＱだけにこだわらず全体像から判断する必要がある。白痴（ＩＱ二〇以下）、重症痴愚（ＩＱ二〇～三五）は責任無能力、軽症痴愚（ＩＱ三五～五〇）及び軽愚（ＩＱ五〇～七〇）の一部は限定責任能力とする傾向である。

ⓖ薬物依存　麻薬、睡眠薬、覚醒剤、精神安定剤、鎮痛薬などによるもので、意識障害の出現、程度（せんもう状態、酩酊状態など）が問題であり、覚醒剤のごとく幻覚・妄想状態が問題になることもある。覚醒剤依存においては、幻覚・妄想状態、意欲減退状態、軽度意識障害時における犯行に際し、分裂病と対比して論ぜられるが、分裂病と同列に扱う人と疎通性が保たれていることや、一過性であることや、背後の人格を考え

て了解的に考えてゆく立場がある。

ⓗ飲酒酩酊状態・(前記)　犯行時に飲酒を伴うことはかなりあるが、飲酒が主役を演じている場合である。しばしば鑑定の対象になる。酩酊時の意識障害の程度、内容が問題となり、現在ではBinder, H.の分類が多く用いられている。この分類は責任能力も考慮したものであるのでよく用いられる。

単純酩酊　……有責
異常酩酊　複雑酩酊　……限定責任能力
　　　　　病的酩酊　せん妄ともうろう状態……責任無能力

単純酩酊と複雑酩酊とは量的の差、単純酩酊と病的酩酊は質的の差と表現されているが特に複雑酩酊の概念は判然としない点がある。病的酩酊では、特にもうろう状態では、突然それまでと変わった状態となり、目が据わり、激しい興奮が見られ、暴行に及ぶが、身体的にはしっかりしていて、後でそのときのことを覚えていない。行動はその場にそぐわない了解できぬものである。これに反し、複雑酩酊では、ふきげんで荒っぽさが目立ち、八つ当たりの傾向があり、比較的その場の状況にあった行動が見られる。記憶は断片的である。

幻覚・妄想状態や妊娠妄想などの際には分裂病に準じて判断する。コルサコフ症候群ではその程度に従って判断される。

ⓘ人格障害、性格異常、性的障害　原則として責任能力があるとされているが、激しい情動反応を起し意識障害などが起こるときにはその程度によって判断される。ただ最近のDSM-ⅢRの分類に見られるschizo-typal personality disorderは、すでに分裂病が始まっていると思われるものも含むようなので一概に責任能力があるともいえず、またborderline personality disorder もかなり病的な面を含む例もあると思われるので、総合的な判断にゆだねられるであろう。脳炎などの脳器質疾患罹患後や頭部外傷後の人格変化、さらには精神病罹患後の人格障害状態では抑制欲力の低下をはじめ意欲や感情面でかなりの障害を残すことがある

ので、それが考慮されるであろう。

［付］1 責任能力について

精神の障害によって「物事の是非善悪を判断し、その判断に従って行動する能力」がどの程度障害されているかが問題となるが、「精神の障害」は医学的、生物学的標識といわれ、「善悪の判断とそれに従って行動する能力」は心理学的標識といわれ多くの国でこのふたつの標識が用いられている。「精神の障害」については我が国の刑法では漠然としているのに対し、西ドイツ刑法（一九六〇年改正）では精神障害を大まかに（刑法第五一条 行為者が、行為の時、意識障害のため、精神活動の病的障害のため、または精神薄弱のため行動の許されないことを洞察し、もしくはこの洞察に従って行為することができない時は罪となるべき行為は存しない）とわけている。「心理的標識」については、「弁別能力（知的能力）」と「行動制御能力（意思能力）」が分けられているが、実際には総合されて考慮されるべきものであろう。

［付］2 最高裁第三小法廷、昭和五九年七月三日

「なお被告人の精神状態が刑法三九条にいう心神喪失または心神耗弱に該当するかどうかは法律判断であるから専ら裁判所に委ねられているのであって、原判決が、所謂精神鑑定書（鑑定人に対する証人尋問調書を含む）の結論の部分に被告人が犯行当時心神喪失の情況にあった旨の記載があるのにその部分を採用せず、右鑑定書全体の記載内容とその余の精神鑑定の結果、並びに記録により認められる被告人の犯行当時の病状、犯行前の生活状態、犯行の動機・態様等を総合して、被告人が本件犯行当時精神分裂病の影響により心神耗弱の状態にあったと認定したのは、正当として是認することができる」

III

疾患分類の変化

ICD-10

精神分裂病、分裂病型障害、妄想性障害

F20 精神分裂病

F20・0　妄想型　F21分裂病型障害 schizotypal disorder
F20・1　破瓜型　F22持続性妄想性障害
F20・2　緊張型　F23急性一過性精神病
F20・3　分類不能　F24感応性障害
F20・4　分裂病後抑うつ　F25分裂・感情障害 schizoaffective disorder
F20・5　残遺型
F20・6　単純型
F20・8　その他
F20・9　特定不能

DSM-Ⅲ-R　アメリカ精神医学会の分類（DSM-Ⅳでもほぼ同様）
295・2　緊張型　他のどこにも分類されぬ精神病性障害
295・1　解体型　298・80　短期反応精神病
295・3　妄想型　295・40　分裂病様障害
295・9　分類不能型　295・70　分裂感情障害
295・6　残遺型　297・30　誘発性精神病性障害
297・10　妄想性障害

[付]　人格障害
301・0　妄想性　301・82　回避性　301・60　依存性
301・20　分裂病質　301・83　境界性　301・40　強迫性
301・22　分裂病型　301・50　演技性　301・84　受動攻撃性
301・70　反社会性　301・81　自己愛性　301・90　特定不能

ＩＣＤ－１０

Ｆ３０－３９　気分障害（感情障害）

Ｆ３０　躁病エピソード

Ｆ３０・０　軽躁病

Ｆ３０・１　精神病症状を伴わない躁病

Ｆ３０・２　＊精神病症状を伴う躁病

・２０　気分と調和した精神病症状

・２１　気分と調和しない精神病症状

Ｆ３０・８　その他

Ｆ３０・９　特定不能

＊精神病症状・・妄想（主に誇大妄想）、幻覚（通常は患者への直接幻聴）

Ｆ３１　双極性感情障害

Ｆ３１・０　双極性現在軽躁病エピソード

Ｆ３１・１　〃　精神病症状のない躁病

Ｆ３１・２　〃　〃　ある躁病

Ｆ３１・３　〃　現在軽度又は中等度うつ

Ｆ３１・４　〃　精神病症状のない重度うつ

Ｆ３１・５　〃　〃　ある重度うつ

Ｆ３１・６　〃　現在混合状態

Ｆ３１・７　〃　現在寛解

Ｆ３１・８　その他

Ｆ３１・９　特定不能

Ｆ３２　うつ病エピソード

Ｆ３２・０　〃　軽度

Ｆ３２・１　〃　中等度

F32.2　〃　＊精神病症状のないうつ病エピソード
F32.3　〃　　〃　あるうつ病エピソード
F32.8　その他
F32.9　特定不能
＊精神病症状……幻覚、妄想、精神運動制止、昏睡など
いわゆる〝身体症状〟……興味、歓びの喪失、早期覚醒、早期うつ、精神運動制止、食欲・性欲減退、体重減少
F33　反復うつ病エピソード
F33.0　〃　現在軽度
F33.1　〃　中等度
F33.2　〃　精神病症状を伴わぬ重度うつ
F33.3　〃　　〃　伴う重度うつ
F33.4　〃　寛解
F33.8　その他
F33.9　特定不能
F34　持続性感情障害（性格異常）
F34.0　気分循環症　cylothymia
F34.1　気分変調症　dysthymia（抑うつ性格異常といわれていた）
F34.8　その他
F34.9　特定不能
F38　その他

Ｆ３９　特定不能

ＤＳＭ－Ⅲ－Ｒ（ＤＳＭ－Ⅳでは双極性障害が1型、2型とわかれている）

気分障害

　躁病エピソード

　大うつ病エピソード

　　メランコリー型、季節型

双極性障害

　２９６・６　双極性障害、混合性

　２９６・４Ｘ　〃　、躁病性

　２９６・５Ｘ　〃　、うつ病性

　３０１・１３　気分循環症

　２９６・７０　特定不能

うつ病性障害

　２９６・２Ｘ　大うつ病、単一エピソード

　２９６・３Ｘ　〃　反復性

　３００・４０　気分変調症

　３１１・０　特定不能

　Ｘ……１軽症、２中等症、３重度、４精神病像を伴うもの、５部分寛解、６完全寛解

7 精神障害者と責任能力 Ⅱ

保崎 秀夫
慶応義塾大学名誉教授

◆被害妄想と精神分裂病

今日は精神分裂病のところからお話をしたいと思います、前にもお話したように病気のことが判らないと話が通じないと思いますので、実例でお話します。

この例は一九歳の学生さんで、学校へ行かなくなって眠れないらしく、家族が覗くと、部屋の中をうろうろして、にやにや笑っている。夜になると外のことを気にして、「いま誰かが私のことを見にきて、私が学校へ行かないのは何故か、がやがやがやがやして私のことを見張っているようだ」それから、近所の人が悪口を言っている声が聞こえる、「あいつはおかしいのではないか」と、そういうことがあって病院に来たということでした。聞いてみると、半年くらい前から徐々に学校へ行かなくなって、悪口を言われていると言うようになりました。

その場合に、まず声が聞こえてくる、近所の人の悪口、「おかしいんだ」という声が聞こえる、それから見張られているというか観察されていると言う、結局被害的です。にやにや笑ったり、独り言を言ったりするようになるとだいぶ病気としては進んでいます。

もう一人の例、二三歳の学生さん、これは学校に行くと皆が嫌がらせをする、自分の言うことにもそっぽを向いてしまう。それから「おまえの身体は普通じゃない」とか、「おまえの頭は普通じゃない」とか言っている、自分のそばで悪口を言っているのが聞こえる。皆が私を避けている、なぜ避けているかは判らない、もしかしたら私が頭がいいからかもしれないと言い出した。これは先生がおかしいと気がついた、先生が何か質問をしたら、答が変だった、何かおかしいと思って聞いてみたら、やはりおかしかった。

もう一人の例は、一九歳の男子学生、同級生の女性の家の玄関に、彼女に逢わせてくれと言ってずっとがんばっている。自分の同級生の女の子が自分に惚れていると思い込んで、学校に行って話しかけても知らん顔しているから、ついに自宅に行って話をつけようというので、家の外でがんばっていた。最初のときには警察官に連れていかれるのですが、警察としても「嫌がられるから行くなよ」というくらいで帰してしまうからまた行く。繰り返しているうちに、何故行くかということで最終的には、カウンセラーの先生がよく判らないで、精神科の先生のところへ行って判った、恋愛妄想というものです。自分が惚れられているという妄想です、ほんとうは自分が相手を好きなのですが、自分が惚れられているという妄想をもつ。聞いてみると判らないではない、ダンス・パーティみたいなものに、皆で一緒に行って遊んだ、そのときに彼女が自分に話しかけた目つきとか喋り方が普通ではなかった、これは私のことが好きに違いないと思った。

何故こういう場合が困るかといいますと、この人は声も何も聞こえない、どれだけ自分が愛しているかということだけです。こういう人は、非常に説得も難しいし治療も難しい

もう一例は、二五歳のOLの人で、職場に行くと嫌がらせをされる。どういう嫌がらせかといいますと、その人は、以前はお茶を配る役目をしていたがお茶を配ってもらえるような年になった、そうしたら自分のお茶の中に毒物が入っているという。何故かというと、それを飲むと眠くなると言う。お弁当の中にも粉を振り掛けられ

ているという。自分でお弁当をつくってきて引き出しの中にいれておいているので入れられる筈がないと言いますと、私がちょっとお手洗いに行っている間に誰かが開けて粉を振り掛けるという。毒を盛られるといって絶対に休まない。ということはお弁当もお茶も全部自分でやる、トイレに行くときにもお弁当箱だけ持って行くと安全だという。お茶は、他人に入れることはあっても自分には危ないからといって入れない、こういうものを被毒妄想といい、毒を盛られるという被害妄想で、これはよくあります。若い人同士で何かやっているときに、「あいつは俺に毒を盛った」とか、「何か入れやがった」とかよく言います。実は自分がお腹をこわしていたり、酒を余計に飲んでいたりするのに、「誰かが何かを入れた」というようなことを言います。昔はなかなかもてない人が、女の子に惚れてもらうのに目薬を入れればいいという時代があった、相手の飲み物に目薬を入れると惚れてくれるわけです。相手に入れるか自分の方に入れるのか判らなくて、自分の方に入れてしまったのでしょう、自分のに入れたって惚れてはくれないでお腹をこわすぐらいのことです。こういう毒を入れられたというのは被毒妄想で、これも困る。「何月何日に盛られた、あれがいけない」ということを言う、例えば何月何日何時頃にコーヒーを飲みに行ったら、その時のコーヒーに毒を入れられたと言う、その他にはおかしいことを言わない、これも困る。その他にはおかしいことを言わないから、常にあのときのことは本当でしたかという話になる。そういう場合には、診断も難しいし治療も難しいということになります。

◆**感応精神病の状態**

もう一つの例は、二七歳の男性と三〇歳の女性のきょうだいです。独立家屋で二人だけで住んでいまして両親は既に死亡、それまでは弟さんの方は外に出ていたけれども、両親が死んでからお姉さんと一緒に住むようになった。実はお姉さんは、以前から被害的なことを言っている。近所の人が私のことを、悪口を言っている、夜になると石を投げるので家があちこち壊される、そういうような事を言って、以前から少しおかしいのではないかと言われていました。そのうちに二人で住むようになってから、昨晩はまた嫌がらせをされて壊されたとか、或いは買い物に行くと皆が変な顔で見ている。この人も、お豆腐などを買ってくると中に何か入っていると言い出した。弟が「お姉さん、気のせいだよ」と言っているうちに弟さんもそれを信じるようになってしまって、両方一緒に立て籠もってしまった。挙げ句の果てに近所に人が通ると石を投げたりする。投げられたから投げ返すと言いますが、実際は投げられていない。これは鑑定になったわけですけれども、この場合はお姉さんがおおもとで、お姉さんが分裂病だったわけで、弟さんはこれに感応したというわけです。お姉さんの妄想をそのまま信じ込んで、弟さんも初めは説得していた方の人がついに本物になった。こういうふうに両方おかしいときには、別々に入院させるわけです。同じ所に入れないで別な所に入れると、感応した人は早く治ります。おおもとの人の病気はなかなか治らなくて、感応した人は直ぐに治る、それで区別がつきます。これを、フォリ・ア・ドゥ(folie à deux)、二人組精神病という名前がついている、感応精神病といいます。オカルトの話が出てくると必ずこの話が出てくる、それはおおもとの人が誰かいて、その人にくっついている人が一緒になってという時に必ず出てくる。これは、いまの様な事件の人とは違いまして、お姉さんは明らかに分裂病で、弟さんも同じ妄想をもつ、ところが離されると弟さんの方は直ぐに正気になりまして、お姉さんの方はなかなか正気になりません。

その例でいま雑誌に出ていますが、金沢かどこかで「J」というある女性の教祖がいて、その下に有名な力士などの信者がいた、その教祖様が迫害されそうだというので、その信者が警官を投げ飛ばしたりして、力士などいろいろの人が捕まったのですが、直ぐに正気に戻りました。その女性の教祖様は後で鑑定した結果によると分裂病ということでした。したがってその女性の教祖様の下にいた人が、警官が来たときに教祖様が迫害されていると思って闘って、投げ飛ばしたりして、後で問題になりました。宗教的な話が出てくるときには、必ず「J」

という話が出てくる。これは感応精神病で、induceされたといいます。

学生さんで、部活動をしているときに、時々これとは違うが近いことがある。部活動をしているときに、学生の指導者が変になると周りが一斉に変になることがある、それは集団ヒステリーということが多い。例えば、部の中でいつも威張っているえらい人が、部で何かやっているときに食べた物があたって、げーげー吐いて身体が痺れて動けなくなったりすると、他の人も何も食べていないのに痺れて動けなくなったりする、これは集団ヒステリーといいますが、たいしたことありません。親しい人の間で、もちろん上の人でなければ駄目ですが、誰かが身体をこわしたり、或いはかわいい子、他人の注目を集める人が身体をこわすと一斉に具合が悪くなる。

分裂病というのは、ほんとうは先程のように思春期の人に徐々に始まるか急速に始まって、声が聞こえてきたり、被害的になったり、いろいろな意味づけ（外で起きていることの意味づけをする）をしたりする。よくあるのは夜、アパートなどで隣の片付けをする音とか、トイレのジャーッという音が聞こえたりすると、それを嫌がらせととるわけです。こちらがたまたま何かしようと思うときにジャーッという音がすると、判っていてやったと結びつけてしまうわけです。新婚の夫婦が、夜ジャーッという音がすると覗かれたかなと思う、そういうふうに思い込んでしまうわけで、嫌がらせをしたという。いろいろな妄想とか幻聴で、段々放っておけば進んでしまうという病気ですが、治療すればあるところで治まります。病気が進んできたときには、だいたい独り言を言ったり、独り笑いをする、にやにやしているときは癖でない限りはだいたい病気が進んだときです。

病気としては、分裂病というのは良くなったり悪くなったりというのが圧倒的に多い。それから中には、ぱーっと悪くなってすっと治まってしまうものもあるし、中年以降に起きる場合は妄想だけで、ちょっと見ただけでは判らないで、死ぬまで治療を受けないでということもあります。

◆医者が変な機械を身体に入れたという被害妄想の事例

先日、品川の駅でお医者さんを射った人がいましたが、その人が起訴されて、三日前に裁判所に呼ばれて三〜四時間こってり絞られました。それはどういうことかといいますと、お医者さんが手術をして身体に変な機械を入れたために、その機械が活動しだすと、紐が出たり水が出て身体中を回るから自分が変な感じがする。その機械を入れた医者を、最終的にはいくら話しても埒があかないので殺したというケースです。

この変な事をされたからその医者をやるというのは被害妄想です、被害妄想のある人が、被害妄想で相手を殺したならば当然無罪なると弁護人さんが主張した。

精神分裂病の症状が出揃っていれば原則として責任無能力とされるとかっては書いてあった。昔は精神分裂病という病名がついて事件を起こせば、責任能力がないというので無罪になるという決まりになっていた、特に幻聴と妄想でやった場合はそうなっています。例えば相手を「殺せ、殺せ」という声が聞こえてきて、そのままやってしまったという場合は原則的に無罪で、特に被害妄想でやった場合は無罪となる。だから弁護人さんが、医者が手術をした後で変な機械を入れたというのは被害妄想である、被害妄想でやったのだからこれはイコール責任能力がない、分裂病ではないかという論争でした。

その場合、皆さんでしたらどういうふうに感じるでしょうか。医者が手術をして、そこに変な機械をセットしたために、自分は常に身体の調子を悪くされている、だから医者はけしからん。この人は、一年くらい何度も医者のところに行きます、そうすると医者が「べつに検査したって、機械なんて何も入っていない」という。あちこちの病院に行ってレントゲンをとってもらっても、勿論ないですから写るわけがない、だけど触ると何かに触れると本人は言う。それである病院に行ったならば、それは臓器の一つで腎臓が少し下がっているから触れるのだという先生もあれば、手術をした後で縫い目や何かが触れるから心配ないという先生もあれば、なんだか変だなどという先生もいた。なんだか変だなと首を傾げる先生が間にいるとややこしいです、「なんだろう」と言うと、それから後でわっと広がる。その首を傾げているのが腎臓だということがあるところで判るのだけど、本人は腎臓が動いたから触れていると思わない。ここに機械が入ったから触れていると思い込んで、全身の絵を描いてこの機械が回ると血液の流れがある、この機械はテープをもっていて、そのテープが回る。テープが回って喉にくると、喉を締められるから声が出なくなるという、ほんとうに声が涸れてくる。喋り過ぎて声が涸れているのですが、いまはテープがここに絡んでいるからちょっとお待ち下さいという、そういうような状況です。

ところが、皆さんはあまり美容整形に関係ないかもしれませんが、鼻の手術をしたり、目の手術をして、それがよくないから医者に仕返しをするということは昔からあります。外国でも、美容整形をしてもらうために行ったら、かえって悪くなったという、医者から見るときれいになっているけれども、本人は悪くなっている、医者が変なものを入れたという。いまは知りませんけど、昔は膨らませるためにいろいろな物を入れた、例えば象牙を入れたとかいっても、当然変な物を入れたととるわけです、それでその医者に仕返しをするわけです。ですから、そういうことをやればうまくいかない時には仕返しをするというならばいいけれども、ここに機械を入れたという解釈をする人はあまりない。こういうのを、セネストパチーといって体感異常症という、ノイローゼとはちょっと違う。頭が重くてしようがない、まるで頭が鉛のようだというときに、普通の人はたとえで言うわけですが、こういう人は鉛が入っているから重いのだから、写真をとれば鉛は写真に写るという論法で、具体的にグロテスクな奇妙な感じを訴える。

ですから、紐が出てきて、紐が身体中を回っているという。紐が身体中を回るわけがかないでしょう、回ると思いますか。だけど血液の中を回っていけば、当然もとへ戻って全身を回るのではないかと考えるわけです。どのくらいの紐と聞くと、これくらいの紐が回れるわけがないのですよ、頭でつっかえるから、「つっかえるでしょう」と言うと、すーっと潜り抜けていってしまうという。「それはおかしいでしょう」と言うと、「おかしいのではなくて、不思議です」と言う、「事実動いているのだから、いまここを動いているから触って下さい」と言うので触ると何もない。終いに「あまり動いて筋肉がとろけてしまった」と言うから、とろけたら生きていられませんよと言っても、そういう話は通じないわけです。

こういう奇妙なことを言う、例えばある患者さんは「私の歯の周りを、お祈りする時にお数珠がくるくる回っている、だから時々歯にあたって邪魔で困る」、「夜など寝る前に動かれてしまうと、おちおち眠れない」と変なことを言うけれども、その人の生活はちっともおかしくない。だけど数珠をなんとかしなくてはいけないといって、手を入れて引っ掻いたりするので血だらけになったりする。ただそれだけのことで、けっして誰かがやったとかいうものではない、たまたま何かがここに入ってくるということです。

この人の場合は、医者が手術をしたからこうなった、私を苦しめているという。最終的には、私が衰弱して死ねば、あの医者は私を実験したにちがいないというわけです。何か企んでいるにちがいない、通常は生体の中にこういう機械を入れると血液が凝固したりしてうまくいかないけれど、それを将来のためを考えて血液が凝固しないようにして、しかも狭いところに機械をはめ込んで回転させたりして、人間が操作するようなことを考えているにちがいないと、本人はそのように解釈しています。「あなたは実験材料なのだから、実験材料の人というのは動物と同じ扱いか」というと、「そうでもない、やはり特定の人を狙っている」と言います。特定の人というのは、多くは自分を普通の人とは違って存在価値のあるような人間だから狙っていると解釈する。

◆誇大妄想と被害妄想

この場合はちょっと違いますけれども、被害妄想というのは必ず裏に誇大的な考えがある。「自分が狙われている」というときには、狙われる理由は、自分が綺麗だから、金持ちだから、優秀だから人が狙うという。またこの支えがないとかなわないわけですが、病気が進むと誇大妄想だけになってしまう、にやにやして独り言をいっていれば、相当のところまでいってしまったということです。誇大妄想の病気の始まりは被害妄想です、病気が進んでくると、誇大妄想があることによって自分の被害的な考えを支えているというか納得させるためにある、ですから、誇大妄想と被害妄想とは裏腹になっています。

それでどのように説明するかというと、変な感じがしたのを、医者がやったということで、ここで初めて被害妄想が出てきて、これは医者が何か操作したにちがいない、あいつはけしからん、このままでいると死んでしまうからあの医者を先に殺してしまおうというのでピストルを手に入れてやったわけです。ですから、被害妄想でやったけれども、ただ閃いてやったわけではなくて、実際自分が手術の後でいろいろな目にあって、考えを決めてここでやった。最終的には被害妄想でやったのだから、つべこべ言っても同じじゃないかと言われても、確かに昔風に言えば、被害妄想で殺せば、それは被害妄想だからということで責任は問えないわけですが、この人の場合は、日常の生活とか、犯行の様子とか、その後の態度とかいろいろなことで、もし病人であればその様な事はできないだろうということを強調するわけです。この人は、手術を受ける前はまったく優秀な人です、普通はある年齢からおかしくなるというときは、この人は四〇少し前ですが、病気からすれば他の人よりも遅れているわけです。考え方を変えれば、もし手術をしなければならなかったかもしれない、手術がきっかけになってこうなったし、それまではきちんとした生活をしている。たまたま別の知人と結構きちんと生活している。医者を転々として、三〇〜四〇ヵ所の医者に一〇〇回以上行っている、「助けてくれ、助けてくれ、この機械を取り除いてくれ」といって、どの先生も相手にしてくれないから、自分で機械を取り出そうと思って切腹してしまい、そこで初めておかしいと気がつかれたわけです。それでもなおもう一度、紐が動いているから針で引っ掛けようとしたのでしょう、針をお腹に刺したまま救急車で運ばれた。だから、やっている事はおかしいのだけれども、手術をした先生に何故こんな機械を入れたと聞いたら、「俺はいれない、あなたの錯覚だ」と、そのうちに「紐があるなら紐を出せ、持ってこい。機械があるならば機械を見せろ、証明しろ、証明できなければ妄想だ」と言った、それで本人は必死になって針を刺したりした。

◆おかしな話と普通の生活の共存

初めは、先生をスタンガンとかナイフで脅かそうと思ったが、段々自分が衰弱してくるというので、自分が負けてしまったら駄目だと思いピストルを手に入れるが、ピストルの手に入れ方もわりあいにきちんとしている。分裂病の人というのは、そういうことはなかなかやり取りが下手だから、正直に「俺は人を殺したいから、ピストルを売ってくれ」とやくざの所へ行ったら直ぐに門前払いでしょう、この人はそうではなく「ある目的で、ピストルを手に入れたいから譲ってくれ」と言った。そうすると、向こうが警察の回し者が来たと思って警戒をする。一人目のやくざは断って、二人目の人が引っ掛かったわけで、非常にうまいやりとりをしてピストルを手に入れて、一度目は壊れたピストルを貰って、二度目にちゃんとした物を貰って、そして渡したやくざも自分も安全装置のやり方が判らなくて、いつ弾が飛び出るか判らない物をもらってしまったものだから、袋に入れた場合には矢印を書いて、こちらの方に弾が出ていくということを書いたりしている。ですから、ピストルの手に入れ方が普通ではないし、そのときに最終的にやくざが渡したのは、お金をちゃんとあげたことと、これをばらしたら私は殺されてもいいということを本人が言った。やくざから買ったことを、もしばらしたら、私は殺されてもいいと言った。だから、普通の人の対応と同じことをしている、そして病院の前で見張ったけれども、なかなか思うようにいかないし、駅の前で夜通しがんばったけれども、先生が速足でどんどん行ってしまうから、見つけて下へ行ったときにはもういない。先生の家がどういうところかというのは、自分で電話局で電話とか住所まで調べてそれでそばに行って、家族まで全部調べて、最終的には家へ追っていっても間に合わないというので、ホームへ来るところを狙って至近距離から射った。逃げるための自転車などを、駅のそばに預けておいて、それも一ヵ月間の契約で、逃げる前に知人にたくさんのお金を渡しているので、そこへ寄って逃走資金（温泉で静養したいと言って）を貰った。逃げているうちに新聞に本人の話が出て、テレビで話が出る。新聞ではどういう論争かというと、精神障害者の名前は発表しないようにしようというのが、新聞の初めの打ち合わせだったというのだが、彼は怒ったわけです。自分では医者にやられたから仕返しをしたと言っているにも拘らず、新聞或いはテレビ局は、精神障害者は名前を出さないということは、言っていることはあてにならないということにちがいない、それで本人は怒ってテレビ局に乗り込んでいったが、まさか本人が現れるとはテレビ局も思わないから、一つのテレビ局だけが本人の言うことを聞いて紙だけ受けとった。後は偽の情報で新聞に出たものは、本人の名を騙って「今度はあいつをやるぞ」といたずら電話をしたのがいた、それがまた気に食わないわけです。私が言わないことだけを取り上げて、私のことは書かない、あの場合は名前を出して本人の言うことを書いた方が、本人は喜んだのでしょう。

最終的には捕まってしまう、捕まった後で何を言うかというと、もしこの先生がこういう操作をしたのならば、操作した先生を殺してしまえば元も子も無くなってしまう、やはりこの先生は傷つけてもいいかもしれないけれども生きていて、これについて説明してこれを撤去する方法を考えてくれた方がよかったかもしれないから、ご本尊がいなくなっては何にもならないから、これはしくじったという。理由は変だが、確かにそういえば操作した人がいなくなれば、これは話にならないわけですから、他の人に聞いたら皆判らない。他の人が何を言うかというと、手術に関しては手術をした先生のところへ行けという。検査するだけして、異常はありません、お腹に機械は入っていません、それでも入っていると言うならば手術をした先生の所へ行けというので、毎回よその先生のところから追い返されていた。途中の二三の先生が、もしかしたらおかしいのではないかといって紹介しても、本人は行きませんから。お腹を切ったときと、紐をとろうと針を刺したときに初めておかしいという話になって、たまたま切ったりしているから処置が必要なので入院して救急から専門の精神病院に送られた。精神病院に送られたが、精神病院の方でもこの話だけで、他はあっても普通の人だものだから、病名がつけにくい。こういうときに出てくるのが、分裂病か妄想病か必ず論争が出てくる。この人も入院した専門病院で症例検討会をして、経過を診なければ判らないという診断になった。ある程度落ち着いたので職場に戻って、戻ってから韓国の方に仕事に行ったり、別の所にいる家族と称する人とスキーに行ったりして結構その間楽しんでいる。この人は、おかしい話と普通の生活とか普通の行動とが、ある意味では共存しながらきている。相当苦しくて、自分は死んでしまうと言いながら、計画的に物は手に入れてわりあいにきちんとやっている、ただテレビ局などへ行ったりしたのはおかしいし、やはりやくざの所で手に入れようとしたというのは普通ではない。確かに普通ではないけれど、自分としては手に入れたい一心で、多少気分が高揚してやっているわけです。

◆分裂症・パラノイア論争

これは、分裂病で妄想にかられてやると責任を問うのが難しくなる。昔から分裂病とパラノイアという論争がありまして、いろいろ本になって出ている。分裂病の人はそこにいても、顔付きを見ているとなんとなく判ります、パラノイアの人というのは見ただけではまったく判らない、でもその話になるとすごい、その話になるときちんとしている。妄想をもっているが非常に明晰です、何月何日何時頃誰々にひどい目にあった、それに対してこの人はこういうふうに応答した、それに対して私はこう言ったということが、テープレコーダーで出てくるようにいつも同じようにきちんと出てくる。非常に間違いなく明晰な感じで、だから明晰におかしい人という。分裂病は少し崩れていますから、声が聞こえてくるという話になったり、或いは話が支離滅裂であったり、それでいて殺すときはちゃんと殺すけど、パラノイアの殺すときと違う。現在は妄想性障害という表現を使います。この方がちょっと幅が広くて、これは医学的にはこうだけど最終的に裁判所が決めることだから、裁判所がこの人は妄想でやったことだから無罪といえば無罪です。妄想でやったけれども、その他はわりあいにちゃんとしているから責任をとってもらいましょうと、裁判所が言えば責任をとってもらえるということで、最終的にはこちらの判断ではなくて裁判所の判断になるわけです。これは、なかなか難しいところで、昔はこういう例になると殆ど無罪になったが、いろいろ問題が出てきてそう簡単にはいかなくなった。しかし、以前でもこの扱いで揉めたような記憶があります、昔は精神分裂病の人がやったといえば直ぐに無罪になる、というようなことではありません。幻聴とか妄想でやった場合は無罪になる可能性があるというのは、精神科の医者を騙すときにわりあいにこの幻聴とか妄想がいい。以前にどこかの音楽社の社長を殺した事件のときに、犯人が社長を殺せという声が聞こえたから私は殺したのだと言って、それで精神分裂病の幻聴のためにやったのだと無罪になりそうになった。そこで「しめた」という手紙を出したのがばれて、有罪になったという例があります。それは専門家を騙せるくらいに、声が聞こえてやったというのは結構騙せる。声が聞こえたというのは、我々には判らないですから、独り言でもぶつぶつ言っている人は判りますが、そうではなくて「私は声が聞こえてきて相手を殴った」と言っても判りません、これで成功しかけた人があるわけです。

この人は声が全然聞こえませんで、ただお腹に機械が入ったと言っている。機械が入っているといっても、なんでもないところに感じるわけで、これも幻覚です。幻覚というのは対象なき知覚といいます、相手がいないのに声が聞こえてくるとか、何もないのに見えるとか、ものはないのに在ると言っているのですから、これは幻覚なのです。そうすると、これを幻覚妄想状態というといろいろ都合が悪くて、この場合の幻覚は幻聴を主にした話で、妄想が中心になっているのは幻聴がなくて、患者さんがよく操られると言いますが操られているという感じもいない、話の筋も乱れていないとか、そういうことで区別をするようになっています。

◆二件の分裂病による事件

二つ事件の話があります、これは分裂病の事件です。

四二歳の男性がアパートにいて、その隣の部屋に男が住んでいる、そこへしばしば彼女がやってきて夜になるといちゃいちゃするという。いちゃいちゃするならばいいが、隣にはバカが住んでいるとか、あいつはバカだとか、挙げ句のはてにとんとん叩いて嫌がらせをしたりして二人して自分に嫌がらせするので我慢ならないというので、二人を殺すことを決意した。たまたま彼女が遊びに来て、帰っていくときに二人を刺し殺した。

その人は、昔から分裂病という病気があって、時々声が聞こえ、悪口が聞こえてきて被害的になって病院に入院する。三回くらい繰り返していたが、その後地方から東京に出てきて、仕事を見つけてアパートに住むように生活が落ち着いてきたところで、隣の部屋から声が聞こえて殺したしまった。この人は分裂病で、幻聴で声が聞こえてきてやってしまった。とんとんと聞こえたり、女の子と男の子ですからふたりでふざけて笑うわけですが、それが自分をばかにしているように思う。特にあいつはバカだとか、昔病気をやったとか、そういうことまで言われたから耐えられないというけど、ほんとうはそのような事が隣の人に判る筈がないわけですから、そこで幻聴や妄想でやったということです。

当然これは無罪になるわけですが、どういうわけかこれは有罪になりました。殺してしまってから幻聴などはなくなってきたのだけど、本人がいろいろ考えてみると、これはかねがね自分の病気が悪くなっているときの妄想や幻聴でやったみたいだ。自分は聞こえることは事実だと思ってやったのだけど、いまから考えるともしかしたら錯覚かもしれないし、医者が見たら幻聴というかもしれない体験、そして妄想を築いてやってしまった。まことに申し訳ないことをして、たいへん悪いアベックだと思っていたが、新聞や週刊誌を見たら無理をして二人でやっと一緒になれるという時期に殺して、ほんとうに悪いことをした、なんとお詫びしていいか判らないと言いました。さらに、自分は殺人を犯した、それは全部責任をとります、但し病気でやったとはしないでくれというのが、殺人と病気という汚名を二重に着せられると、家族とか子孫が子々孫々まで悩みを抱えるから、せめて殺人については全部責任をもつから、病名はつけないでくれと言った。彼は、どういうわけか、名前もほんとうの名前ではないものに変えて、最終的には本人がどうしても責任をとるというので、それを取り上げて懲役二〇年とかになっているという二～三年前の珍しいケースです。

このように患者さんというのは、落ち着くとそういう判断ができます。例えばアベックを殺しておいて、落ち着くと悪いことをした、もしかしたら錯覚だったかもしれないと、病気がおさまってくるとそういうふうに思う。本来は、妄想で人を殺した者は、あいつを殺して何が悪いのだと、あいつは俺を狙ったからやったのだ、絶対にあいつが悪いのだからと、むしろ意気揚々としている。ところが、このお医者さんを殺した人は意気揚々ではなく、やはり何かまずかったということがある。そういうふうに元に戻れる、或いは一応普通の判断に近いことができる。それを、昔は分裂病者の改心は本物の改心ではないと言いましたけど、今はそれをある程度取り上げる。自分でも悪いなと思うときに、責任をとるというのだからいいかもしれません、この人はそういう例です。

次の傷害致死事件というのは、定年退職後夫婦二人で住んでいて、殺した旦那さんは今から四〇年くらい前に精神科にかかったことがあるらしい、だけど職場を辞めないで定年まできちんと勤めている。そのときの記録には、どうも分裂病らしい、ある時から仕事をしなくなってしまうので治療をしたと書いてある。分裂病の中に、幻聴とか妄想ではなくて、一つの形として自然に何もしなくなってしまうというのがあります、意欲がなくなってじっとしている。実際はどうも意欲がなくなって仕事を休んでいた時には、狙われているとか言っていたらしい。その人が定年までちゃんとやって、定年退職後は夜テレビを見てお酒を飲んで寝るのが唯一の楽しみだったわけです。

それが奥さんを殺したというのは、この奥さんが家事を全然やらないという、洗濯をしない、料理をつくらない、寝転がっているだけなので、この旦那さんがつくっていた。この奥さんは、一度外に出ると三時間も四時間も帰ってこない、何をしているかというと近所の人のところへ上がり込んで喋っている、近所の人も迷惑しているという人だったわけです。なるべく外に出さないようにしているけれども、あるときは交番に行ってお金がなくなったからといって旦那を呼び出して、お金を持って来させたりして、やはり何か異常な感じがします。

ある日このご主人がお酒を飲んで帰ってきて、鍵が締めてあるから叩いたけれども奥さんが出てこない。それで怒って、どこか横の方の窓を破ってなかに入って、奥さんに何で起きてこないのだと言ったら、お腹が空いて起きられなかったと答えた。そんな人だからと、いつも最低限のものをつくって冷蔵庫に入れてあったが、それを料理するのが面倒臭いといって、夜だものだからふてくされていた。それを「このやろう」と殴ったかついたかしたら、階段から落ちて、そこでまた喧嘩をした。お腹が空いているのに何をすると、片方は酔っ払っていますし、そこでまた殴った。殴ってみたらあまり口をきかなくなった、自分はもう酔っ払っていますから二階へ行って寝て、夜中に起きていってみたら、奥さんは殴られたから顔を血だらけにして、呼んでも返事をしてくれない、触ったら温かいのでふてくされて寝ているのだろうということでそのままにした。また明け方に行って、触ったけどちょっと冷たいし、呼んでも返事をしてくれないから冷えているのではないかと思って、その辺にある手ぬぐいとかタオルなどを全部出して、お湯を沸かして、それでくるんで温めた、それを二日間やった。死んでいるけれどもそれを温めている、死んでいないと言うのです、以前から何度かこの人は階段から落ちているが、その時もこんな格好になっているけど死んでいないから、今度も死んでいないと言う。タオルをあてたら温かいから、温かいから生きているというわけの判らない話になって、警察も行って、冷たくなった人だけれども、タオルがたくさん置いてあって、お湯を沸かしたのがまだそのままになっている。毎日お湯を沸かし続けて温めていたらしい、それでその脇で自分はお酒を飲んでいたようでした。警察が来て、「あなたを殺人現行犯で逮捕する」と、そして凶器は何を使ったかと聞いた。警察も咄嗟のことで判らないし、傷だらけで横たわっているだけだったが、そこでごたごたした。後で階段から落ちたのが判ったが、解剖しても死因がはっきりしない、階段から落ちてショックで死んだのだろうという判断でした。

何故死んだ人を死んだと気がつかなかったのかというところが、一番の争点になりました。本人は、冷たくなっていないから死んでいない、だから温めたという、事実温めているわけです。だけど何度呼んでも返事をしないというので、脈をとったかと聞くと、脈は普段とったことがないから判らないという。最終的に二日か三日経ってから息子のところへ電話して、お母さんの様子が変だから来てくれと言い、息子が来たら叩かれて傷だらけになっているし、一見して死んでいるというのが判るので、「お父さん、死んでいるよ」と言ったら「俺が殺したことになるのか」と言っていたという例です。

この人は様子を見ますと、きちんとお勤めをして、定年退職後年金で生活をしていたのだけれども、時々自分の家の周りに板きれなどを持ってきて囲いをつくったり、近所の人に対してなんでそんな所の掃除をしているのかといってくってかかったこともあるというので、やはり時々昔やった病気が再発したのではないかということでおかしかったのかなと。警察官も、捕まえてみて話を聞いても、「冷たいからお湯で温めた」というからとぼけていると思ったのだが、よく考えてみるとこの人はおかしい。最終的には、子ども達もうちの親は両方共おかしいと言い、被害者がうちうちの問題であるしということで、多分不起訴であったのだろうと思います。

病気でも、たいへん目立たない場合がある。これが多分奥さんだからこれでよかったのだけど、隣の人でもこういう目に合わせたら、こうはいかなかったと思います。昔病気にはなったが定年まできちんと仕事をしていて、その後二人で暮らしていて何のトラブルもないわけで、こういう問題を突然起こすと他人であればもしかしたら責任をとらされるのではないかと思います。家族も、お父さんもお母さんも二人ともおかしいといって、場合によってはお母さんの方がおかしいと言っている人もあるくらいですから、おかしい人同士の話だということで、話がついたのかもしれません。

こういうはっきりしていない場合は、常に責任をとらせるかとらせないかという問題が出てくる。病気の軽いときはどうしましょうとか、病気を一度やった人が後から変わり者になった場合にどうしましょうとか。例えば、昔病気をやった男性が女性のパンツを盗むのです、それなども病気をやる前からやっていれば癖だけど病気をやってからです。それも最終的には、病気の後のおかしな状態というので、下着どろですからたいしたことはないというので免じてもらったことがあります。前から下着を盗る人が、治った後でまたそれが続いている場合、その部分は癖で病気が加わっただけという言い方も成り立ちます、いろいろな考え方が成り立つわけです。

例えば、もともとぐれていた人が分裂病になると、やる事が荒っぽくなります、普通の人よりも荒っぽい行動が出てくる。その荒っぽいのは、もともとの癖か、病気がそうしたのかという問題もあるわけです。

◆「てんかん」の症状と事件

次に、病気が違いますけど「てんかん」の話をしておきます。「てんかん」というのは「ひきつけ」、けいれんを主にした病気です。

例えば、皆さん方でも自分では覚えていなくてもひきつけたという人はあると思います。生まれてからしばらくの間はひきつけるということがあります、特に熱けいれんといって熱が出るとひきつけるひとがありますが、大人になってからは全然ない。病名がつく場合は、熱けいれんというけいれんを起こして薬がなかなか効かないという、治り難い人がいる。それから薬を使ったら、もうけいれんが起きなくなったという人がいる。

「てんかん」の症状というのは、中心になるのはけいれんです、けいれんというのはまず硬くなって、それからがたがたと震える、がたがた震わせるものを間代けいれんといいます。人によってはいきなりがたがたとやる人もいれば、いきなりぐっとやってふっと終わる人もいる。一コース全部あるときには、「うーっ」と声を出して、反って、それからがたがたやって、それから後でぐっと眠るというのが正式な大発作の一コースになっています。薬を使うとそれが部分的にぴくっと動いたりするようになる、頭をけがした人でけいれんが起きるような場合には、頭のけがした場所に対応して反対側からけいれんが起きる。これで終わる人と、ひろがって全身けいれんで倒れる場合がある。傷がある場所と一致して起こるものにジャクソンてんかんという人の名前がついています、傷に対応した場所から全身に広がる、これがあると、小さい頃にけがをしたのではないかなと判ります。

「てんかん」として困るのは、不機嫌ともうろう状態というのがあります。不機嫌というのはかなり凄い不機嫌状態で、患者さんの中で不機嫌になったときに怖いものは、ひきつける人の不機嫌というのが一番です。もうろう状態というのは、何かしていて話中に急に話が止まって、「いま何をしたんですか」と聞くと「知りません」というわけです、だからオートマティックにある行動をしてしまう。急に意識が変わってしまって、何か探しているみたいですが、実は何も覚えいない。見ていると、[何か変な事をしたな、元に戻った」というのが、これの一つの形です。ある行動をして、全然覚えていない。いちばん簡単なものが自動症、口をぱくぱくっとやったり、ちょっと立ち上がって戻ってきたりする、これは全然覚えていないわけです。こういう精神症状と身体の症状と両方もっているのが、「てんかん」というわけです。

けいれんの薬に抗けいれん薬と書いてあります、抗てんかん薬と書いてあるものもあります。抗けいれん薬とすると部分的に指しているみたいで、全体の場合には抗てんかん薬と一応書くような区別をしている場合がありますす。先日、質問を頂いたときに、興奮しているそう病の患者さんに何か良い治療法はという話ですが、こういうものも使う。朗らかになって騒いでいるときに、最近はてんかんに使う薬も使います。この頃はある薬が、例えば「うつ」の薬を強迫神経症に使うというように、病気と関係なく薬をいろいろなものに使います。この場合も抗てんかん薬というのは、そう病などの治療に使うわけです。

これはずっと昔の事件で、その後「てんかん」の殺人事件というのはあったことがないのですが、既婚男性で朝奥さんに関係を迫ったところが断られて不機嫌であった、その後ふといなくなったというのですが、後でよく聞いてみたら断られてけいれん発作があったので疲れて寝ているのだろうと思っていたら、行方が判らなくなった。相当離れた畑のなかで、血だらけの鎌を持って立っていて、そばに女性が鎌で切られて死んでいた。本人は全然記憶がないけれども、そばに女の人が倒れていて自分が鎌を持っていて血だらけだったので、あれっと思い駐在所に行った。駐在所でまたけいれんが起きたところ、今度はやったことも何も全然判らなくなってしまったという例で、これはてんかんのもうろう状態でやったわけです。

けいれん発作が起きて、母屋と自分達若夫婦の家があって、朝若夫婦の家でけいれんを起こして、母屋では両親が四時半頃から起きていましたが、息子がひょろっと現れて座っているので話しかけたけれど殆ど口をきかないし、それではお茶でもあげようかとお茶の用意をしているうちに、そのままいなくなってしまった。その後駐在さんからの電話で、本人が人を殺したといっていると聞いた。だいたい歩いて三〇分くらい先で人を殺していて、しかも畑の畦道の、先の先の方で人を殺しているという例です。

何故その人を殺したのか全然判らない、殺されてしまっているから理由も聞けない。また全然見ず知らずの人であって、気がついたら血だらけで倒れていたとすれば、このもうろう状態で行われた犯行であろうということは間違いない。このもうろう状態というのは、この人の場合非常にはっきりしているのは、ふらっと出ても畦道でもなんでもちゃんと道を歩けるわけです。大きな道から脇の道に入る、畑で何かをしていた、その人に話しかけた。本人は泥だらけになってはいないで血だらけになっているだけですし、鎌を持っていたのは女の人です。朝早くその女の人が鎌で作業をしているところへ、偶然入っていって殺したということ以外全然判らない。周りに証人は誰もいないけれども、本人がやったことは間違いない、鎌で相手の首を切って反り血を浴びてひやっとしたところで気がついている。

当時、てんかんのこの状態でやったときには無罪の扱いです、これが先日お話したアルコールでいうと病的酩酊に相当しているわけです。アルコールの病的酩酊というのは、お酒を飲んでもうろう状態になったという解釈です。

もう一つ傷害事件というのは、父親にテレビを投げつけて重傷を負わせたというものです。「てんかん」の人が不機嫌になりますと、かなりいろいろな事件を起こします。相手をけがさせたり、だからそのときの叩き方が悪いと、相手を殺したりすることがあります。この人の場合は、テレビを見ていたら、父親が「おまえテレビばかり見ないで勉強しろ」と言ったらしい。ですから、この人は「てんかん」でなくても、いまこういう例はありますね、「勉強しろ」と言ったら怒ってテレビを投げつけるくらいのことを平気でやります。それで投げつけて、かなりけがさせたのですが、うちうちのことなので誰も言わなかった、けれども近所で噂になってこういう事件になりました。困ったことに、この病気で不機嫌でやったわけだからいいんだけど、父親が滑って転んだと嘘をついて子どもを庇った。しかし、テレビが上から落ちてきてこんな傷ができるわけがないというか、投げつけなければできないような傷だったものですから、最終的に父親が「実は子どもがやったのだけど、庇った」ということを言ったわけですが、ただ後でよく調べてみると投げつけておいて本人は覚えていない。喧嘩したことまでは覚えている、この不機嫌というのがちょっと度を超すと判らなくなることがあるし、ときどきあるのは不機嫌から発作になることがある。ですから、怒りっぽくなったときには、もしかしたら発作になるということがある。不機嫌になったときは、発作があれば直ぐにおさまります。いらいらして発散するところがないのが、けいれんが起きると気分がふっとんでしまって落ち着いてしまうことがよくある。だから、ほんとうは善くないけれども、昔は電気ショック療法といって、あまり不機嫌になるとやっていた。手に負えないから、電気をかけるとけいれんが起きたのち静かになる、それでもやもやを消すということを考える。この人の場合も、もやもやが極端になった場合で、やられたお父さんはもともと子どもを罪におとすつもりはなかったので、たいしたことにはなりませんでした。

◆「てんかん」発作に伴う事故をどう避けるか

「てんかん」で一番問題なのは、車の運転免許証のことです。いまのところ日本では、原則として、けいれんの起きる人は車の運転をしてはいけないわけです。運転中にけいれんが起きたらたいへんなので、「てんかん」のことを epilepsy といいますけれども、運転できない。そうすると、世の中に在る「てんかん」の患者さんの運転免許を取り上げたら、かなりの人の仕事がなくなってしまう、それは生存権に関することです。田舎では車がそんなに通っていないし、田舎のなかを行ったり来たりするのはいいのではないかといっているわけです。最近になって、例えばある年限（一年とか二年、三年）薬を飲んでいて発作がない人は、いいのではないかという話が徐々にできた。外国などでは、薬が効いて発作が起きなくなれば運転してもいいのではないかという、というのは薬をとりに来るのに車を運転して来る人がいるわけです。それは他の病気の場合、分裂病でも原則としていけないわけです。薬の服用欄に、この薬を飲んでいる人は運転してはいけませんと書いてあっても、皆車を運転してとりに来て、帰っていくわけです。一番困るのは、ひきつける人ですが、いままでにひきつける人が事故を起こしたというのは案外ない。バスの運転手さんがひきつけて、ぶつけたとか、実際に患者さんに聞いてみると、危ないと思うと早目に車を止めて脇へ寄せてしまうらしいです。

どういうふうになるかというと、例えば大通りなどを走っていて、急に前方の街が狭くなってきたので、発作の前兆だと思って横へ寄って、そこでけいれんを起こしたという。

もう一つは、走っていたら急に前の信号の変わった、他の車は走れるのに、自分だけは信号によると走れないとか、色が変わって見えたとか、こっちへ回れというのを反対側に行けとよんだとか、そういうように意識が変わりかけると、まったく思いがけない正反対のことをやることがある。こうなると事故を起こした場合に、無理して運転したことが事故のもとになるので、これはかなり問題になります。アメリカ式にどのくらいなかったならばいいということを決めれば、免許証を取り上げないで済むという。

これはみんな、警察に家族が訴えたり仲間が訴えたりします。「あいつは、ひきつけるのに運転しているからけしからん」とか、家族が心配でしょうがないから警察に行って止めるようにしてくれと頼む。現実に、あるということが判ると、いまのところは運転できないことになっている。この場合は、運転で事故を起こした場合に一番問題であろうというのは、そのこと自体が好ましくないことで、あとは不機嫌になることと、非常に残酷な喧嘩をしたりする場合もあり得るので注意した方がいいということです。

きょうは、分裂病と「てんかん」についてお話しました。

8　精神障害者と責任能力　Ⅲ

保崎秀夫
慶応義塾大学名誉教授

◆「てんかん」のけいれん発作と意識喪失

初めに、最近出あった例のお話しますが、昭和四二年生れの男性で、何故捕まったかというと、4WDというのですか、置いてあった車をかっぱらっては運転して、また乗り捨てては次を盗む。やることというのはそれだけで、いままでに三回くらい刑務所に入っていますが、全部車を乗り継ぎして、一時は警察に追われたりしているが、いつもあてて壊して、また次の車をあてて壊すという、何度も同じことを繰り返す。

この人は、小学校のときから「てんかん」のけいれん発作でひきつける、またひきつけ以外には、けいれんが起きる代わりに判らなくなることがある、何かをしてもその間のことを覚えていない。そのときに車に乗って行動したのではないかというのが、弁護人さんの意見で、検察官の意見は判っていいてやっているのだろうというわけです。この人は知能指数が六〇といいまして、軽い精神遅滞（知的障害）というところですが、検査をすればこのぐらいの知能の人というのは社会の中でたくさんいるので別に問題はないのですけれども、ひきつけがあるという訳です。

この人の場合、母親が男をつくって逃げたので、父親が一人で育て、父親が再婚すると継母が苛めたという。

これは事実らしく、さんざん苛めたと書いてある。行くところはないし、けいれんは段々ひどくなる、苛められれば余計にひどくなる、勤めに出れば職場でけいれんを起こす、けいれんを起こすとばかにされるというので職場もあまり勤まらない、そのうちに車を盗んで乗り回して刑務所に行くということを繰り返している。知能の問題とひきつけと、それから判らなくなるというのは、けいれんで判らなくなるのではなくて、行動していて後で覚えていないという、これはわりあいに「てんかん」の場合に大事なことです。「てんかん」の人がヒステリーみたいなことをやる、ほんとうに「てんかん」のけいれんを起こす場合と、困ると自分でけいれんを起こして倒れる、だけどどうも偽物らしいという。偽物の発作と本物の発作と、判らなくなることと、知恵づきが悪い、それでいつも車を乗り逃げしている。今度は一二台を二日間の間に乗り継いで売った、その間にけいれんも起こしているし発作もあるし、自分でも覚えていない。ひきつけると判らなくなるのだから、これは責任能力を完全に負わせることはできないのではないかという前の鑑定があった、しかし、同時にこの人は嘘をついたり、真似ごとをするからその点も考慮しなければいけないと書いてあった。それでそのうちに一部はいい加減なものがあると書いてあったので、いい加減なものを何故本物に扱ったかと揉めているケースです。

こういうことはよくあります、何がなんだか判らない、判っているのはひきつけることと判らなくなって行動する。ですから、一二台のうち半分くらいは覚えている、むしゃくしゃしたから車を乗り回してやったと言う。そのうちにけいれんを起こして、今度は判らないうちに車を乗り回したというから、一二台のうち半分判っていて、半分判らない。

本人は、「私は正直な事しか言っていないのに、皆が嘘をついている」と言う。「私は正直な事しか言いません、だけど私はよく忘れます」と言う。だから困る。「嘘はつきませんか」と尋ねると「私は、嘘はつきません、だけどよく忘れるから違うことを言うことがあります」と言う。しかもこの人の場合は側頭葉てんかん、「てんかん」の中に側頭葉がやられる「てんかん」があって、これは発作がおさまりにくくて一番治り難い。普通脳波を調べると異常な波が出てくるにしても、側頭葉から出ているものは一番てこずるというのは、なかなかけいれん発作がおさまらない、そして性格の変化がくる、荒っぽくなって恐ろしくなる、薬が効かなくなって、気短になってこわい。

この人の場合は、側頭葉てんかんであることは間違いない、ただ性格の変化はあまり目立たない優しい人です。この側頭葉てんかんは治り難いので、難治てんかんと呼ばれます。

発作を起こす人というのは、だいたい薬は一種類か二種類でいいのですが、五種類、六種類使うようになると発作がおさまらないで治り難い。例えばうつ病でも難治うつ病というのがありますが、難治てんかんと難治うつ病、分裂病については初めから難治の傾向があるからつけません。うつ病というのは治る筈ですが、なかなか治らないので難治というものがあります。

◆人格障害と責任能力

人格障害というところに入ります、もともと性格的な偏りというのは、それだけでは責任能力にあまり問題はない。例えばやくざの人はどういう人かというと、性格的な偏りがあると必ず書かれるわけですが、別にその人が何か起こしても問題はない。

皆さんが性格検査をするときに、丸を書いてやるものがありますが、神経症傾向とか、ヒステリー傾向、強迫傾向、分裂気質、そううつ気質、てんかん気質と分けます。例えば些細なことを気にしやすい人というのが神経症傾向。ヒステリーというのは、少し自分をよく見せようとして嘘をついたり大袈裟なことを言ったりする。強迫というのは戸締まりを気にしたり、手を何度も洗ったり細かいことを気にして几帳面です。分裂気質というのは付き合いの悪い、勉強ばかりしていたり山歩きをしたり、自然が好きだとか本が好きだとか、人とあまりつきあわなくて自分の世界へこもっている。そううつ気質というのは調子がいい人、てんかん気質というのは非常に几帳面で凝り性で、真面目でかっとしやすいという人です。いままではこういうものをつきあわせて、自分の性格傾向を書くわけです。おそらく皆さんはこの中の二つか三つもっている、一つであるということはまずありません。神経質な人でも結構大胆な人がいたり、几帳面な人でも机の上は目茶苦茶ということはある、目茶苦茶であっても、その代わり触ると怒る。もう一つはきちんと重ねて、それで几帳面ですし、目茶苦茶なのも几帳面なのです、形が代わるけどいろいろなタイプの人がある。

これが一応普通の性格傾向とすると、それがやや逸脱してきたものが性格異常。シュナイダーの分類というのがあって、これが昔から精神医学の方では有名です。平均から逸脱した人格を異常人格という、平均から偏ったものをいうわけです。偏っているということは繋がっているという意味です、だから皆さんの中で多分性格的に偏っている人はいると思います。偏っても、他人に迷惑をかけなければいいわけで、それはいると思います。頭のいい人がいて、よ過ぎる人と普通の人との間には差があるけれども、別ものではないという意味で連続している。例えば戦争中は真面目な人が真ん中にくる、戦争中に不真面目な人は変わっているわけで、異常性格ということになる。今は少し真面目ではない人の方が正常でしょう、基準が時代によって違います。

定義というのがありまして、精神病質人格という言葉をいっている。分類の中には、性格異常、異常性格、精神病質、パーソナリティの障害とありますが、現在は漠然とパーソナリティの障害とか人格障害という書き方をするようになりました。その前の時代に精神病質という言葉がありまして、それがシュナイダーという人が言い出した精神病質という言葉があり、それはどういう定義かというと「その人格の異常性のために自らが悩むか、またはその異常性のために社会が悩む、そういう異常性格を精神病質という」といっています。ですから、自分が悩んでいる場合と社会が悩んでいる場合とがありますが、実際問題としては殆ど周りを悩ませている人のことを精神病質といいました。ですから、精神病質というのは、言葉としてイメージが悪いので、これを使わない方がいいというので反対している人が多い。この言葉一つのために、反対運動をしたり、学会で大騒ぎをしたりした時代がありました。何故ならば、これはいやな人で、犯罪者で、反社会的な人で治らないというイメージがあったわけです、だからこの言葉は善くない。でも、定義からいくと自らも悩むと書いてある、自分でも苦にしているのであるから別にそれほどでもない、問題は後段の方の自分で悩まないで社会が悩んでいる人の方が問題なのです。

◆シュナイダーの十分類

シュナイダーの十分類というのがあります。性格異常というのは、なかなか分類ができない。例えば朗らかな人の反対は沈んでいる人です、それではいい加減な人の反対のいい加減でない人というのはという具合で、なかなか対にはできない。せいぜい調子の高い人と調子の低い人という、また意志の弱い人に対して意志の強い人というのは何かというと、別に意志の強い人というのは病気ではないという具合で、言葉ではなかなか対にできないので、適当に書くようになりました。

①発揚者、調子の高い人ですが、これは別に迷惑をかけるわけではないけれども、喧嘩しだしたら迷惑をかけるわけです。代議士とか長になって活躍する人というのは調子が高くなければなりませんし、これは病気ではありませんから、連続性からいうとそう病の方に繋がりますが、実は繋がりがない。

②抑うつというのは陰気な人で、その人が居ると周りが陰気になるというような人。

③自信欠乏者というのは、例えば強迫神経症などもみなそうです、ちゃんと答案を書いたかどうか気になって、

何度も何度も確認するような人です。

④狂信者というのは、宗教的なものや思想的なものでのめり込むような人を狂信者といいます、熱狂者ともいいます。

⑤気分変動者というのは、気分が動くという意味ではなくて、この場合は陰気な方にだけ動く人をいいます。気分が非常に陰気でいらいらして、落ち込み易い人で、下の方に動く人だけです。お酒飲みで、大酒飲んで暴れる人で、急に不愉快になっていらいらしてきて暴れて、気がついて落ち着くというタイプの人はこれが基礎になっている。気分変動というと、非常にむらがあるように思うけれども、むらがあるのではなくて必ず下の方に、いらいらしてゆううつになる人です。

⑥爆発者というのは判りますね、かっとなって直ぐ爆発する。

⑦情性欠如者というのはモラル高等感情の欠如した人、平気でばっさりと人を切ったりすることのできる人を情性欠如者といいます。

⑧意志欠如者というのも意志の弱い人のことで、これはあまり意味がない。意志欠如者の例として挙げられるのは、いろいろな事につられて悪い事をしてしまう人。爆発とか情性欠如者というのはやくざの親分になる人で、子分になる人が意志欠如者。

⑨無力者というのは、常に自分の不調を訴えたりなどする人。これを並べてみると、事件に関係があるような人というのは、この中では爆発者と、熱狂者と、情性欠如者くらいで反社会的な人というのはわりあい少ない。調子の高い人といっても、これは性格異常者で病気の人の話ではありません。

⑩顕示者というのはヒステリーのもとになる性格傾向。

こういうふうにいろいろ分けてあったのですが、最近は内容が変わってきました。

◆人格障害（異常性格）分類方式の多様性とその問題

ＩＣＤ－１０というのは国際分類で世界共通のもので、ＤＳＭ－ⅢＲ、ＤＳＭ－Ⅳとあるのがアメリカ精神医学会の方の分類です（レジュメのⅢ参照）。二つ比べてみますと、一番判るのは国際分類のＦ６０・２非社会性人格障害とありますが、アメリカの分類で３０１・７０反社会性となっています（anti～）（レジュメⅢでは省略）。これは反社会性という言葉を使うと、嫌がる人が多い。日本の場合でも、精神病質というのは反社会的な人とすぐにやるから、反社会的な人というのは体制に対して逆らう人とか、思想的な人というふうにとる。例えば、左翼を弾圧するとか、思想的に自分と反対の人を反社会的な人ととって抑圧する、そういう人は反社会的な人イコール精神病質ということがある。ですから、反社会的という言葉で分類するのはまずいということは、各国ともそういうことを言っています。「非社会的」という言葉は、非常に曖昧です、内容的には規則が守れない人ということです。普通は非社会的といった場合には、例えば精神病の患者さんが変なことをする、おかしいから変なことをするわけですが、それを意図的に変なことをする人と知らないでやる人がいます。知らないでやる人も含めて、普通非社会的といいます。この分類では、実は定義は同じですが、言葉として使うことがまずいから変えてあるわけです。

この二つの分類の中で、最近の特徴的なものというのは、国際分類のＦ６０・３－１の情緒不安定型人格障害の中の境界型という、ボーダーラインという人、ボーダーラインの人は手首を切ったりいろいろトラブルを起こして、或いは暴れたり、すぐに騒いだり、そうかと思うと非常につきあいがよかったり、非常に動揺し易い人で境界型といいます。治り難いうつ病の人の背景には、これがあると言われています。それがアメリカの分類になると、３０１・８３２境界性人格障害と独立させているが、他の国では独立させないで情緒不安定という中の一種類に入れているという違いがあります。

これも判りにくいとは思いますが、アメリカの方の分類で「分裂病型人格障害」、国際分類の「分裂病型障害」というのがあります。分裂病質はつきあいの悪い人ですが、分裂病型というのは既に分裂病に足を突っ込んでいる、ですから既に病人に近いものまで入っているので、これはおかしいと言われています。

いろいろな分類があって、それぞれがそれぞれの特徴をもっていますが、この中で例えば国際分類のF60・4に演技性というのはヒステリーのもとになる性格傾向のことで、定義は自分を現在以上によく見せようとする傾向で、顕揚性といいます。顕揚性というのは適切でないとして演技性ということになりました。ただ、この顕揚性というのは、自分をよく見せようとする傾向ですから、これがないとあまり偉くなれない。これがあるからこそ皆努力するのであって、自分で偉く見せようと思う、その裏付けをするために努力するのであって、これがないと駄目だけれども、その度が過ぎると大袈裟なったり、嘘をついたり、空想的なことを言うようになる。

このようにいろいろな分類がありますが、実際の場面ではこれをくっつけ合わせる。例えばよく使う言葉にこのような曖昧なものがあります、「未熟な性格傾向」という言葉をよく使います。未熟という言葉は、いろいろなものを含んでいますから非常に使いやすい。「この人は人格的に未熟」というと、いろいろな要素が全部入ってきますので、こういう曖昧な言葉を使う。「未熟で、気にしやすくて、わがままで、自己中心的で」と悪口を書くわけです、こういう性格傾向をもっていたと書く。一つでは表現できなくて、複雑な単語をどんどん並べていって、こういう傾向があったと書くのが普通の書き方です。例えば「この人は○○性人格障害である」というふうに、あまり極端には書きません。

妄想性人格障害とあるのは、ひがみっぽいとか、疑り深いとか、傷つけられると駄目だとか、普段からそういう傾向をもっている人がちょっとしたきっかけで被害的になることをさしています。

◆連続幼女誘拐殺人事件を例として

例として、連続幼女誘拐殺人事件の話で、これはどういう形になっているかということだけを話します。これは結局若い男の人が、何人かの幼女を誘拐して殺した、そしてたまたま六回目に女の子を誘拐する前に、渓谷で写真を撮ってあげると言って連れて行こうとするときに親に見つかって、殴られて捕まった。それで帰してもらえそうになったところが、似たような事件があると警察で閃いた者がいて、一応調べてみたら家の中にビデオ・テープがたくさんあって、その中に凄いものがたくさんあるということがあって、それから段々判ってきたということです。

多少本人が、身体が不自由であるというのですが、前腕の二つの骨が根元でくっついているとちょっと動作でし難いことがあるというだけで、知的には問題がない。一応普通に育てられたが、本人に言わせると、幼稚園のときに手が不自由だから嫌な思いをした、また親が年中夫婦喧嘩をして不愉快だったと言っている。小さいときから動物を苛めるのが好きだったとか、猫をけがさせたり、最終的には猫をレンジで殺したりという残酷な事をする、だが、そういうことが残酷かどうかということは、見る人によって違う。皆さんだって、動物に対して相当ひどいことをする、だから全体としてどうかということですが、ある部分だけを取り上げると非常に残酷な傾向がある。もともと付き合いが悪いので、自分で楽しむよりほかないというので、自分でビデオを六〇〇〇本とか七〇〇〇本集めた。その中には、非常に残酷なもので、しかも作ったような映画。血だらけになったり、首がとんだり、内臓が出ている、その内臓だけは本物の牛か何かの動物の内臓が出ている。画面が絵で描いたような画面になっていたり、いろいろな残酷な絵とか、性的な怪しげな絵とか、非常に子どもっぽいもの。アニメ、ポルノは普通の皆さんが連想するようなポルノとは違う、子どもっぽいポルノで、パンツがちらちら見えるようなものを撮ったビデオとか、その程度で、それを楽しんでいたわけです。情報を交換する会があって、そこに自分の撮ったビデオを持っていくと、地方の人がビデオを持ってきて交換する、そうして自分の持ち物を増やすということです、それは別に違法なことではなくてやっていたわけです。

何から始まったかというと、パンチラ写真です。学校などへ行って、子どもがさか上がりをやっているところ、或いは女学校に行ってテニスをやっていると下から撮る。小学生は見せろと言われても意味が判らないから、いくらでも見せてくれるけど、女学生ぐらいになると見せてくれないので、陰で下から撮る。そういうふうな事をしてさんざん集めていて、実物を見たくなったけど、ちょっと大きい子では手に負えないので小さい子にした。小さい子を誘って、車に乗せて、山の中に連れていった。見たくなったということで始めたのでしょうけれど、子どもが当然騒ぎますので殺してしまう、それで一旦逃げ帰ります。それはただ殺しただけのことですが、二度目はやはり連れていって、途中で殺して写真を撮り始めるわけです。それは売っているビデオにあるような内容です。それが黙ってやっていれば別でしょうが、それが段々公になって報じられるようになってからは、少し変わってきたわけです。報じられるようになるのに対して、段々挑戦的になってくる。犯人はこういう人だとか、こういう筈だとか、評論家がいろいろ予測したものを書きますと、それが同じだとびっくりするけれど、違っていると嬉しくなるという感じらしい。

そのうちに、自分が焼いて送りつけた歯が専門の歯医者さんが見て、これは被害者のものではないと言ったことに頭にきた、本人が実物だと判っているのに相手が違うと言ったもので怒った。それまでは捕まらないように、ちゃんと実物はこうだということを知らせたり、家の中にテレビを六台くらいもっていて、毎日のようにニュースを全部端から撮っておいて、後で仕事から帰ってきてそれを集録して、どこどこの何チャンネルの誰々はいい加減なことを言ったというと文句を言ったりした。疑われるといけないので、女性の名前で被害者のお母さんのところへ手紙をやって、私は自分の子どもを亡くしたことがあって、それで子ども恋しさに誘拐したなどと書いて出した。

◆自分で判っていてやったことかどうか

こういう行為をしていたときに、自分が判っていてやったかどうかということが、後で問題になるわけです。女性の口調で書いて手紙を送ったものを、それをこの人が、この女性になって書いたのだというと、二重人格という言い方になる。女性が書いた振りをして手紙を出したのではなくて、本当にその女性になったのだという意見が後から出てきた。

子どもを殺すときに、いろいろなところで首を絞めて殺すのですが、後になって何故殺したかというと「ねずみ人間」が出てきて、怖くなって前のものを抱えこんだか何かしたら死んでいたという。そうすると、「ねずみ人間」が出てきたときに別の人になっていたということが出てきて、だからこのときには別な人格になっていたという、三重か四重の人になっていたという解釈です。

ただ、本人は最初は事件については、全部興味本位で大人は見せてくれないから、子どもをいたずらしたいのではなくて外から見たくてやったのだという、興味があって確認したくてやった。それからテープを六〇〇〇本も七〇〇〇本も集めると、自分だけの世界で一つしかないテープを作りたい、それには本当の子どもを使ってやれば、それは世界で一本しかないですがそれは他人に見せるわけにはいかないが、そういうものが欲しいと思いだして、それをテープに入れだした。事実警察が何千本だかのテープを調べた中では、被害者の写真を撮ったり、いたずらしているところがきちんとテープで撮ってあって、それでやがてこの人がやったということが判るわけです。

本人はそういうわけで、違法だとは判っているのだけれども、全部自分の考えでやっている。後で捕まってから、死体をどこどこに埋めましたということで警察が調べに行ったところ、全部その通り見つかったわけです。だから、本人の言うことも合っていたし、判っていてやったものだし、けしからんという話になりました。ところが、捕まってから本人が、「ねずみ人間」が出てきたとか、覚えていないと言い出した、そのうちに自分の両親を、実の親ではないと言い出した。初めのうちは、実の親が身体が不自由なのに幼稚園に行かせる筈はない、そんな筈はないと言っていたのが、やはり実の親ではないのだ、それから別に親がいると言い出した。そういうふうに変わってきて、それからいろいろな問題になったわけです。

最初のときには、この人はどういう人かというと、ここでいう分裂気質。昔でいうとクレッチメルの分裂気質とか、そううつ気質とか、てんかん気質がありますが、つきあいが悪くて閉じ籠って、「○○おたく」という人はだいたいそうです、この頃から「○○おたく」という言葉が出たのでしょう。

同じ分裂気質の人でも、まったく外を気にしない「おたく」の人と、非常に気にしてぴりぴりする人がいる、敏感な人と鈍感な人に別れます。とにかくつきあいの悪い人がいけないなと思いながら、最初に成功したものだから、ついに行くところまで行ったととったわけです。但し、小さいときから動物などに対して残酷な事をしているので、それをどうとるか。

◆情性欠如というとらえ方

そういうときに、先程シュナイダーの分類といいましたが、情性欠如というのがあります。情性欠如というのは、高等感情が欠如しているということです。皆さんの中にはそういう人が当然いないわけです、しかし人間というのは時々ある瞬間こうなることがあります、時々モラルもへったくれもなくなるということがある、こういう人というのは、常時だいたいこうです。昔でいうと、やくざの親分でピストルを持っていると直ぐボンボン射って平気な人とか、バッサリやって平気な人というのが情性欠如であるというふうに言われていました。人間というのは、なかなかこれがやれないので、これがやれるということは、昔は分裂病をやった人ということになっていました。分裂病をやると、情性が欠如するといわれて、これは紙一重です。

かなり以前に、ある人が、中学生の男の子を連れてきて、木に縛りつけておちんちんを切ってしまうという人がいた。何人かにそれをやって、それが鑑定になったときに、やはりそういうことをしているのは情性が麻痺しているのだから、明らかに分裂病の傾向があるのではないかといった。ある先生は、麻痺ではなくて、この人はそういう残酷なことをする人なのだからといって、裁判所は残酷な人ということで処理しました。何年か経って、刑務所から出てきて、また何かやった。そのときはかっぱらいをやった、だから年が経ってから違うことをやったのですけれども、それは今から考えると高等感情が麻痺しているのではなくて、そういう悪いことをいろいろやる人だということにはなっています。

この若い人が、子どもを誘拐するときに、普段は非常に愛想が悪い人なのですが、子どもを誘拐できるというのは相当愛想がよくならなければ出来ない。やったことがないから判らないけれども、女の子を連れ込むというのは、よほど優しくなければ駄目で、そういうことを心得ている、うまくできる人なわけです。特に四番目の子どもを殺したときに、「お兄ちゃん、手が動かないの」と言われたので、かっとなってやったというのですけど、子どもがそういうことを言うかどうか、というのは車の運転ができているわけです。車の運転が差支えない状態で、隣にいる子どもが「お兄ちゃん、手が変だ」と言えることは、ちょっと普通では考えられない。子どもは正直だから、逆に言うという考え方もあるけれども、本人の一番痛いところをつかれたから殺したのだという説明をしていますが、おそらくそうではない。その前に誘拐しているわけですから、目的は別なことにある。

次に一人の子どもを誘拐したときに、血を飲んだという話と、肉を焼いて食べたという話が出てきたので、それがグロテスクなのでおかしいということになりましたが、おそらくそんなことはやっていないと思います。本人は、時間が経てば、死体が腐って手がつけられなくて、臭いが出ないようにすることに専念していてそれどころではない。怖くてしようがないし、寝るのもそこから離れたところで横になっていなければいけないと書いてある、そういう人が血を飲むというようなことはできる筈がない。しかし、本人が段々そういうことを言い出した、何故かというとその方が皆に注目されるからですが、多分やっていないと思う。皆が、そういうことを言うと、非常に気にするから言っているのだということまで、本人は説明している。

◆拘禁反応の症状

やりたいことをやって、捕まってから変なことを言い出したというときに、必ず出てくるのが拘禁反応或いは拘禁精神病という言葉です、これはわりあいに多い。皆さんは、警察の世話になったことがあるのは車のことぐらいでしょうが、警察に留置されたりすると真面目な人というのは皆おかしくなる。いままで手錠をはめられたこともないし、入れられたことがないのに、横に変なおっかない人が入っていたりしたら、それはあたりまえのことです。不安になって、憂うつになってがたがたするというのはあたりまえのことですが、それが度を越して口もきかなくなって、目が据わったまま動かなくなったり、そうかと思うと急にウワーッと泣き叫ぶ、そのように急におかしくなる、それは拘禁されたらあたりまえだということです。そのように拘禁からきた場合には拘禁反応といいますが、その中に急にワーッと騒いでおかしくなる場合と、この前診た人は、警察に捕まった途端口はきかないし、それっきりものは食べないで痩せ衰えたというのがいましたが、前に捕まったときもこのようになっているので、警察は安心しているといっていました。最後の頃になると食べるのですが、何日間かは食べない、というのは、それで一度逃げて成功したことがある。何も食べないので骨と皮になって、慌てて病院に運んで注射して、逃げる筈がないと思って置いておいたら逃げた。それ以来味をしめて、捕まると反射的にそうなる人がいました。

そういうものは急性のもので、こういうものは時間が経つと自分でいろいろな妄想や幻想をもつようになります。いちばんよく言われているのは、自分は無罪だという妄想をもつようになる、いずれ釈放される、同じ妄想でも一番合目的的です。自分は絶対に無罪だ、いずれ釈放されるという妄想をもつ、いずれ出られるという妄想があるから、そうすると逆に落ち着いてくる。それから声聞こえてくる、「おまえは何もやっていない」とか、「おまえは偉い人だ」という声が聞こえてくると安心して静かにしている。

自分に都合のよいような妄想や幻聴が出てくる、まったく精神病と区別ができなくなる。なかには聞こえる声に反応して、そちらと喋って、こちらとは話をしない人がいる、そうすると分裂病と区別ができません。

◆多重人格という考え方

先程の幼女誘拐殺人の例では、時間が経って診たら、鑑定する先生が二つに分かれました、分裂病だという先生と、解離性人格、多重人格だとする説です。

多重人格というのは、もともと分類からいうとヒステリーに入る。おかしなことを言えば分裂病、だから捕まったためにおかしくなったというふうに書くわけです。様子を診ているとやはりおかしい、捕まったからだけではなくて、前から少しずつおかしくなって、捕まってから本格的におかしくなったのではないかという考え方。解離性人格だとする説は、ほんとうの意味でおかしいのではなくて、やはり何か一種のヒステリーのような反応を起こして、女の名前を騙って手紙を書いたとき、ストーリーを作って手紙を書いたときには、この人は別の人格になっていたという考え方です。精神病と精神病でないものの二つに分かれている、責任能力については、いずれも軽減をしなければいけないと書いてあります。考え方によって、同じものがどんどんどんどん変わっていくということが、よくはありませんが時たまあります。実は、日本では多重人格というのは、そんなに多くはないといわれてきた。さらに嘘ではないかというものが多い。

昔、千葉の方に療養所をもっている中村古峡という先生が報告した二症例というのがあります。「二重人格の女」という有名な症例がありまして、この二重人格の女というのが最初の報告ということになっています。その後、心理学の雑誌に一人載っているくらいで、あまりない。

二重人格というかどうか判らない、例えばこういう例があります。最近あった例で、結婚したら旦那が前から女の人とつきあっていた。結婚する前から、「あなたは私の男をとるのか」と言って、さんざんやっていたらしい。姿は現さないけれども、電話で彼女をさんざん苛めたのですが、それを振り切って結婚した。結婚してから無言電話などがかかってくる、それをやっているのは相手の女性に間違いないし、ご主人もそれを知っている。止めろといっても、その彼女はやめないのだという。ところが、ある時から、急にその奥さんがお母さんが来ると突然「なんで私の旦那をとったのだ」ということを、人が変わったようになってべらべらと喋る。それは、相手の彼女のセリフで、彼女の声で、お母さんに向かって五分間くらいだーっとやる、そしてふっと終わって「あれっ、どうしたの」とやる。僕も、たまたまその三回目くらいに、その人がわめいているのを見たのですが、普通に話していたのが急に、声が変わった顔が変わったなと思ったら喋りだした。言うことは、「なんで私の彼をとったのだ」と言って、ちょうど相手の彼女が奥さんに言っている内容を、こちらに向かって言う。声が変わったというのが判ったのだけど、実際にお母さんも我々も誰も、彼女という人を見たことがない、それでこれが嘘ではないというのは、お母さんが時々家で電話をとることがあって、声はよく知っている。まったく彼女の声でやっているということは、お母さんも認めている。すっと終わると、「あれっ、どうしたのでしょう」と言う。

そのときに「乗り移って言ったのだ」というのは、昔風の言い方です。もう一人女がいて、その女が乗り移ると多重になる、別な人格になる。ほんとうはこういうのは多重人格ではありません、この人自身が何か別な人格に変わって言っているというならばいいけど、たまたまその彼女に変わるので、それでは乗り移るというようなことと同じになってしまいます。こういうものを二重といっても実際は構わないけれども、実際はこの奥さんが別な人になるということがはっきり判らないと問題にならない。

日本で症例報告に四重人格の例というのがある、一は自分、二、三、四とあって、二が自分に近く、三が正反対、四が仲介役というのがあります。本来からいいますと、他の三つについては全然知らないというのが建て前です、だけど二と三は仲が良いとか、二は四番のことを知らないとか、ただしおおもとの人は全然知らないというのが原則です。

幼女誘拐殺人の例で、この人が子どもを亡くしたお母さんとしての手紙を出したことは、自分で言っている。男がやったと思われては困るということと、この地域でやったと思われると困るから、わざと住所を向こうにして、女の名前にして書いたわけですが、書いているうちに女言葉が途中から男言葉になってしまって、どうも女にしてはおかしいというところがありますが、それは自分でくらますためにしている。宮沢公園という所に死体を捨てますが、それは判り易いと、わざと遠くへ行って捨てるが、それもどうして宮沢なのかというと、「私は宮沢りえちゃんが好きだから、その名前にあやかって捨てた」とか、いろいろ説明がついていて、別に人が変わったような気配というのはないので、やはりもしかしたら拘禁反応だけではなくて、病気の傾向があるのかなということです。

実は、こういうときに心理検査をしますが、拘禁反応の疑いは出ています、しかし多くはこういうときには検査をすると分裂病の疑いとなる。拘禁反応かどうかということは、釈放すれば判ります、その人を釈放し拘禁がなくなれば元に戻る。昔、某私大の小学校生徒を誘拐して殺したという事件がありましたが、その犯人が捕まってから声が聞こえたり妄想が出てきた。拘禁反応で声が聞こえてきたのが、ある時期からとれました。普通だと、裁判をやめて休憩してみるととれるというのではなくて、実際にある時期になると元に目覚めた形で戻る人もいますが、なかなか元に戻らない人もいます。戻らない人だと、病人かどうか判らないということがしばしばありますが、あまり世間を騒がせた事件でないと、どこら辺かで有罪になって、刑務所で治療を兼ねてやるという場合が殆どです。

ガンザー症候群というのは、拘禁されたときに子どもになってしまう。子どもとなって知的にも下がったみたいで、判り切った質問にも答えられない状態で退行してしまう、それをガンザー（ガンゼル）の状態といいます。四つか五つくらいに退行してしまうと、「名前なんていうの」と聞くと「ぼく〇〇というの」とか、年を聞くと「ぼく、みっちゅ」というふうに大の男がそうなってしまう。しかし、うまいことに喋り方だけが退行するのではなく、年齢と相応して知的にも下がる。「でまかせ応答」というか、「かすり応答」というか、答えがかすっている。「1＋1」は3とか、「2＋2」は5とか、全然知らない人ではこういう答えはできないというような答え方をします。何か意図的なものを思わせるような、そういう応答です。ところが、実際は患者さんが刑務所で捕まっていてもあまりこういうふうにならない、これはむしろ普通の診察でヒステリーなどを起こした人が簡単にこうなる、催眠状態で退行するようです。だが、戻ったときに全部覚えていない、「昨日は子どもみたいになったね」と言うと、「冗談でしょう、私は普通で病院にいますよ」と言って、昨日なったのだといくら言っても覚えていない。

拘禁反応と書いてありますけれども、必ずしも刑務所で起こるものではない。原則としては責任能力があるけれども、激しい情動反応が起こる、例えばかっとなって判らなくなったというときに、そのかっとなったときに意識がなくなるとこういうふうに情動反応を起こして、覚えていなければ多少免じてくれるけれども、殆どそうはいかない、ですから性格異常の場合は問題ではないわけです。

先程お話したボーダーライン、境界人格ですが、普通のものよりも複雑だから、もしかしたらそういう性格診断がついたならば、場合によっては責任能力を減ずることもできる。結構いまはボーダーラインの診断がついて、責任能力を減じてよいというような鑑定書がよく出ています。

◆病による人柄の変化と責任能力

脳炎や外傷後の人柄の変化とありますが、小さいときに脳炎をやったり、交通事故などで頭をけがしたりしたときに人柄が変わります。いまはあまりありませんが、戦後は日本脳炎というのがあって、ずいぶん亡くなったり、罹った人がたくさんある、脳炎をやって穏やかになるというか、角がとれて惚けてしまう人と、意欲がなくなってごろごろしていて時々かっとなるというのが、けがした後の特徴です。それはけがの特徴であると同時にやくざの人の特徴でもあるわけです。

何か身体の病気をしたり、頭のけがをしたために抑えがきかないために、ある程度責任能力を勘弁してやったらどうだということをいうことがある。しかし、相当なけがをしないと駄目です、いまはCTとかありますから、頭がどれだけやられたか直ぐに判りますから現在はわりあいに判断し易い。昔はなかなか診察が難しかったから、けがした後にこういう人はいるよということで済ましていました。

それと同じことが、精神病をやった後で人柄が変わったのではないかということがある。この間お話しましたが、分裂病をやった人がパンツを盗んだというケース、そういう場合は普通の人が好きで盗んだのと、病気をやった人が盗んだのと違うかどうかということです。書き方で、病気をしたために、多少やられていて盗んだのだという、しかしその人は調べたら病気の前から盗んでいたのです。その病気の前から盗んでいたということを、弁護人は既にその頃から病気が始まっていたということをいっています。

これは一番大事なことですが、もともとからあった性格か、病気のためか区別できない。元からの性格に病気が加わったとしますと、元の性格かどうか判らない。分裂病の患者さんはそんな残酷なことはしない、優しくてひどいことはしない、ひどい事をするのは元々変わった人だということで、元々残酷な人が分裂病になったので、余計に抑制がとれたというふうに解釈する場合と、病気なったら乱暴になったという解釈があります。

例えば、声が聞こえてきて殺されそうと思うから相手に乱暴するというのは、声が聞こえてきたからやったので、これは病気のせいだけれども、たいした事がないのに急にかっとなってやった場合は、病気のためにやったのか元からそうだったのか、これは常に問題になります。

昔、神奈川県であった例で、高校生が高校をやめさせられた後、自分がやめた高校の生徒が道を歩いているところを車ではねて、更にその上に一人を刺して殺した。それは、昔自分がくびになったから仕返しをしたのだ、とこういうふうに解釈されていたのですが、実はそうではなかった。学校を出て、その後病気になって声が聞こえたり妄想が出て、宇宙人と交信しているわけです。宇宙人と交信しているうちに、そこをたまたま通りかかったのが宇宙人と交信している仲間かと思ってはねたら、それがたまたま自分がやめた高校の生徒だった。解釈は、昔追い出された学校の生徒をはねたのだからというのが表面的なもので、本人は宇宙人の仲間をはねたわけです。しかも、その人が学校をやめさせられた理由が、自分の受け持ちの先生の家に葬儀屋からお棺を届けたり、お寿司を何十人前も届けたりした、それで学校をくびになっている。病気と関係なく元々この人はそういう傾向があって、宇宙人の話のときもそれは元来の傾向とする見方です。だから、やくざの人が分裂病になったときはどうなるかという話と同じで、元来の傾向に更に分裂病が加わった。元来は分裂病の人はそんなに残酷なことはしないというのが建て前になっていて、患者さんには優しい人が多いというふうに言われています。病気としてはこれくらいですが、実際の病気方をしらないとなかなか判り難いとは思います。

◆遺言事件と惚けの診断

最後によく依頼される民事の事件で、遺言を書いたときにその人が惚けていたかどうかということがあります。ある人が死んだときに、書いたものがほんとうに書ける能力があったかどうかということが、しばしば問題になります。だいたいこういうときは当人が死んでいることが多い、現在大惚けになっている状態で、言っても話が通じないし、当時のことを聞くことはできない。そこで書類や周囲の人の話から何とか判断しようとする。

これはどういうことかというと、惚けに対する考え方がいろいろ違うからです。皆さんはおそらく判ると思いますが、自分の親が惚けても身内は相当凄くならないとそんなに惚けていると思わない。ところが、隣の人が見ると相当惚けているように見える、身内の人というのは惚けを理解するわけです。

精神科の病気の中で、皆さんに一番縁が近いのがこれだと思いますが、将来長生きしたらだいたいこうなります。惚けというのは身近で、家族にだいたいお爺さんお婆さんで惚ける方がありますから、そういう惚けを理解するときに、家族は非常に身近にいてよい方に解釈する、ところが財産のことで家族が二つに割れると、そこら辺が目茶苦茶になります。いままでたいしたことはないと言っていた人が、昔の親父はきちんとしていたけれども、今の親父は大惚けだと言う。親父さんの書いたものが有効だと思う子ども達は、いままで惚けたと言っていたのがちっとも惚けていないと、家族がお金のために、まったく違うことを言い出す。それが鑑定する場合に、非常に問題になります。惚けの秤《はかり》がない、基準がありません。初めから問題になると思えば調べているけれども、問題になると思わないから調べていない。多くの場合病院に入っている、しかし病院に入っていても病院は惚けた人だとあまり書くことがないもので一ヵ月に一回くらいしか書いてない。ところが看護日誌は面会だけはよく書いてある、誰々面会とか、日曜日になると迎えが来て連れてかえったとか、実はその迎えに来た人が印鑑をおさせたり書かせたりしてしまうわけです。しかも、字が当然書けないと思うのに、手をもってなぞらせる、無理やり書かせたとかいうこともあります。看護婦さんに判らないように忍び込んで、印鑑をおさせたとか、書かせるからどうしても字が違ってしまう。時間がなくなると、代わりの人がサインしたりする。趣旨はこうだ、明らかに口で言ったけど、書けないので私が代わりに書きましたという。正式なルートでやったものが問題になるのではなくて、ここら辺の正式でないものが問題になります。また、立ち会っている人が、利害関係があって、肩書きだけはすごいけれども法的に意味がない人が立ち会っていたりして、いろいろな問題が出てきます。

これから非常にこれが増えるということは、いざとなると親に対してぼろくそに言ったり、持ち上げたりする人がいるし、病院側の記載が殆どないのでよく判らない。看護婦さんも、看護日誌には二行くらいに書くから、「おしっこ、たれた」ぐらいに書いてあるだけで、その看護婦さんは熱心だから書いたので、いつも惚けているのかもしれない。

わりあいに大事なことは、時間的に惚けと思われるものが変わることがある、つまり暗くなると悪くなる人がいる。夕方から明け方頃におかしくなることが多い、昼間はわりあいにはっきりしている、だからはっきりしているときに書けば、想像していたよりも良いということがいえるし、はっきりしていない時間帯であれば、想像していたときよりも悪いことになるわけです。

こういうことが裁判で始終出てくると、皆覚えているから、うちのお祖父さんは昼間惚けていて夜しっかりしていると、わざと逆のことを言う人がいます。夜書かした人はそういう、しかし確かに昼と夜と倒錯するから夜中に起きている。夜中に誰か来たといってとびまわって起きていて、昼間寝ている、だから昼間寝ていて夜しっかりしているという表現を使う。それは嘘ではないのだけれども、実は書いた時間をねらってそういうことを言っている。

常時出てくるのは、精神病者の離婚のとき。患者さんと離婚するときに医師が診断したのちに、最終的には家庭裁判所に判断してもらうことによります(最近は成年後見法にのっとりますが、以前は禁治産、準禁治産の判断)。

精神科では惚けたというときに、お年寄りが惚けたという場合と、精神病の患者さんが惚けたという場合と二つ使います。理論的には、お年寄りの惚けたのは知的に惚けたといい、精神病のは情意が惚けたといいます。分裂病の人が惚けた場合、程度を判断して、常にその惚けた状態が続いている、そして回復の見込みがないということと、家族がずっと一〇年間も二〇年間もせっせと来て面倒を看てくれたということは書いてあります。そういう人こそ仕方がない、これだけ面倒みてどうしようもないのだから気の毒だということで、今は惚けてひどい状態で治る見込みがなくて、それがずっと続いていて、しかもこの家族はせっせと面倒を看てくれて、しかし気の毒なことにこうだということを書いて出せば、裁判所の方で離婚を認めてくれる。

入院している分裂病で惚けた患者さんのところに来て、惚けているところをねらって離婚の書類に印鑑をおさせるわけです。見せられても意味が全然判らないし、お土産でも持ってきてここへおしなさいと言えばおしてしまうわけです、誰も文句を言う人もいなくなってくると、平気でそういうこともできてしまう。お年寄りの病人というのは、皆そういうこともあるから警戒していますが、こちらは警戒なしですから、印鑑を持たせない場合もありますが、向こうでもってきておさせたりする。

分裂病でもお年寄りでも、年をとってくると財産の話というのは、だれが管理しているのかわけが判らない状態になります。それで、いつも講義のときに言うのは、皆さんの家でお金持ちのお爺さんお婆さんがいたら最後までよく面倒を看てあげなさい、とくに最後に面倒を看てくれた人にはいいことを書いてくれるからと言っています。

9 医療事故の現状と真相究明
――生命の値段

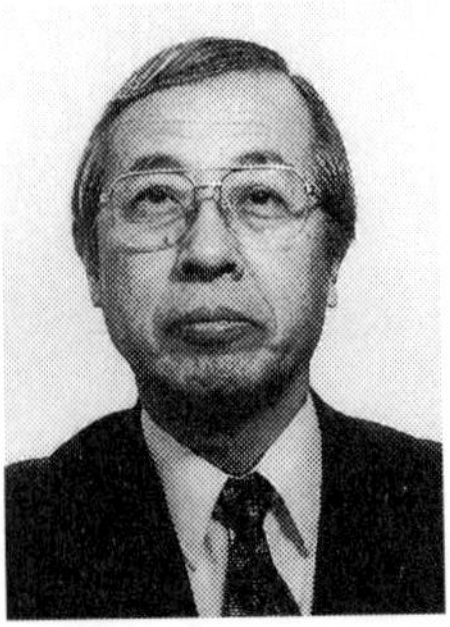

押田茂實
日本大学医学部教授

1 医療事故と医療過誤

私の方でいまとらえている法医学という考え方についてですが、長い東北大学（仙台）におりましたが、私の先生の赤石英教授は法医学についてこういうふうに言っております。

「法律に関係のある（トラブルについて）医学的な問題を研究する」。

医事法学は法律が母体で、医療に関する問題を研究する、これが医事法学です。法医学は医学が母体で、社会のトラブルとか医学的な問題を研究するということになります。実際に象牙の塔に籠っているだけではなくて応用する学問ですから、具体的な問題を対象として社会活動をしなければいけない、こういうふうに私達を教育しました。したがいまして、私どもは大学の中で議論しているだけでは赤石英先生に怒られてしまいますので、実際の社会活動をしました。どんなことが社会活動かというと、一つは社会のトラブルについて医学的な判断を行なう、これは言葉を変えますと「鑑定」ということになります。一番大きなトラブルは人が死ぬということです、その時に病気で死ぬのではなくて、殺されるとか、轢《ひ》き逃げにあうとか、犯罪に巻き込まれるということですから、そういう司法解剖をやっていました。

また患者として医師にかかったのに、今日お話するような医事紛争に巻き込まれるということになりますと、それの鑑定、再鑑定、或いは親子鑑定（この人の父親は誰か、相続する権利があるのかないのかというような問題）についてもしています。ですから、私どもはこの鑑定という領分に非常に力を入れておりますので、ただ単に理論だけではないというのが、私どもの立場の特徴です。

ちょうど日本大学に来て一〇年になりますが、私の前任の先生は慶応大学出身の上野佐先生でしたけれども、そういう意味では私が二代目ということになります。

今日お話するのは、医師や看護婦の頭の上に法律の網が被っているということです。この医師の頭の上にある法律の網というのは、普段は全然見えません。皆さんが見ても判らないわけです。ところが事故がありますと、この法律の網が俄《にわ》かに見えてくるようになります。医療が合法的であるための条件は三つあります。

① 危ない仕事ですから免許証が必要です。車の免許は合宿に行きますと二ヵ月でとれますが、医師の免許というのは六年間勉強して、なかには表裏で一二年かかる人もいまして、それだけではなく更に国家試験を受けなければなりません。この国家試験合格が、結局は免許証になってくるわけですけれども、医師或いは看護婦、レ

図1　医師や看護婦の頭の上には法の網がある

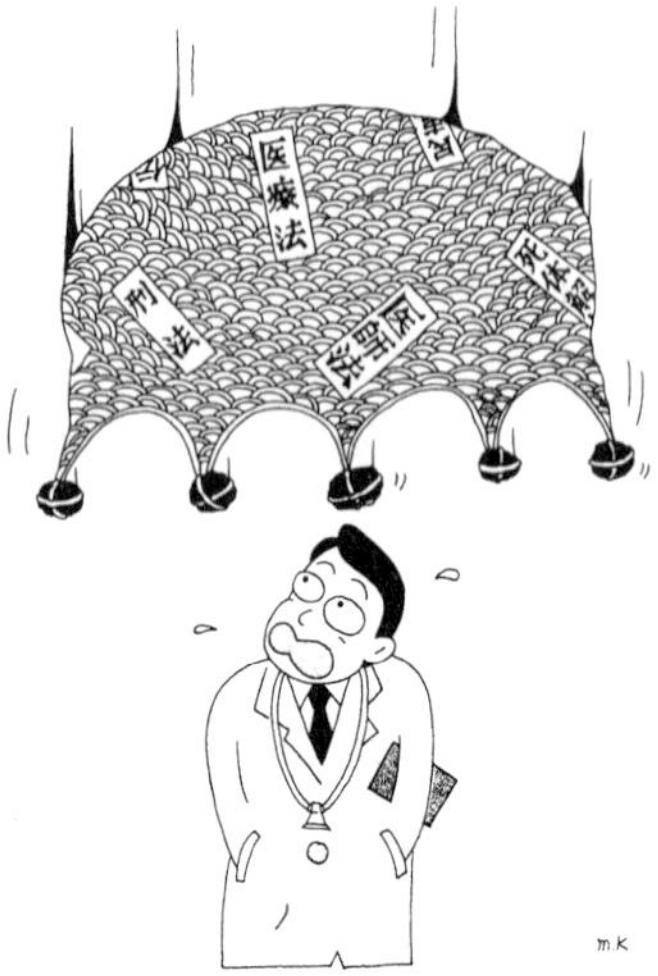

ントゲン技師等のように、患者と関係のある職種の人は免許がなければいけないということになっていますが、これは危険な仕事であるからです。

② 患者が医療内容を承諾していないといけないということが今の考えですが、なかにはエホバの証人という宗教のように、医療の最先端の治療をして下さい、しかし輸血は拒否する、こういうふうにして医療内容について患者が承諾しないということになると、医療の合法性はどうやって確保したらいいのかということになります。

③ 現在の医療水準を超えている。

この三つがそろって初めて、これは医療ということで合法的なものということになります。

医療に関しては、生命に関係がありますので事故が起こってきますけれども、事故が起こったときに大きく分けると二つに分かれます。一つは法的な責任があるのか、もう一つは法的な責任がないのか、こういうことになります。一方を黒、もう一方を白としますと、白い碁石と白い碁石を混ぜまして二つに分けなさいと言いますと、三歳くらいの子どもでも黒い碁石と白い碁石に分けられます、ところが実際の社会的な内容になりますと、この間にものすごい範囲の灰色があるわけでありまして、この灰色をどうするかというときに鑑定という作業が必要になってくるわけです。

法的な責任があると言われているものは、後でお話しますけれども、これを狭い意味で医療過誤といいます。医療事故と医療過誤を「＝《イコール》」で考えている方が世の中に多いのですけれども、これは頭の構造があまり宜しくありません。交通事故という言い方はありますけれども、交通過誤とはいわない、このことを考えてみるとわかります。交通事故の原因は全部運転者が悪いわけではありません。急に子どもが飛び出してくれば避けようがないので不可抗力的な事故ということになるわけですから、法的な責任を問えない場合だってあるわけです。車の事故を起こしたときに、最初から「おまえは交通過誤だから逮捕する」ということになるわけではない。いろいろ調べた結果、あなたに法的な責任がありますよという場合は、実は交通過誤ということになるわけです。

いずれにしても、患者が、頭が痛い、お腹が痛いというので、治してもらいたいと思っているのに事故が起こりますと、やはり紛争が起きる確率が高い。紛争の中で、八割から九割がこの医療事故が原因です。

それ以外にも、現在では不法滞在の外国人という方が沢山います、この方が急病で病院に担ぎ込まれますと、この人ははたしてお金を持っているのだろうか。不法滞在ですと国民健康保険に入っておりません、そうすると全部の医療費を払うと結構な額になります、特に濃厚治療とか集中治療といわれているものですと、一日二〇万円、三〇万円、一週間入院するだけで二〇〇万円、三〇〇万円という金額になります。そうするとその金を誰が払うのかというトラブルになってきます、或いは看護婦がちょっと「お金がないくせに」と言ったのが原因でトラブルになる場合もあります。診療側と患者側の医療に関するトラブルを、医事紛争といっています、そして納得できなければ医事裁判です。

言葉としては、医療事故、医事紛争、医事裁判という流れが一つと、医療過誤という法的な責任があるもの、この四つの言葉を理解して頂きたいわけです。

2　具体的な医療関係者の責任は？

具体的にある看護婦に過失があるということになりますと、どういう罪を問われるでしょうか？　法的な責任としては、まず逮捕されて手錠をはめられて刑務所に行くかという刑事責任、損害賠償の民事責任、もう一つは折角苦労して手に入れた免許証がとんでいってしまうかどうかという行政責任、この三つの責任が問われるわけです。それ以外には、マスコミで報道されるとか、学会で責任を追及するということがありますけれども、これは法的責任ではありません。

そこで今日は楽しみのテストということになるわけです、講義をする前にテストをやるというのが私のやり方で、私が話しているだけでは皆さんが理解できかねるというところがあると思いますので、皆さんのお考えを聞きたいと思います。

「昨日、板橋にあります仮に板橋病院と致します、そこの外科の医師が一日五名の虫垂炎（盲腸炎）の手術を予定しました。患者のA（当時二三歳、大日本大学医学部の四年生）と、Bというのは一五歳の女子高校の一年生で、優秀な女子生徒としましょう。その手術のときに、看護婦に麻酔薬のネオペルカミンSというのは、有名な腰椎麻酔の薬ですが、それを注射器に吸入するように医師が指示しました。しかし、看護婦は前夜ディスコなどに行き寝不足で間違って違う薬を吸入してしまいました、これはなんとトランサミンS。名前の後ろの方が似ていますし、両方とも透明な薬です。それを間違って吸ったことに気がつかないで、先生に渡してしまいました。先生は渡された注射器で腰椎麻酔をやりましたが、薬が違うので効きません。ところが板橋病院の先生は腰椎麻酔が効かないことがあるということは時々あるので、今日はどうしたのだろうねと言いながら局所麻酔で手術をした。ベテランの外科医ですと一五分で手術が終わります。AもBも実は効かないので、今日は変な日だねと言いながらCをやりましたら、今度は麻酔が効きました、一五分で手術が終わりました。今度はDの患者をやりましたら、効きました。手術しているうちに、『先生、前の患者さんがけいれんしています』という、注射しておけと言っているうちに手術が終わりました。そうこうしているうちに、最後の患者の手術をしている最中に、二人の患者が全身けいれんを起こしたので、慌てて手術中の患者のお腹が開いていますのでガーゼをおいて診にいったのですけれども、戻って処置している間に、最初の二人の患者が意識がなくなって、その後死んでしまいました。」

こういう場合には、犯罪の疑いがありますので司法解剖をやりますが、本来あるべきではない薬が検出された。現在の薬物分析は非常に進んでおりますので、薬が判りました。こうなったときにこの医師と看護婦の責任はどうなるか、皆さんに書いて頂きたい。医師と看護婦の刑事責任は、懲役、禁錮、罰金とありますので、好きなものを選んで、皆さんが裁判官になったつもりで書いて下さい。

その次の欄は民事責任ですけれども、損害賠償の有無、誰がいくら払うか。特にAというのは鹿児島出身の開業医の跡継ぎで一人息子、Bの方は美人の地元の女子高校生です。御遺族に幾ら払うでしょうか。それから医師と看護婦の免許はどうなるでしょうか。どうぞ空欄をすべてうめてから隣の人と書いたものを比べて下さい。

かなりの揺れ幅があると思います、中谷先生は刑法の先生ですから、懲役と禁錮と罰金の境目というものを、もう一度思い出して頂いた方がいいかもしれません。懲役というのは、刑務所に入って一日いくらかで、労働しなくてはいけない。禁錮というのは刑務所に入るだけで労働しなくていい。罰金というのは三万円ならば三万円払って終りだけども前科には五年間なる。反則金というのは前科にならないので、その辺のところは先生からよくお聞きください。

実際のケースは、これは群馬県で起こったケースですけれども、二三歳と一五歳の人ですが、今お話したように死んでしまいました、後から調べてみると薬が間違っていたということが判りました。

3　法的責任

今まで、他の人の話と思って聞いてきましたが、なんとなく皆さんの法律の知識が試されているという気持ちが湧いてきたと思います。これはご存じのように、刑法の中では一番使われている第二一一条で「業務上過失致死傷罪」という罪があります。それの対象は殆ど交通事故です。交通事故で他人を、業務上必要な注意を怠り、よって人を死傷に致したる者は、懲役は現在では五年以下、禁錮も五年以下、罰金は現在五〇万円以下です。業務とはなんぞやとまた中谷先生に伺えば、三時間でも五時間でも話せるだけの内容があります。要するに、免許をもってやっているものであれば全部業務です。

懲役・禁錮・罰金の境目は何処にあるかということになります。外車を父親から買ってもらって、喜んで隣に彼女を乗せてドライブに行きました。前の車が法定速度六〇㎞のところを五〇㎞で走っていましたので、自分の車はスピードがでるのだというところを見せようと思って、真ん中に黄色いラインがあるにも拘らず対抗車線にはみ出しました。真ん中の黄色い線というのは二つあります、はみ出し禁止と追い越し禁止と二つあります、それにも拘らず対抗車線に出て、アクセルをガーンとふかしました。そのときに対抗車線で、車を止めてチェーンを外している大工さんを発見しましたが、この人をはねとばしてしまいました。かけつけていろいろ手当てをしたが、この人は亡くなりました、これは実際に起こった話です。この件は全部運転者の責任です。はみ出し禁止乃至《ないし》は追い越し禁止にも拘らず対抗車線にはみでた違反、スピード違反、前方不注意、全て運転者が悪い。相手は止めてチェーンを外しているのですから、大きな過失があるとはいえません。したがいましてこれは禁錮刑です、山形の刑務所か市原の交通刑務所に入って、それこそ壁と対面しなければいけない筈です、罰金刑にはなりません。一〇〇％こちら側に過失がある場合には禁錮刑以上になります。ところがその交差点のところでタクシーと出会い頭にぶつかった、そういう場合には、信号が赤だ黄色だというトラブルになります、交差点の中で起こった人身事故であれば、これは殆ど罰金刑になります。

この事件に戻ってみましょう。そうすると、盲腸炎になった人が悪いかというと、盲腸炎になって悪いことは何もない。盲腸炎になったからといって、おまえはマイナス五〇％ということはない。これは医療関係者が薬を間違えているのですから、これはどうみたって罰金刑では済みません。謝って済むのならば警察がいらない、これは鉄則ですから、これは禁錮刑以上になるとみるのが普通です。

懲役というのは、ある程度悪い人を罰するためのもので、罰金刑よりやや重いものが禁錮刑なのです。もっと悪質なもの、例えば車の前にぶら下がっている人を振り落として逃げた、これは殺人なのか業務上過失致死なのかもめるところですけれども、現在では殆ど殺人罪になりません。なったのは本当に希なケース、例えばボンネットの上に乗っている人を、ふざけて遊びながらダーっと落として逃げたとしますと、これは未必の故意の殺人になります。ところが、普通の交通事故でかなり悪質と思えるものでも、懲役三年を超えることはないというのが現在の相場です。

そう考えると、禁錮刑になる確率が非常に高いということになってきます。刑事責任があるということは行政責任があるということで、これは医師法に書いてありますが、医師の品位を損したる者或いは次の四つの場合には免許取り消しになります。四つの場合というのは、どういう場合かというと、①目が見えない、耳が聞こえない、喋れない、そうなったときには医師免許は剥奪。②麻薬・大麻・アヘンの常習者。麻薬・大麻・アヘンで二回以上捕まると常習者といいます、一回捕まった人は出来心という、ですから「もうしません」というと許してもらえる。二回以上捕まると常習者ですから医師免許剥奪になる可能性が高くなります。③破廉恥罪を犯した人、殺人・強盗・強姦・放火・詐欺・ワイセツ行為をした人は医師免許剥奪の可能性が高い。④精神病になった時。この四つ以外に、日本では医師免許剥奪になることは絶対にありません。

ということは、先程のケースで免許取り消しとお書きになった人は実は退場で、マイナス点になってしまいます。

民事責任には不法行為と債務不履行とありますけれども、その話は民法の先生からお聞きすれば宜しいので、今日は生命の値段はどうやって決めているのかということについて話していきます。

先程のように事故が起こったときに、「どうしよう、どうしよう」と言っても結論が出てきません。関門は三つあります。注意義務と、因果関係と、損害発生の三つの関門ですから、この三つの関門でものを考えていきます。

注意義務の関門は、①予めそういう知識がある予見義務と、②悪い結果を避ける回避義務と二つに分かれます。予見義務は、現在難しいといわれている国家試験で問われている内容です。ですから、この薬の量を間違えると死んでしまうとか、二倍あげるとこうなってしまうとか、そういうことは全部わかっていなければいけないということです。その患者がけいれんを起こしておかしくなっているときに、どうやって命を助けるための処置をしたのか、このような回避義務が問われるということです。損害の発生は、見て直ぐに判ります。死んでいるとか、治療費がかかったとか、後遺症が残ったとかです。

難しいのは、因果関係というもので、この因果関係をどう見るかというときに、刑事責任は一〇〇%の因果関

生命の値段の原価と時価

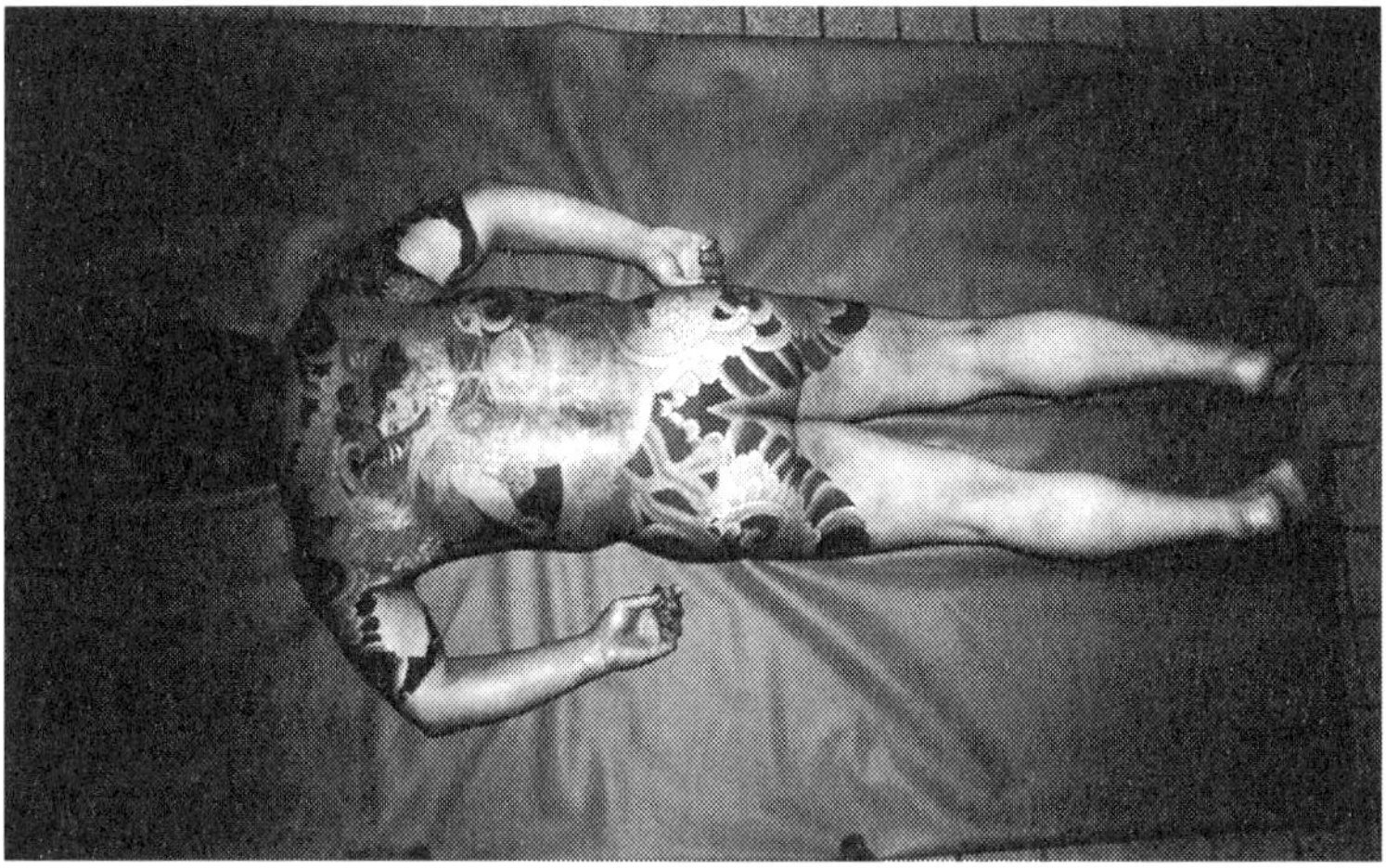

係、ですから真っ黒でなければ刑事責任は問えない、これが鉄則です。それに対して、民事責任の方は、損害賠償のお金をどうするという話でありますので、自然科学的な一〇〇％の証明ができなくても、これは被害者を救わなければいけないと思ったときには、民事の裁判官はお金を払えという判決ができる。ですから、刑事の方では、一〇〇％証明できなければならない、九〇％しか証明できない場合では無罪です。一〇〇％の証明ができない者は無罪であって、無実ではありません。無罪の中には、やっていないという無実の人と、十分に証明がとれていないという、やったけど或いはやった可能性があるのに十分に証明できていないという人と両方混ざっていることを間違えないで頂きたい。

一般の人はこの因果関係がよく判らないのです。注意義務に違反し、損害の発生はあるのだけれども、この因果関係は繋がるか繋《つな》がらないか、ここで鑑定という作業が必要になってきます。

写真に掲げたこの人は、私が東京に来てから解剖した、ある暴力団の組長です。これくらいの総天然色の入れ墨を、両面するのにだいたい六〇〇万円くらいかかります。頭はパンチです、右の頬に一〇cmの刀傷ももっています、絵に描いたような暴力団です。口の中、糸切歯のところになんとダイヤモンドが入っています、ちょっとその辺のお兄さんと違います。この人が指をちょちょっと動かすと右から左へ数千万円のお金が動きます。だいたいこれくらいのきれいな入れ墨をしている暴力団の人は、年間所得三億円から五億円です。勿論《もちろん》車はロールスロイスも持っているし、ベンツも持っている、愛人も五人もっているし、税金は一銭も払っていません。この暴力団の組長がどうしたかというと、かなり大きな暴力団の組長ですが、夜中の二時に対立する暴力団がピストルをもって夜討ちに来ました。一発目は不発弾で、そこにあった包丁で切りつけ、相手は二日後に死にました。その落ちたピストルを二人目の人が拾って撃たれてしまいました。生きていれば数千万円の金が動かせた暴力団の組長も、死んでしまえば単なる総天然色の皮膚をもったご遺体ということになってしまいます。

この体重六〇kgの暴力団の組長も死にますと、これを元素に分解してみます。分解しますと、人間の身体というのは三分の二が水です、太っている人と痩せた人との差は水膨れしているかしていないかの差ですけれども、水ですから酸素が多い。酸素が六五%、炭素一八%、水素一〇%、窒素、カルシウム、リン、硫黄、カリウム、ナトリウム、こんなものが人間の身体の成分です。これを丹念に計算しまして肥料会社に売りますと、暴力団の組長の原価計算ができるわけです。こういう研究をしている人というのは、日本人におりません、こういうことをするのはだいたいフランス人です。計算してみますと、だいたい二〇〇〇円です。そうすると、曙は四倍ですから八〇〇〇円です。ところが曙少年は二メートルもあってでかいのに、ハワイに住んでいれば大飯ぐらいの曙ちゃんだったのに、日本に来て股ワリ、突き押しを覚えて相撲をとると、いまでは何億円と稼ぐ横綱になったわけです。そうすると生命の計算というのは原価計算ではなくて、時価計算だなということが、なんとなく判ってきます。

皆さんが鮨屋に行ったときに出てくる、まぐろのトロ、あれは太平洋で泳いでいるときには単なる大きな魚です。ところがそれがとられて築地に荷揚げされて尻尾を切られて、一匹何百万円になって、一切れいくらという、なかなか普通のバイト料では食えないようなものになる。「とろ時価」と書いてあります、これは時価で計算しなくてはいけないということが判って参ります。

時価で計算するのにどうしたらいいのかということになりますが、大人で二〇〇〇円ですから、生まれたばかりの赤ちゃんは三kg、原価一〇〇円。スタンフォード大学で生まれた女の赤ちゃんでアンナちゃんは、生まれてまもなく呼吸困難を起こして、脳に酸素欠乏を原因とする障害が残って脳性麻痺となり、大学が補償する金額は、三一〇億円です。一〇〇円の赤ちゃんに対して三一〇億円補償する、これが生命の時価という考え方です。

日本では、栃木県で生まれた赤ちゃんですが、生まれてまもなく重症黄疸《おうだん》になって脳性麻痺になった、この赤ちゃんに対して一億二〇〇〇万円で和解というのが、日本の赤ちゃんの一番高い生命の値段です。

大人では、九州にある旧帝国大学の流れをくむ大学がありますけれども、そこにかかった六七歳のある新聞社の社長が、胆のうが映らないという健康診断の結果で、口から管を飲んで内視鏡の検査をしましたら、その後腹膜炎を起こして亡くなった。それに対して、五億数千万円を払えという請求の訴訟があって、三億円という史上最高の賠償金の第一審判決が出ました。六七歳のお爺さんですから、口も臭いし骨もすかすかで、一八〇〇円くらいの原価のお爺さんがなんと最高額になった。

生命の値段の計算の仕方ですが、これは皆さんがご存じの逸失利益というものがあります、これが生命の値段の根本的な計算の基になります。昨年一年間にその人が得た所得×（一−《マイナス》〇・五）、〇・五というのは生活費の控除です。これが三田佳子クラスになりますと（一−《マイナス》〇・三）になりますが、普通は（一−《マイナス》〇・五）、それにホフマン係数かライプニッツ係数をかけるわけです。四〇歳の会社員ですと、五五歳で天下りをしてだいたい六七

250万 × (1－0.5) × 20
(女性の平均的年収) (生活費を除く) (ライプニッツ係数)

歳まで働けるということは、四〇歳の人が死ぬとあと二七年所得があると計算する。ところがこの二七年ですが、これは複利計算で計算する一時金の生命の値段ですから、だいたいライプニッツ係数で「一三・……」くらいにしかなりません、それを掛けるわけです。死んだ場合は一〇〇%です。後遺症の場合には手一本だと何%、足だと何%というものは、整形外科の先生のところへ行くと一覧表があります。目が見えなくなると一〇〇%、というように全部決まっていて、こういうふうにして生命の値段の基礎を計算するわけです。したがいまして、オーナー社長が一番高くなってきます、普通の会社の社長は、クビになったりするわけですが、オーナー社長は死ぬまで社長ですから、結局オーナー社長が高額になるということは判ると思います。

お鮨屋の職人に注射をして麻痺してしまうと、その間鮨が握れないわけですから、その間の休業損害のお金を払わなければいけません。治療費、付き添い看護費(これがアメリカは非常に高い、看護婦が一日三回乃至四回交代で、アンナちゃんが八〇歳の平均寿命になるまでずっと付く。これが一〇〇億円とかそれくらいになってしまう)、それから自宅の改造費(総檜で造ったのに車椅子になってしまったので、敷居などを全部とって平にしなければいけない)、それから慰謝料(アメリカは高くて日本は安い)、葬式の費用、弁護士の費用、それを全部足して、仮にこれを生命の値段といっているわけです。

先程の女子高校生がどうなるか、勉強ができたかもしれない、法学部に入れたかもしれませんが、残念ながら女子高校生は平均的な女性の計算になります。平均的な女性の年収は約二五〇万円というのが、主婦を含めた平均の値段です。

上記のようにしてみてもたいした金額にはならないということがお判りだと思います、女子高校生は平均的にはだいたい三〇〇〇万円から四〇〇〇万円くらいの間ということになります、そのく

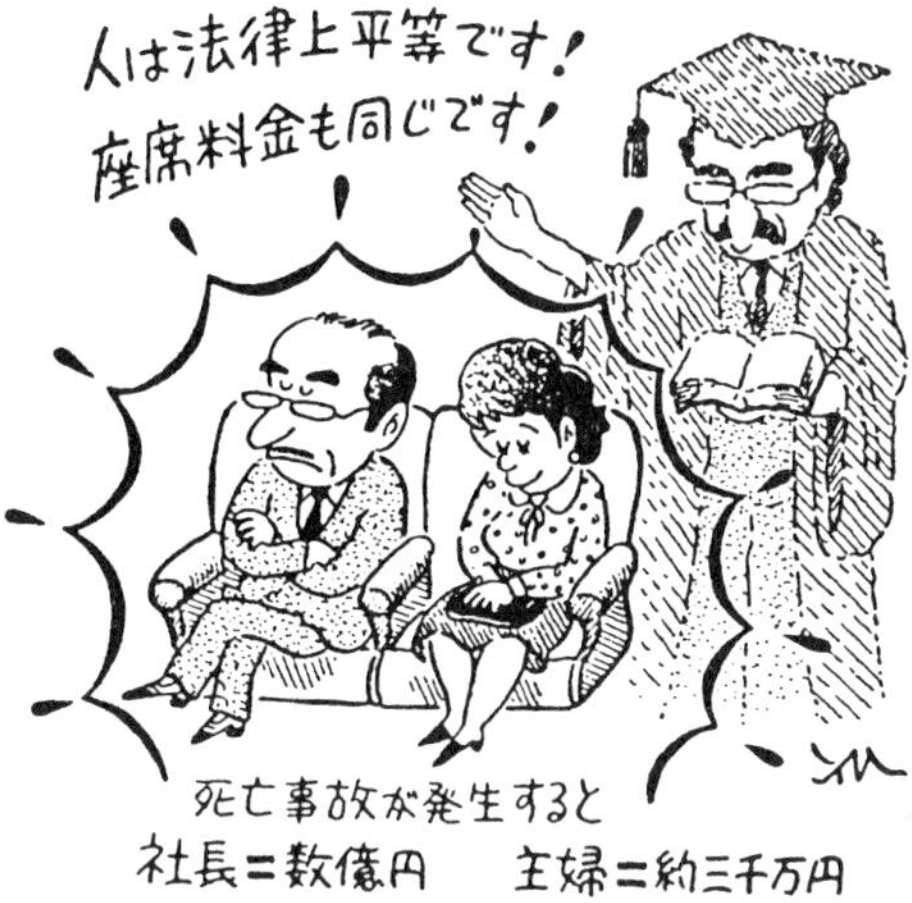
人は法律上平等です!
座席料金も同じです!
死亡事故が発生すると
社長=数億円　主婦=約三千万円

イラスト・福田照

らいのところをお書きになった方は丸ということになります。

昭和六〇年の八月一二日に、何があったか皆さんは覚えているでしょうか。羽田空港を飛び立った五二四人乗りのジャンボ機が大阪に向かったのに、何故か富士山の裾野をまわって飛行場のない群馬県の御巣鷹山というところに激突した日です。私は、一週間現地でご遺体の鑑別の仕事をしましたが、そのときにどういうことが起こったかといいますと、エコノミークラスの席を買うのに一四三〇〇円払えば買えるわけですが、ディズニーランド帰りの主婦は死んだ後に幾ら補償金が呈示されたかといいますと、JALから約三〇〇〇万円、主婦ですから女性の平均的なもの。ところがその隣に座っていた気難しい小父さんがエコノミーに乗っていましたが、なんとオーナー社長で十数億円という補償金の呈示がなされました。一時間後に大阪空港に着いてしまえば、債務が履行されたことになって、皆、バイバイと言って別れたわけです。皆エコノミーで同じ座席の値段だったのに、事故が起こりますと、その途端にその人の時価計算がされる、これが日本のいまのやり方です。

皆さんが病院の外来にかかるときに、外来の初診料も再診料もみな同じです。ところが、薬を間違えたり、注射が間違ったりして死んだときにどうなるかということになると、皆さん方はいま氷河期ですから就職先もろくにない、そういう計算をされる。ですから、もし皆さんが大金を貰いたいと思う場合には、一人息子で自分は五年経ったら家業を継ぐことになっているということを、隣近所の皆に言っていないと駄目です。

さっきの医学部の学生はどうなったかというと、一人息子で卒業して一〇年くらいやれば、お父さんの後を継いで大病院の院長になるのだということがはっきり判っている場合には、一〇億円は軽く超えるだろうと思います。ところが、医師でも私のように大学の先生になってしまいますとたいしたことはありません、三〇〇〇万よりはあるだろうと思いますが、怖いので私は計算しておりません。

最終的には、オーナー社長が一番高くなってくるというのが、日本の損害賠償の場合、一つの大きな問題であります。

赤ちゃんの一億二〇〇〇万円の内訳を見ますと、介護費、男ですから七八歳の平均寿命で死ぬまでの三交代性の介護費が六〇〇〇万円位かかります。その男の赤ちゃんの逸失利益はせいぜい二〇〇〇万円か三〇〇〇万円、慰謝料が両親と本人の分、それに弁護士の費用も含めて合計でだいたい一億二〇〇〇万円ということになっています。殆どのケースで介護費というものが高い、特に脳性麻痺になると高くなります。一億円を超えているケースも最近あります。

ほんとうは皆さんから質問が出て欲しかったのです、板橋病院と言いましたが、その板橋病院は私立ですか国立ですかという質問が出れば、皆さんは合格だったのですけれども、残念ながら皆さん遠慮して聞かない。国立の病院の場合には、民法七一五条の使用者責任で、開設者責任というのがあります。国立病院ですと国の責任になりまして、医師・看護婦は殆ど払わないというのが鉄則です。実はAに対して一億円を国が払うと書けば、花丸だったわけです。それがもし都立病院であれば、これは都知事の責任になる、というふうになるわけですが、病院の経営者がお金を払うと書いた人は、少し丸ですね。もう一つ代理監督者責任というのがあって、病院長・科長・婦長に責任がある。今年新卒で、一番下っぱだからやりたい放題、事故をなんぼやっても全部上が責任をもってくれるというふうに思ってはいけません。そこに求償権の行使を妨げずということがあります、損害賠償金の一部をおまえの給料から差し引くぞ、こういう怖いお達しが入っています。これは、明治時代にできた民法にあります。まだこの第三項は殆ど使われておりませんけれども、医師過剰時代になりましたので、現在では給料から損害賠償金を差し引かれるという医師が出始めました。ところが、看護婦はまだ不足です、氷河期ですが看護婦だけはいまものすごく不足している。看護学校を卒業して板橋区に就職致しますと、それだけで三〇万円の支度金が出る、そういう業種はいまのところ看護婦しかありません。それくらい看護婦は足りませんので、さっきのような事故でおまえの給料からとるぞと言ったら、それだけで病院の看護婦は皆辞めてしまいます、ということは、看護婦には行政責任は問われないということです。看護婦不足という現実の前には誰も文句を言えない。

4 医事紛争の結末

医療に関する紛争が一〇〇件起こってきたとすると、それがどうなるかということはどんな本にも書いてありません。一〇〇件の紛争が起こったときにどうなるかというと、言うだけ言って気が済んだと消えていくのが三割、つまり医療側が頭を下げていると三割は消えていってしまう。お香典に若干毛が生えた程度のお見舞い金を払うというのが四割、お見舞い金が来たからこれでいいやと諦める人が四割いる。それからもう少し大きい万札で払うとなりますと、皆さんよく知っていると思いますけれども、一万円札を一〇〇枚集めると一センチです。

医事紛争はどういう結末を迎えるか

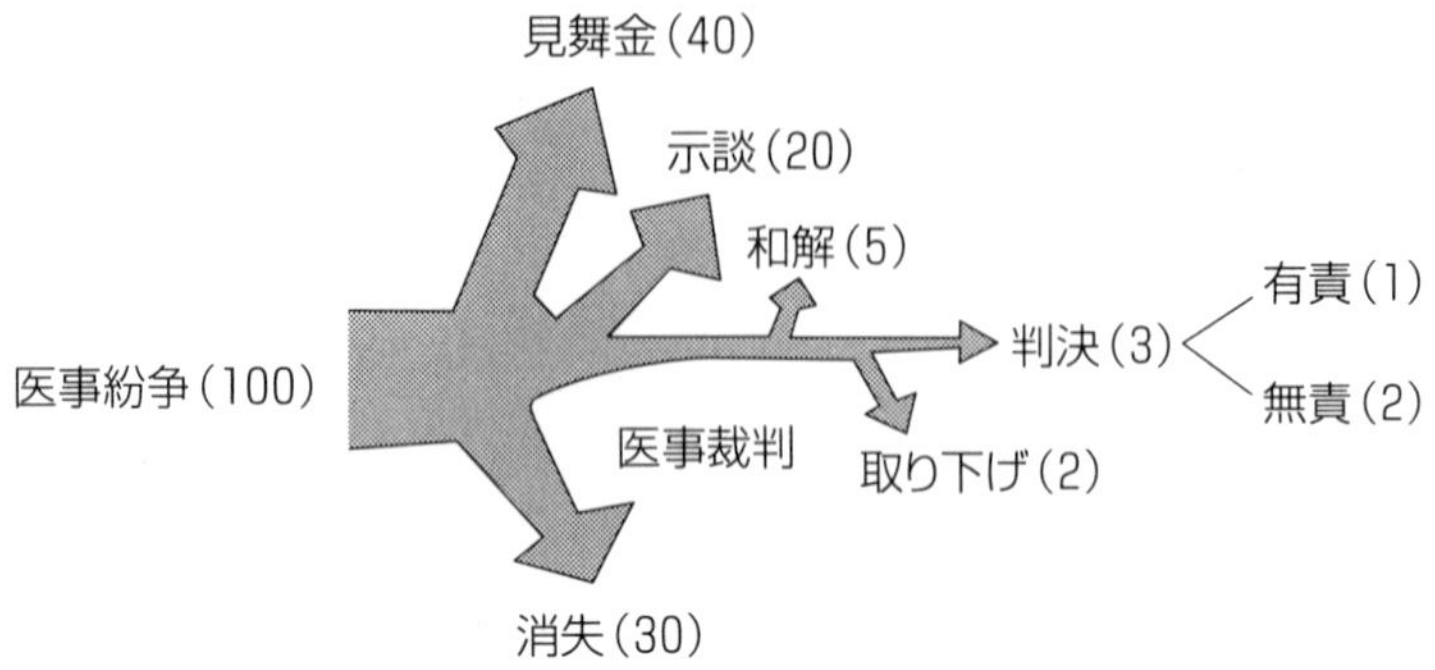

このサイコロのようなお金をやったりとったりというためには、弁護士さんが乗り出さないと問題が残ります。これが示談で約二割。この三つで九割ですから、これが全部闇の中で処理されてしまう。一〇〇件の紛争のうち一割くらいが裁判に出ますけれども、やっているうちに、これはとても真面目な先生を訴えてしまって取り下げられるのが二件、訴えている方は五〇〇〇万円、医療側はとてもとても一〇〇万円くらいしか出せません、それでは裁判官が間をとって二〇〇〇万円で手をうちましょう、これが和解で約五件です。HIV訴訟の和解というのはこれです。最終的に判決までいくのは、一〇〇件の紛争のうち、たったの三件くらいでありまして、そのうち医療側がお金を払えというのが一件(約三割)、払わないというのが二件、そういう具合になっているわけです。

ですから、判決で出た内容をいくら分析してみても、こちらの紛争の元の傾向を見るということは殆ど不可能です。これはことわざの「葦のずいから天井覗く」ということ、葦が判らない人には「群盲、象をなでる」ということわざ、それと同じことです。いくら判決で出たものを見ても、元々の紛争については全然理解できないというのが日本の現状です。

現在では、原告側が医療訴訟で勝てる確率は三八・八%というのが去年の数字ですが、その前の年は一八%です。これくらいしか実際は勝てないのですが、そこに大きな落とし穴があります、今年の一月から今までの間に新聞の記事で、医療に関する訴訟の判決が報道になったのが八件あります。八件の中で医療側が負けてお金を払ったというのが一〇〇%です。一〇〇%と先程の数字と、どうしても一致するわけがない、ということは新聞で取り上げるケースは全部医療側が負けた方をとっている。つまり、マスコミがかなりセレクトして情報を流しているぞということです。一年経って、一九九五年の報告が出れば、多分これは三割くらいになっている筈ですが、新聞・テレビを見ている限りにおいては、医療側が全部負けたという印象をもつ、これがマスコミの報道の怖いところです。

なかには医師免許取り消しというものもあるではないかと言うかもしれませんが、先程言ったように、悪い事をした人の中に強盗・強姦・放火・詐欺というのがありますが、免許を取り消された人の理由が何かというと、裏口入学の斡旋料六〇〇〇万円を詐欺したという、こういう人は医師でも歯科医師でも免許取り消しの可能性が高い。それ以外で免許取り消しになるのは、麻薬・大麻・アヘンの常習者、精神病或いは目が見えない、耳が聞こえない、喋れない、これ以外にはないわけです。ですから、免許取り消しとお書きになった方は、頭をそって反省する必要があります。医療に関する免許というのは、そんなに単純なものではないということになっています。

さて、はじめの問題にもどりますが、これは、実際に群馬県で起こった話で、ただし、起こったのは古くて昭和五〇年ですから、二〇年前です。

それでは解答例を配ります、皆さんが一時間前に書いたのが正しかったのか、ほんとうの知識を確かめる時間に入ってきました。これは、去年の読売新聞ですけれども、ここで皆さんの見ている前で先程のような劇をやって見せればいいわけですけれども、残念ながらここではできませんが、日大医学部の臨床講堂で、こういう劇をやりました。それでは、この医師と看護婦はどうなるでしょうというのを実際にやってみたわけです。

医療事故が発生したときには、①注意義務違反、②因果関係、③損害発生の有無について判断されます。この事例では薬を誤っているのですから、司法解剖をして一〇〇%証明されてしまいました。患者二人が死亡しているので、①②③はいずれも有りです。悪いことをして謝って済むならば警察は要らないということになってしまいます。そこで、この医師に対して禁錮一〇ヵ月執行猶予二年という判決が出ました。看護婦は禁錮六ヵ月執行猶予二年で若干軽い、何故かというと医療というと、医師が指揮監督する権限を持っています。看護婦が誤って薬をとってこないように、指揮監督する責任があるわけで、したがって薬を間違えたのは看護婦で俺は知らないと逃げている医師がいたとしたら、それは言語道断です。そういう看護婦を指揮監督する責任があるわけで、したがってあの看護婦がディスコに狂って危ないということを予見する必要がある、そして薬を間違いなくとったかどうかラベルを見せなさいという注意義務が必要です。看護婦が吸ってきて、何が入っているか判らないものを注射するということは過失になります。ですからこれは医師の責任が重く、看護婦の責任の方が軽い。勿論《もちろん》両方とも過失は重大であります。ところが、癌の患者の場合には若干問題です。癌の患者は半分以上死亡する可能性がありますし、その人が死んだからといって八〇歳までの損害賠償をする責任があるかというと、そうは単純になりません。遅かれ早かれ亡くなってしまうということが、明らかですから、ここの場合とは違います。

頭に手術をして頭蓋骨をとってしまった患者もいます。皮膚はありますが、それを誰かが突いたとしたら患者は死んでしまいます。このときに、皆さんの頭を突いたとしても死ぬ人はいない。もし死んだら解剖してみる必要があります。頭蓋骨のない人に頭蓋骨があるものと思って、ふざけて例えば膝かっくんをやって棒がささってしまった。このときにどういう責任があるかというと、頭蓋骨の有る人の場合と無い人の場合でどう考えるかという実は大きな問題があります。

5 生ける法と教育

そのように身体的に障害をもっている、ないしは完璧だと思っていた人が欠陥のある人で被害にあった場合にはどうなるかというところを中谷先生に質問しなければいけないところです。そういうハンディキャップをもっているという人は実はいまたくさんいます。普通の人だったら手術をしてもなんでもないのに、糖尿病があるために傷口がふさがらない、これは誰に責任があるかというと、糖尿病がなければ助かるのに糖尿病があるのは患者の美食のなれの果てではないですか、患者の方に少しそれを補う必要があるのではないか、こういう議論が成り立つ訳です。

原則は簡単です、しかしそれを実際に生ける法として適用するということになると、弁護士さんの言い分としてはかなりのものが出てくるし、検察官の方でおまえが一〇〇％悪いと言われても、冗談ではない、これは滕かっくんの時にそういう事故になるとは全然予見しておりません。こうなったときに、それでは刑事責任がどこまで来るかということが問題になります。ですから本に書いてあるようにはなかなかならないというのが一つの特徴です。この医学部の学生が被害者になった場合、だいたい八〇〇〇万円から一億円くらいのところをお書きになった方は丸としておいていいと思います。医学部の場合には、職業訓練の学校みたいなものです。医学部を卒業して国家試験に合格しない人は単なるおばかさんです。皆さんは法学部を卒業すると、これで法学士という資格がとれますが、これは一つの社会的なステータスでもあります。医学士というものをもっても何もできません。看護婦もできません。看護婦になりたい人は、医学部からまた看護学校に行って看護婦国家試験をうけなければなれません。医学部を卒業して、医師国家試験に合格しない人は一つだけ免許を貰えます。これは衛生検査技師という、水が飲めるかどうかということを検査する資格だけはとれますが、それ以外に何もありません。ですから、医師の場合に医学部を卒業して医師国家試験に受からない人は、予備校に行きます。親にそういう苦労をかけられないということで皆必死に勉強して合格するというのが現状です。

いま日本大学医学部の医師国家試験の合格率はどのくらいになっているのか、これも皆さん方がなかなか理解できないと思うのです。医学部がいま全国で防衛大学校を入れて八〇大学あります。入学試験のときの偏差値の問題があります。一応東京大学の理Ⅲがぐんと上になっています。ところが六年間経ってきて、医師国家試験は全国統一の実力テストです。一番から八〇〇〇番まで全部判ります。このときに東京大学は八〇の大学のうちでいま何番になっているでしょうか。今年の成績で四八位です。九州大学は五六位です。これは紛れもない事実ですから、偏差値の高い生徒を入れてとんでもない学生を育てた、そしてそれを国費で賄っているというのでいま大問題になっています。医師一人を育てるのに、八〇〇〇万円くらいかかります。手づくりですから実習費とかいろいろかかります。それを偏差値の高い生徒を入学させて、医師国家試験に受からないような教育をしていて良いのかという批判があります。

これが跡継ぎということになりますと、その地域医療を担うということで、この人しかないということになりますと、やはり一億円や二億円では損害賠償がきまらないことがあります。けれども、琉球大学医学部の学生が一年生（昭和六一年）でバイク事故で死んだというケースがありまして、八〇〇〇万円支払えという判決が出ておりますので、多かれ少なかれこの辺に落ち着いているわけです。さっきの女子高校生は二〇〇〇万から三〇〇〇万円、三〇〇〇万円とお書きになっておけばだいたい当たらずともいえども遠からず。

実際のケースの場合には二三歳の会社員でしたが、そのケースではだいたい三〇〇〇万円位で示談、女子高校生がその当時ですから一五〇〇万円位で示談になっていますが、現在ではそれではとてもまとまりません。それから、医師に業務停止がきました、その当時（二〇年前）ですから一五日で済みましたが、現在では業務停止は約二ヵ月、というふうに考えます。そうすると二ヵ月は医療行為ができない。病院の玄関のところに看板が出ます。ロンドン大学、パリ大学、ニューヨーク大学で研修のため休診しますと出るわけです。医師ができませんから、誰かを頼むか、それでなければ閉めるかしかない。これが医師の業務停止の厳しいところです。他の商売では、なんとかすれば代わりの人が勤まりますけれども、医師免許というのはその人がいなければ医業ができないというのが重要なところです。

「看護婦は多分ないだろう?」。さっき言いましたように、日本の場合、看護婦業界の意向が強いです。一人でもこういうことで看護婦をくびにしたり、免許を剥奪したりすれば看護婦が一斉に病院を辞めてしまう。団体行動が非常に強いので、看護婦の責任を追及するというようなことは、とてもじゃないけれど怖くて口にも出せない。「気をつけて下さいね」とお願いするしかないというのが現状です。但し、この病院では、退職金を全部被害者にあげて下さいと言って、この看護婦は辞めましたけれども、行政処分はありません。これが現実の日本の状況でした。

今日は、こんな話を聞かなければよかったという人があるかもしれませんが、私は医学を勉強しておりますし、医師免許を持っています。但し、生きている患者は殆ど診療したことがありませんけれども、医師の方に肩入れし過ぎるのではないかというふうに思っておられる方がいらっしゃるかもしれませんが、私が話しているのは現実であります。皆さんがそれと違う考えをもっているとしたら、それはマスコミが全部そういうふうにつくったものです。

そう思ってテストをもう一回見て頂きましょうか。罰金一〇〇万円ちょっとというのはいただけませんが、これをもし罰金五〇万円よりも上のものと考えたとすると、これは禁錮刑という意味、これが五〇万円では済まないくらいだと考えたとすると、この人はなんとか花丸はつかないけれども三角くらいはつくかもしれません。懲役三年はちょっと重すぎる、こういうケースで懲役刑がつくというケースはまずありません。トータルで三億円ということは、跡継ぎということで考えればあり得る、医学生の三〇〇〇〇万円は安すぎる、女子高校生の八〇〇〇万円は高すぎて、二〇〇〇万円はまあまあかなという感じになります。看護婦にお金を払わせることはないというのは正解です。こんなので看護婦からお金をとったら、この病院は殆ど潰れてしまいます。

免許取消しはなし。業務停止の一五日は二〇年前なので、現在ならば二ヵ月であろうという、これが生ける法の実態でありますので、そういうふうにご理解頂きたいと思います。

そこで、このスライドの劇に出ている看護婦は全部男子学生です。誰がやるかでものすごい喧嘩になります、皆やりたいのです。良い看護婦と悪い看護婦、良い医師と悪い医師に役割を決めます。どこが悪くてどこが良いか皆の前で見せると非常によく判ってくるわけです。このビデオをつくりたいわけです、そうするとどこが駄目でどこが良いかということが一目瞭然になります。皆さんに書いて頂いたようなテストを、全国の看護協会その他でもやっているのですが、看護婦になって三年目の人ですが、「こんな看護婦は許せない、懲役一〇年。こんな医師も許せない、懲役一〇年、待てよと消して無期懲役」としましたけれども、これはちょっといただけません。看護婦というのは、責任感が強すぎます、ですから本来負うべきではない責任まで負ってしまうので、このような看護婦はだいたい首を吊って死んでしまう可能性が高い。それではほんとうに責任を負ったことにならないのです。看護婦の傾向というのはだいたいこのようで、非常に責任を重く感じすぎます。業務上過失致死罪といって業務に伴うものであって、殺人罪ではないということ、殺人罪は三年以上の懲役、無期懲役・死刑までありますが、そういう問題ではない。いくら重くても禁錮一年を超えるということは絶対にない。医療というのはもともと患者を助けるためにやっていることですから、それが薬を間違えたからといって殺人ではない、このところをよく覚えて下さい。皆さんの中で、将来鉄砲撃ちをする人がいると思います、あれも免許が必要です。鉄砲を撃つときに、ほんとうは引き金をもったまま飛び越えたりしてはいけないのですけれども、そのときについ走っている最中に、堀を飛び越えたりした瞬間に同僚を撃ってしまった事件がありました。このときは同じで、業務上過失致死罪、これもせいぜい禁錮一年か、二年までいくということはまずない、そういうことをよく覚えておいて頂きたい。

三年前に私のところの助教授が、日本医科大学に教授として赴任したので、私が講義で応援に行きました。八四人の学生が出席しておりまして、先程の問題で医師の方が責任が重いという正解を書いた人が、たったの一三人しかおりません。悪いのは看護婦だ、そんな看護婦は許せないと書いた人が八四人のうち五〇人、三分の二でした。ですから、私の講義を聴かない人は、皆こういうふうに思っている、これは皆さんと同じように講義が始まった瞬間に書いてもらっているわけです。ところが、日大医学部の方では五年生一一〇人中一〇九人が出席していて、そして医師が悪い、看護婦ではないぞというふうに書いた人が半分を超えています。これは何故かというと、私が日本大学に来てからもう一〇年経ちますから、すると先輩からいろいろ言い伝えがあって、押田先生の講義は出席をとらないけれども出た方がいいというふうになってきていますし、出席したときに、医師が責任をとらず逃げると押田先生が怒るぞということが先輩から伝わって、それが教育効果としてこうなるのです。

いま私が講義をしているのは日本大学、日本医科大学、東京女子医大、杏林大学、東京医大です。それ以外の大学の医師は、最後になったら責任をとらず逃げてしまう。これが実態ですが、これではいけない、医療というのはあくまでも六年も勉強している医師が中心になって、周りの従業員と仲良く一緒に共同作業をするものだという教育をされていないということは、いま大きな問題になっているわけです。

6 ハインリッヒの法則とアットハット記録

次に話すことを覚えて帰って、両親に話してあげると、たぶんお小遣いが倍になってかえってきます。ハインリッヒの法則です。これはある種の労災事故で一人が死亡すれば、同じような事故で負傷生存している人が二九人います。更に、あわやその事故にあいそうになった人が約三〇〇人いるという法則です。アメリカのバトンルージュというところで、ある人のところを訪ねたらピストルを構えられた、「フリーズ」と言われたわけですが、そのフリーズという言葉の意味が判らない。そのまま近寄って行ったらバンと撃たれて死んでしまった。この人が一人死んだということは、実際には構えて撃たれて、それが心臓ではなくて手足にあたった人が三〇人いる。それから構えられたけれども、危ないと思って後ろを向いて帰ってきた、それで撃たれなかったという人が三〇〇人いる、こういう法則です。

この間の三月二〇日地下鉄サリン事件が起こりましたけれども、一二人死んだ、そして五〇〇〇人もの人がまきぞえになっている。その中で重症になって意識不明或いはそれに近くなった人がたくさんいます。そういうふうになったときに、だいたい一：三〇：三〇〇、重傷者が三〇倍、軽い人を含めたら三〇〇倍いるぞとみればいい。ですから、ものごとの災害を見る場合には、だいたいこの一：三〇：三〇〇という比を思い出すということが大切です。

もし、皆さんのお父さんが、月曜の朝に訓示をする必要があって、何を話していいか判らんとこう思っているときに、この言葉をちらっと教えてあげると、これは赤丸でお小遣いは倍になってかえってきます。これは朝礼で話すのに一番いいテーマです。

皆さん方がこれから新入社員で入っていく可能性がありますが、新しい世界に入ったときに新人の目というものを大切にしなさいというのが事故防止対策のイロハです。どういうことかというと、あっと思ったりはっと思った、これを〝アットハット記録〟といいますが、これがどれくらい集められているかということで、その会社の事故が減少できるかというポイントになるわけです。先程のような、薬を間違えた、或いは患者を間違えた、そういう記録を全部上に吸い上げるようにしている病院は良い病院です。ところが、それを正直に書くと上部の方の委員会で、おまえそんなに田舎の方に行きたいのかと左遷するのに使う会社があります。こういう会社は、将来伸びない会社です。そういうものを見るときに、自分達にとって都合の悪いような情報まで全部集めている、そして対応策を立てている会社は、これから伸びていく会社です。ですから、私達はいろいろな病院で講演するときに、必ずこっそり三時間くらい前に裏口から入って、なかを一回り見て来ます。そして一時間くらい前になったときに、何食わぬ顔をして初めてその病院に来たような顔をして受付に行って話を聞きます。実は、その前に裏口から行って、掃除の小母さんやいろいろな人に病院のなかのことを取材して歩く、私はそういうふうにして講演に行きます。そうしますと私が名刺を出して受付から行ったときの対応と、裏口から身元を明かさないで行ったときの対応でどうなっているのかということを見ているわけですが、実はそういうことを水戸黄門スタイルと言っています。新しい人が危ないと思ったことは、非常に危ないことです。それをベテランになればそういうことは心配ないからと言っているのは実は危ない、そういうことを理解して頂きたいと思うわけです。

7　誤薬とその原因

皆さんの中で多分会社に入る人が多いと思いますので、これだけは覚えておいて下さい。これは仙台の大きな病院で発生したのですけれども、風邪が流行っていた頃に、風邪薬を処方したがその薬を飲んだ子どもが皆意識不明になって、寝込んだままになったので慌てて病院に駆け込みました。何が起こったかというと、一方が解熱剤で、他方が睡眠剤です。薬剤師さんが薬をとるときに、左側にあるのが解熱剤だなと思ってとった。両方とも白い粉薬です。実際問題としては、前の人がこの缶を入れ替えておいたのですけれども、そのことに気がつかない。薬剤師や看護婦も含めて医療従事者は、普通の人よりも注意深くないといけません。薬を間違えたら人が死ぬということが判っているわけですから、ラベルを三回確認する責任があります。同じ大きさで、同じような缶で、ラベルだけが違うというのが危ない。特に、ラベルというのは一周するのを言います、前しかないものはラベです。後ろ半分がない、これは非常に事故を誘発し易いです。

「たった十秒で判る、目で見る医療事故対策」というのを八回くらい連載しまして、その中にこれを出しましたけれども、入れ物がそっくりで、これは非常に間違い易い。尿に糖が出るからというので、ぶどう糖で甘いから飲みなさいと渡された。それをごっくんと飲んだら「看護婦さん、これにがいよ」。そのうちに意識不明で死んでしまった。一方がぶどう糖で、他方は抗結核剤でイソニアジドというのですけれども、両方とも白い粉で、ラベルに黄色い線があって、黄色い線の方がぶどう糖だなと思ってしまう。だから、一口飲んだら死んでしまうような薬が同じような缶に入っているということが、非常に危ないことで、これは製造物責任というPL法というのができましたけれども、そのときにこういう危い物は全部引っ掛かってくるわけです。だから、皆さん方が製造関係のところに入社したら、こういう類似した物を見たときに「やばいぞ」とこう思って頂きたいわけです。

長野県の病院でも、風邪薬を出したら、変な薬がいってしまった。これは、ハロペリドールといいますが、色つきの夢をみるもので、子どもが変な夢を見てしようがない。これも一時入院しただけで助かった、要するに損害の発生がなかった。変な夢は見ましたけれども、ぐっすり眠りますので、ぐっすり寝て目が覚めたら元気になったということで、被害の発生が殆ど無いか或いは軽微であったので、担当者はくびにはなりませんでした。

エラスチームという薬を処方したつもりなのに、血糖降下剤のオイグルコンというものがいってしまった例もありました。いくら新聞を読んでも、私は原因がどこにあるのか判らなかったのですが、書いてみると直ぐに判ります。要するに医師の中で達筆に書いている人がいます。達筆に書いているとよく判読できないのに、いい加減に薬を出す人がいるということで、達筆な人を見たら、「はい、あなたは四七〇〇万円」とこういうふうに言って下さいというのが、お話している一つのポイントです。

あとは「ミリ」というのが危ない、「ml」と「mg」で大きく違います。ですから省略形は非常に危ない。うちの看護婦は正規の人ばかりではないと思って、危ないからというので一錠やってくれという時に一コと書いた、ところがなんと一二錠とまちがえられたのです。この「コ」という字は危ないのです。だから、医師の処方箋ではわざわざ1Tabと、アメリカにかぶれているからやっているわけではなくて、間違いなくやっていくための方策としてやっています。

このように見ていくと、ものごとの裏表がよく判っていくのではないかと思います。

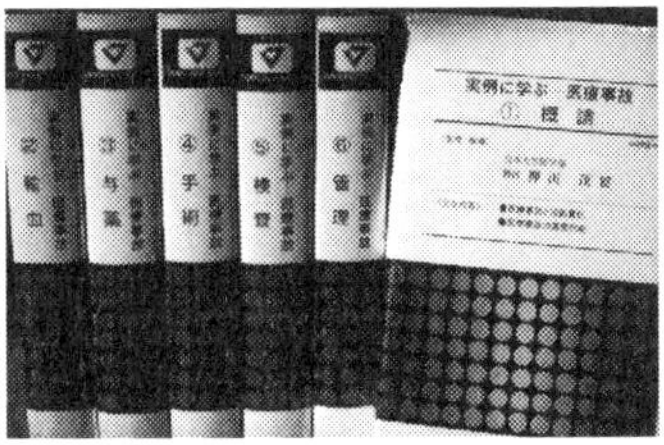

一九九九年一二月に「実例に学ぶ——医療事故」という六巻のビデオを製作し発売しました（一・概論、二・輸血、三・予薬、四・手術、五・検査、六・管理。ビデオパック・ニッポン製作、京都科学発売）。一九九九年には患者取り違え手術や消毒剤の点滴など多数の医療事故（医療過誤）事例が報道され、通常数年間で期待される販売目標を数ヵ月で達成することができました。また、これらの分野の詳しい解説を試みた同名の単行本も二〇〇〇年五月に発行できました（医学書院発行）。

10 科学鑑定の現状と真相究明——科学の進歩は犯人を追い詰めるか

押田茂實
日本大学医学部教授

親子鑑定というのは、「生物学的な親子関係の存否を科学的な方法で決定すること」、こういうふうに言われています。遺伝法則がはっきりしている物質、血液型などを調べて、合わないものがあれば否定は一〇〇％ですが、肯定は一〇〇％できない、これが親子鑑定の原則です。試験管一本血液を採りますと、いまですと二十何種類の血液型を検査します。そうしますと、だいたい二億から三億人くらいに分類できます。そうすると、日本人はいま一億二千万人くらいですから、全部一人一人ばらばらにできます。ということは、親子鑑定でこの血液型を使うと、全部ばらばらに分けて判断ができる、こういう具合になるわけです。

そういう技術は、もう充分に一〇年前くらいからあったわけですけれども、科学の進歩というものがどんどん進んでいけば、ほんとうに犯人を追い詰めることができるだろうか、それが今日のテーマです。

実際に試験管一本の血液を採れば全部判るかというと、そうではない、困るケースがあります、一卵性の双生児の場合です。一卵性の双生児の場合は、卵が一個から、二つにばらばらになってくるわけですから、その人の遺伝形質は全部同じです、ということは一卵性の双生児の場合は血液型も全部同じ、したがってこの試験管一本採ったからといって、一卵性の双生児を分けることができない。ところが指紋はどうかというと、指は生えてくる。人間の受精卵が段々分割して大きくなってきて、途中で手が生えてくるものですから、指紋は一卵性の双生児でも違う。したがって、指紋から犯人が捕まるというのは、指紋は全部人によって違う、「万人不同」という法則です、ですから指紋から犯人が捕まる。犯人は指紋を消そうとして、自分ではできないから、お医師さんに麻酔をかけてやってもらおうと思う。これがいま問題になっている、某という人の指紋切り取り事件ということになるわけです。ですから、指紋は万人不同ですから、指紋の一部がついているだけで、「これはおまえがやった」ということが出来る、これが指紋の特殊性です。

血液型ではたしてそういうふうになっているかというと、二十何種類の血液型を調べてもせいぜい二億から三億人のレベルで、まだ五〇億人にいっていない。DNA型を使って少なくとも一〇〇億人を判別することができるようになれば、地球上の一人一人を全部ばらばらに識別することができる。したがって、一〇〇億人の分類ができるようになっていれば、犯人を捕まえることができる、そういうことが基本です。

実は、私が一九九五年九月二六日に学士会館で講演した内容を、今日は副題に使っています。「科学の進歩は犯人を追い詰めるか」、私がどういう話をしたか、そのおおよその趣旨を話しますので、大学の歴史を含めどういう観点で物事を分析しているのだろうか、その一端を理解して頂ければ非常に有り難いとこういうふうに思います。

さてご遺体のある現場ということになりますと、現場にはいろいろな物があります。現場は事件の真相を究明するときの宝庫です。そこで、よく見ると着衣の裾が乱れていて、何か摑んでいる、血液が流れていて、首に紐がある。イラストにすると見るところを全部限定するようになっているわけです。

ところが、ほんとうの現場というのは、実はこういうものです。これは有名な芸者殺し事件の現場ですけれども、イラストとかなり違うところがあります（写真・イラスト省略）。

イラストですと、銚子に血液がついていたのは一本だけでしたけれども、沢山凶器になりそうなものもあります。この中からほんとうの真実を汲み出すということになりますと、そう簡単にできるわけではありませんし、後から考えるとなるほどなと思うようなことがあるわけです。けれども、その事件が起こったときには、判らない。何故、こんなところにパンティがあるのかとか、こんなところに変な毛がついているのかということは判ったとしても、それが事件とどういう関係があるのかは、後から全部の証拠の品を揃えてみたときに判るわけでありまして、最初からテレビドラマのように進行するわけではありません。

1　科学的実証主義の法医学

私は、昭和三六年に仙台の大学に行きましたが、それまで埼玉県に住んでいたのです。高校の二年までは弁護士になりたいと思って、法学部に行きたいと思っていたのですけれども、兄が医学部を受けるかどうかという話を見ていて、なんとなく医学部もいいかなと思い、たまたま医学部を受けたら入学したという、その程度の問題意識というのが一八歳のときの考え方です。昭和三六年というのはまだ皆さん方が生まれる前と思いますけれども、そういう時代には古いものに憧れていた時代だったわけです。

そして、たまたまこれも偶然に、教養部の図書館に行って本を見ているうちに面白い題名の本が出てきたわけです。「今だから話そう」、これはなんだか読んでみたくなりますよね、すごいなと思って、一晩で読んでしまいました。これが東京大学の法医学の教授だった古畑種基先生という、非常に有名な先生で、その後文化勲章をお受けになった先生ですけれども、そんなことは全然知らないで、題名にひかれて読んでみたのです。それまで私は埼玉の田舎に住んでおりましたので、お医師さんになるというのは、白衣を着た臨床の先生というイメージだったわけです。ところが、ここで初めて法医学という分野があるということを知りまして、これはひょっとすると医学と法律の間の仕事をやれる、自分の思っているものではないのかなということを予感しました。

そうしているうちに医学の専門課程に進級してきまして、法医学の講義がありました。喜び勇んで出てみましたら、なんと学生が五人しか出ていない。百人の同級生の医学生がいるのですけれども、そのうちたった五人しか出席していないわけです。実はその当時私の本職は手品師で、学生時代はマリックなどと一緒に手品をやっていたのですけれども、そちらの方でテレビに出演していましたので、そういう打ち合わせが入っていたのです。最初の二〇～三〇分聞いて、途中で抜け出してテレビ会社に行く予定にしていたのですが、「五－《マイナス》一＝四」というのは誰にでも判ってしまいますから、ついに抜け出られなくなって、そのテレビの仕事をキャンセルしてしまったわけで、その後私は二度と法医学の講義に出ませんでした。ですから、法医学の講義にほんとうに出ていない、それがこうして法医学者になるというのは、世の中、不思議なものです。この村上先生はものすごく厳格な先生で、一文字でも授業中に間違った言葉、或いは単語を間違ったりしますと全部訂正する先生ですから、聞きにくくてしょうがない。その後村上先生がご定年になって、その次に新しい先生が来たのです。その次の赤石英先生にひかれて法医学に入ったわけです。実はこの村上先生は二代目の教授で、先程の古畑先生の弟子であったのですが、それは後から判りましたが、そのときは全然判らなかったわけです。本で読んだ内容と講義で聞いた内容が全然結びつかなかった。ところが、たまたま法医学に入りましたときに、この先生と一緒に学会に出掛けました。

一面稲が実っている季節でしたが、たまたま車を停めて休憩しました。そのときに私が隣にいる村上先生に、「先生、今年は豊作ですね」と言ったら、「このばかもの」と怒られました。最初は、何を怒られたのかさっぱり判らなかったのですが、そこで「ハッ」と気がつきました。

豊作ですねと言ったのですが、裏側では稲が倒れているかもしれない。ここだけかもしれない。おまえは稲の穂を採って調べてみたのか、一本に何粒ついたら豊作になるのか、こちらが何粒、隣は何粒、それをあちこちサンプリングして採ってみて、こういうふうな今の時期に稲の穂にどれくらいの実がついて、どのくらい中が充実していれば豊作であるのか定義を言ってみろと、こういうことなのです。

目の前で見ていることと、実際に結論になっている豊作との間にかなり差があるではないかということです。正確に言うと、「見渡す限り稲穂は充実しているように見える」、こう言うと先生は二重丸をくれるわけです。そういうことを、先生に教えてもらったことになるわけです。

これを別の言葉で言うと、「見たことやったことを正確に表現記載しなさい」という、「科学的実証主義」というものを教えて下さったのです。この二代目の村上先生は正確に、自分が見たことを話しなさい、見ていないことを推測して話してはいけません、これが法医学という分野にたずさわる者の基本的な気持ちですよということを教えてくれたことになります。

この村上先生が昭和四〇年に御定年になりまして、次に第三代目の先生がみえたわけですが、この先生の講義の噂を学生から聞きますと、一〇〇人のうちの殆どの人が出席している。エッチな先生で話が面白いらしいということを聞きつけましたので、私はその当時インターンになっておりましたが、インターンの仕事をさぼってこの先生の講義をだいぶ聞かせてもらいますと、まさに私が探していた先生であったわけです。といいますのは、もともと弁護士になりたいという理由の一つは、医療に関する法律的な仕事をやってみたいと思っていた部分がありまして、前回お話致しましたことをやりたいと思っていたのです。そのことを講義で、まさにしていたわけです。この赤石先生に従おうということで、先生のところに行って、まず弟子にしてもらえるかどうかという交渉に行ったのです。そのときに一つ言ったことがあります、その当時は学生運動のはしりの頃ですから、一つだけ先生に約束しました、「私は血液型の仕事は一生したくありません、それでもよかったら、先生の助手にして下さい」と言ったわけです。どういうことかというと、その当時の血液型というのは、ある有名な先生がやると答が出る、普通の人がやると出ない。要するに難しいテクニックというか、マジックというか、そういう技術があって、それを知らない人がいくらやっても出ない、しかし私がやれば出る、こういうものは科学と思っていないので絶対にそういう分野の仕事はやりたくない、それでもよかったら私に給料を寄越して助手にしなさいと、先生を脅かしたようなものですが、この先生はそういうことを全部判っている先生で、「判った、おまえの好きなようにやってよろしい」ということで助手にしてもらったわけです。

その当時教授室が広くて、この部屋ぐらいあります。こんな広い教授室で何をするのですかとある先生に聞いたら、キャッチボールでもしなさいと言われたぐらいの広い部屋です。

2　血液型の進歩

ABO式の血液型というのは、いつ発見されたかといいますと、非常に判り易い、一九〇一年に発見されたのです。一九六八年に、私が助手になりましたので、その当時というのは、ABO式血液型、Rh血液型というような幾つかの血液型が判っていましたけれども、まだまだ足らない時代でした。

赤血球の膜のところにABO式の血液型という型物質があり、そこのところにRh、MN、ダッフィ、キッド等のだいたい一五種類くらいの血液型が検査できます。それ以外にうわずみのところにも血清型というのがあるということが、ちょうど私が医学部を卒業して法医学教室に入った頃に、どんどん次々と発見されていた時代です。さらに、赤血球の酵素型というのがあるということが判ってきたのが、昭和四〇年代から五〇年代にかけてであります。また白血球にもＨＬＡ型があるということで、これを組み合わせると二億から三億人に分けることができる。しかし、私は先生に最初に宣言したように、血液型は絶対に研究しない、手は出さない、こういってしまったものですから、そばでどんどんそういう論文が出るのを見ていました。いまどんどん新しく変わってきて、それまではある特殊な人しか出来なかったことが、そういう技術がどんどん進むことによって、いつでも、誰でも、何処でも同じ結果が出るようになってきたなということを実感していたわけです、これが昭和六〇年に入る前くらいのところです。

皆さんが生まれた昭和四八年、ちょうどその頃にまさに血液型の新しい技術で新しい血液型が見つかった、それを学会でどんどん発表する、そういう年代であったと思います。

昭和六〇年六月に今度は日本大学の教授になりましたので、そのときに私の恩師の顔をテレホン・カードにして胸のポケットにしまって、東京に出てきたわけであります。

3　トリカブト事件

私が東京にくるときに、ちょうど私の一回り下の弟弟子の大野曜吉先生が沖縄に助教授で行きました。一九八六年、昭和六一年五月二〇日に旅行中の三三歳の奥さんがその女友達と一緒に旅行していたのですが急死しました。弟弟子の大野助教授が、その旅行中に亡くなった人の解剖をすることになったのです。解剖してみますと、死因がよく判らない、心臓の色がちょっとおかしいかなというので、急性心筋梗塞という疑いで解剖を終ったわけです。そのときに生命保険はかけていませんかときくと、奥さんですから生命保険はかかっていないという。そこで普通はこれで一件落着で終るのですけれども、この大野君はやはり先程から話しております赤石先生と私達のやり方に共鳴して入ってきた後輩でありますので、納得できないときには後からゆっくり検討するという考え方になっています。そこで、解剖した血液と臓器の一部を持って大学に戻ってきたわけです。なんとそれから一ヵ月くらいしますと、週刊新潮と日刊スポーツから電話がかかってきて、「先生に、逢いたい」と言う。マスコミの人には、僕らは逢わないというのが鉄則ですから、「逢わない」と答えた。「逢わなくてもいいから、私達の独り言を聞いて下さい」という、ここが頭のいいところですね。私達は絶対に解剖した所見を第三者に話すことはない。そうではなくて、新聞記者の方は、「自分達の独り言を聞いて下さい」と言ったのです。独り言を言っているぶんには構わないから、どうぞ独り言を言って下さい、私達はここで勉強していますからということになったのです。そうしたらなんとこの死んだ奥さんに一億八五〇〇万円の生命保険が掛かっているが、このままにしておく手はないと思いますというようなことを独り言で言い始めたのです。これを聞いてびっくり仰天したのです、旦那さんは生命保険に入っていないと言っていたわけです。それで、もう一度見直すことにしたのです。

ちょうどそれより五年くらい前にある一つの事件がありました。仙台は七夕で有名です。岐阜県から若い女の子が三人で七夕見物に来て、疲れたのでお店に入って、コーラを一口ぐいっと飲んだらそこへばったり倒れて死んでしまったのです。その人を解剖してみましたけれども、死因となるものが何もない、これをどうしたらいいかということを、五年間ずっと、上司の先生からこれをどうするのだと追及されていたわけです。

はたと五年前のことに思いついて、これはじっくりいろいろ検討してみないといけないなということで、調べているうちにどうも変な毒が関係している可能性があるということに気がついてきました。そこで、いろいろ分析する手立てを考えたわけですけれども、急にばったり死ぬものの中で、心臓の病気に使うジギタリス薬がありますので、まずそれを調べてみた。ところが、それは出てこない。それから南米のサソリとか蛇の毒の中に、怪しげなものがあるのですけれども、まず日本では手に入らない。ということで、一つ残ってきたのがトリカブトというものです。

これから花が咲いてきますけれども、他の花が全部落ちてしまうような時期に紫色のきれいな花が咲くのです。これが有名な毒でありまして、アイヌが弓矢につけて狩をするときに使ったといわれているものです。これを乾かして、毒を軽くしたものがブシというもので、狂言でブシというのがありますけど、あれがトリカブトです。実は、松本清張の本の中に陸奥殺人行というのがある。あの人はいろいろ調べて書いていますけれども、「トリカブトを使って人殺しをすると、いまの法医学では分析しても不明になる」と書いてある。よく調べてみると、先程の亡くなった人の旦那さんは、本屋さんに勤めていたことがあり、その本を読んでいる可能性が出てきたわけであります。そこで、このトリカブトが俄然注目されてきましたが、残念ながら松本清張が言った通りです。トリカブトを使って中毒になることがあります。葉を見ると判りますけれども、セリと似ているのです。それで間違って味噌汁に入れて飲みますと、一〇人中八人くらいはばったり倒れて死んでしまう、そのくらいの猛毒です。根っこも猛毒ですけれども葉も猛毒で、花というのは普通は毒はないのですけれども、これでもかなりの毒です。これは裏話で後から聞きましたけれども、秋になってどうしても花がないときに、生け花の先生或いは高級クラブに飾る花にこれを使いますと、その日に最初に出勤したお姉さんは口から泡をふいて倒れると言われています。昼間のうちに花を生けるわけですけれども、夕方お姉さん達が出勤してドアを開けた途端に、一面真っ黒になるくらいネズミが死んでいる。この飾っている葉を齧っただけで、ネズミが自分の住家に帰れないうちに倒れてしまう、そのくらいすごい毒です。このトリカブトを、残念ながら分析ができない、これを松本清張が書いているわけです。しかし、それからしばらくの間、私どもの仙台ルートを辿りまして、ある先生に新しい分析法をつくってもらうべくお願いしたわけです。事件が起こったのが五月ですけれども、ずっと半年間かけて新しい分析法をつくってもらいました。この辺から、科学はどんな具合に犯人を追い詰めていくかということになってくるわけです。

この毒について、ずっと薬学部と医学部で実験をしてもらいました。これは並大抵のことではありません。できないといわれている方法を作ってもらうわけですから。半年かけて新分析法を確立してもらいました。そこで、犬の実験をやってみますと、なんとか毒物を検出する方法ができたという、良い報告を聞いたのが年が明けてからです。そこで血液を送りまして、やりましたら、ほんとうにこのアコニチンというトリカブトの毒が、三三歳の奥さんの血液から分析されたわけです。

しかし、これは高度の秘密事項になりまして、こっそりと関係者の身辺の捜査を始めたわけです。

急にぐっととんでしまうのですけれども、死因が判ったけれども、トリカブトがどこからどういう経路で死んだ奥さんの血液の中に入ったか判らない。そういうことで非常に迷っていたときに、この生命保険金を払えという民事訴訟が起こされたわけです。死因は心筋梗塞になっていましたから病死です。従って一億八五〇〇万円を払えという判決が、すったもんだしている間に東京地裁で出ました。一億八五〇〇万円は、公序良俗に反する契約ではないという判断です。一ヵ月の生命保険の掛け金が一八万円くらいになります。夫婦で掛けておりましたので約三六万円です。一年間で掛ける一二です。そして、その時のこの旦那さんの収入は無収入です、無職。そこで、これでは納得できないということで東京高裁に控訴になりまして、そのときにトリカブトによって死んだというほんとうの話をした方が良いかどうかという打ち合わせになりました。一九九〇年一〇月一一日に、ついにこの死んだ女性の血液の中から猛毒のトリカブトが検出されたということを大野先生が証言したわけです。証言した後たいへんなことになるぞというので、大野先生はこの当時琉球大学から日本大学の助教授で来ておったのですけれども、二人共行方不明にした方が良いということで、ちょうど金沢で国際学会がありましたので、何処へ泊まるか教室に言わないで出掛けて、学会場に行ってしまった。そうしましたら拍子抜けで、どこの社からも、誰からも電話一本も来なかったということで、良かったなと思っていました。その後私は一ヵ月間オーストラリアに出張しておりました。ところが、それから一ヵ月後くらいの間に、一審でお金を払えという判決をもらっていたにも拘らず、なんと裁判を取り下げたわけであります。そうしますと、お金が貰えるということなのに裁判を取り下げたのは、裏に何かあるにちがいないということでマスコミが急に騒ぎ始めて、実は私が一一月一六日にオーストラリアから帰ってきたのですけれども、帰ってきて直ぐに大学の方に「いま、着いたぞ」と言ったら、「先生たいへんです、てんやわんやしています、学部長から一〇回くらい電話がかかっています」というので何だろうと思ったら、この事件でした。この日から一ヵ月くらいの間は、僕らはどうしょうもないくらいのマスコミ攻勢にあってしまったわけであります。この裁判を取り下げてからすぐに、TBSが毎朝、モーニングショーでこの問題を取り上げたわけです。いままでの捜査というのはだいたい踵をすり減らす、靴で歩く足取り捜査というのが基本になるのですけれども、これは新しいやり方で民事裁判を先にやっておいて、刑事裁判が後を追い掛けるというのは普通のやり方ではないのです。刑事裁判が先にくる、そしてあと民事裁判が起こってくるというのが普通のものですが、なんとこの段階で一二月一七日になったら、「私はあの人にトリカブトを売りました」という人が出てきたのです。マスコミで毎朝流れるモーニングショーを見ているうちに、「お父さん、あの人にトリカブトを売ったよね」と奥さんが言い出した。何故かというと、この怪しまれている人は、ものすごい甲高い声を出すわけですけれども、その声が毎日テレビで流れているわけです。あの人に間違いないということで、テレビ会社に連絡がいったのです。それから警察が聞きに行って、六二鉢を売った人が判った。そして、その翌年に犯人逮捕ということになってきました。最後の名目は七億二〇〇〇万円の横領でありました。その後で、この奥さんの殺人事件というのが起訴されるようになってきました。

何故解剖をしたお医師さんが、血液をとっておいたり、臓器を検討しようと思ったか、実はこの辺からが大切なところです。

ご遺体を法医解剖する執刀医師は、全国にいま二〇〇人くらいの人がおります。その中で、理由が納得できないときに、その試料やその臓器を後からの検索のためにとっておくという先生は、そんなに多いわけではない。私達が解剖していた台がありますが、その解剖台が総大理石になっていたのです。最初の頃はなんでこんなところに大理石を使っているのかと思っていました。よく調べていくと、初代の教授が解剖台を大理石で造るということを言い出したそうです。私達がやっている司法解剖というのは、犯罪の被害者のご遺体の解剖ですが、そういう意味からいうと、自分で希望して解剖台の上に乗りたいという人は一人もいないわけです。ほんとうは皆無念の思いで解剖台の上に乗っているわけですけれども、その解剖台の上に乗った人は一言も喋れない。解剖を執刀する先生は、どのくらいその人の言わんとするところを汲み取れるかという勝負です、そういう理解でいうと、この解剖台の上に乗っている人は、ものは言わないけれどもいろいろな事を私達に教えてくれるのです。そういうふうに考えていくと、真実を私達に教えてくれるものですから、逆に言えば真実は大理石の上に乗せたいというのが初代の教授のお考えであったということが、段々判ってきました。

そういう教育を受けていたものですから、嫌な予感がしてとか、これを勘というふうに人がいます。よく野球では、長島監督がカンピューターといいますけれども、カンピューターを止めてコンピューターでやっていこうというのが、いつでも何処でも誰がやっても同じ答が出るという、一番大切なことになるのです。なんとなく変な気がする、何か変だ、これも大切なことです。

そうしているうちに、とんでもないことがまた一つ判ってきました。今度は、伊豆の方の漁師から新聞社に電話が入ってきた。「あの人にフグをいっぱい売った」というのです。フグも、食べるフグは良いのですが、食べてはいけない毒フグの、とても食えないような奴、食べたらばったり倒れて死んでしまうようなのを、一匹一〇〇〇円で一三〇〇匹も売ったということが判ってきました。トリカブトだけでも充分にギョッとしているところに、今度はフグらしいぞということです。残されている血液はいっぱいあるわけではありません。その血液でフグ毒も検査したいといって来たので、私と大野助教授は反対したのですけれども、押し切られて、必要最少量で念のためにやったらいいいやと、冷たく言い放ったところが、なんとフグの毒も検出されたのです。

トリカブトという花は、この本州にはいっぱいあります。ですから、長野県のご出身の人とか、山のほうの人はご存じだと思います。日本のなかで唯一トリカブトが生えていないのは沖縄県です。沖縄県ご出身の方はお判りのことと思いますけれども、花粉アレルギーの人は、春に沖縄に行ったら絶対に花粉アレルギーはありません。何故かというと、沖縄県に杉の木が生えていないからです。杉花粉アレルギーの人は、沖縄に転地療養が一番良いです。地域によって、そういうように植物の生態が違うわけです。そうすると、日本の国のなかで唯一トリカブトが生えていないのが沖縄であって、それが沖縄の一番先の石垣島でトリカブトで死んでいる。そしてなお且つ、猛毒のフグ毒も血液の中に入っていたということが判ってきた。毒が一個でもたいへんなのに、毒が二つも出てきたらどうしたらいいかということになります。

実はトリカブトという毒とフグの毒を合わせ技にすると、毒は毒をもって制すると昔からいわれているけれども、まさにこういう効果があるということが判ってきました。人間では直接できませんので動物実験をやったわけですが、フグの毒をやりますとだらっとして死にます。トリカブトの毒をやりますとヒックヒックして興奮して死にます。このヒックヒックとダラリを合わせると普通になる。これがなんと心臓を動かす方と、緩める方の両方の作用が二つの毒にはあるということが判ってきたのです。これは、いま医学界で最先端の心臓の筋肉のナトリウム・チャンネルを開けるか閉めるかという、一番大切な部分に実は繋がってきます。この画期的な実験、世界で初の実験をした人は、いま刑務所の中にいるのです。それも、マウスの数で五〇〇匹も実験したのです。

大野先生と私達の教室で実験したのは、たったの五〇匹です。それだけ実験をやるにも、研究費がなくてヒーヒー言いながらやりました。ところが世界初の実験をやった人は、それもマウスの実験を東京で五〇〇匹くらいやったのですが、それから大阪に転居してまた追加の五〇匹の実験をやっているのです。さらに、それ以外に前に二人の奥さんを亡くして、三人目の奥さんの問題ですが、その前の奥さんにも人体実験をしているし、ひょっとすると一番目の人にも人体実験をしていると、判決の中に書いてあります。私達は口が裂けてもそういう推測のことは言えませんけれども、判決にそう書いてあります。

マウス五〇〇匹＋追加五〇匹＋人間一＋人間一＋？一、そこまで実験をしているということが判ってきたのです。

一応、昨年無期懲役という判決が出ました。しかし、そのときに例の三浦和義事件と併せて、物証がないのに有罪になった事件といっていますが、これはとんでもないマスコミの大間違いで物証はあります。いま、私どもの教室に、まだ被害者の血液は永久保存で残してありますので、いくらでも分析はまだできます。本人も毒物をつくったことは認めています、動物実験をやったことも全部認めています、人間だけやっていないと言っているわけです。どのくらいの量がいま分析できるようになっているかというと、五〇mプールがあるとして誰かが粉薬を耳掻き一杯落として知らん顔していた、この水を少し採ってきて、「入れたじゃないか」、こういうことが判るのです。これが、いまのトリカブトの毒を検出している技術の限界です。そのくらいの量が判ります。ですから最終的には札幌から東京に来たときに逮捕されたのですけれども、札幌のアパートにある瓶の中からトリカブトの成分が検出されているわけです。持っていたということは、逃げようもない事実になったわけです。こんな具合にして、科学は焦点をあてさえすれば、そしてそこへ全知全能を傾けさえすれば、五〇mプールの中に耳掻き一杯の毒を入れただけでも検出できるような技術をもっている。これが、犯人を追い詰めるための一つの大きな武器である、こういうことになるわけです。

この解剖したときの血液ですが、この血液の中にトリカブトの毒が入っているぞということが判るまでに実は七ヵ月かかっています。その七ヵ月は遊んでいたわけではなくて、新しい検査法をつくるまでの期間が半年間必要だったからです。ところがフグ毒が検出されるまでには、それから五年という歳月が経っている。その五年の歳月を、もっと短くすることはできなかったのかという反省は出てくるわけです。もう一つは、被害者の血液が私達に、「自分達の血液の中にはトリカブトやフグの毒があるぞ」ということを多分言っていたと思うのですけれども、それに気がつかないで凍らせていた、或いは場合によればそのまま捨ててしまっていたかもしれない。そういうことを考えると、どういうふうにしたら犯人を追い詰めることができるかということ以外にも、この事件は我々にいろいろな事を教えてくれました。

もっと不思議なことがあります、この犯人は実は仙台の出身で、池袋に住んでおりました、そして犯行現場は沖縄です。私達は埼玉県の出身で、私は熊谷高校、助教授は浦和高校ですけれども、埼玉県出身の二人がたまたま仙台の大学に行きました。そして師弟関係、兄弟関係となり、そして私が池袋の日本大学に来て、彼は沖縄に行ったわけです。そして犯人が考えた南の島であればうまくいくのではないかと思ったものが引っ掛かってしまった。三つの場所を結ぶ、これは仙台と沖縄と池袋を結ぶ物語なのです。これは、ほんとうに偶然です、しかしその偶然の網の中に引っ掛かってきたのです。

お判りでしょうか、科学技術がいくら進んでも、残念ながらもう一つ幸運というものがないといけない。幸運というのはさっき言ったテレビを見ていた時に、「あの人にこういうものを売ったぞ」、「フグを一三〇〇匹も売ったぞ」という、そのたった一人の人を日本中の一億二〇〇〇万人の中から捜し出すことは、現在の警察の力でもできない。マスコミの力を使った捜査というのが、新しい技術としてあるなということを実感したわけです。

4　一九八五年（昭和六〇年）とは

今度は、一九八五年、昭和六〇年という時を見ていきたいと思います。一九九五年の七月二九日に日本弁護士連合会の講演で、徳島で話してきましたテーマです。昭和六〇年六月一日にあなたは何をやっていましたか。これは大切な日です、これは私にとって大切な日で、私が仙台から東京に移った日です、教授になった日ですね、だから皆さんと関係ない。昭和六〇年八月一二日、この日は五二四人乗りの飛行機が羽田を飛び立って一時間後に大阪に着かなかった日です、これは非常に大切な日です。

五二四人が乗っていたのですけれども、五二〇人が死んで四人が助かった。ジャンボ飛行機が墜落するというのは、それまで世界になかったわけです。ジャンボ機はぜったいに落ちないというふうに言われていました。その飛行機が、群馬県には飛行場が一つもないのに、何故か御巣鷹山の尾根というところに落ちた。時速五〇〇kmで山にぶつかりますとどうなるかというと、エンジンは地上に見えません。地下一〇mくらいのところにあります、それがこの大事故です。

私は、六月一日に日大の教授になりましたときに、日本法医学会の理事会の幹事をしておりました。理事長さんが熊本大の教授で、「自分は行けないからおまえが行って指揮をとれ」ということで、群馬県に一週間はりつけになったわけです。

五〇〇人が死ぬということはどういうことかというと、お棺の数は二〇〇〇必要です。五〇〇人が手足ばらばらなわけです。エンジンが地下一〇mに入っているということはばらばらになるわけですから、五〇〇人のご遺体を入れるためには二〇〇〇のお棺が必要です。このお棺を集めるというのは、たいへんです。体育館の中で一ヵ月間くらいずっと作業が続いた。誰が何処に座っているかといっても、一応予約のカードはありますけれども、奥さんと一緒に旅行している筈だというので、ご夫婦が死んだと思って電話してみると、奥さんが出て「なんですか」という。実は奥さんの代わりに愛人が乗っていたという人が結構います、そういう問題が起こってきます。したがって、この手、この顔は誰のものかという問題が起こってきます。顔があれば、歯型があるから判ります。有名な坂本九もこの事故で亡くなりましたけど、彼の場合も九ちゃんの歯の治療をした歯医師さんが九ちゃんの歯型だというので大事に持っていたわけです、それで彼の身元が判ったのです。手は指紋がちょっとでもあれば判ります。その人が大事にしている日記帳、その人が大切にしているノートから指紋を採ってきて合わせれば、間違いないかどうかということが判ります。ところが、困ったものが出ました、足です。足紋というのは少ない。一人だけすぐ判った人がいます。勿論警察に指紋を保管されている人がいました。前科もちの人が二人いましたので、この人はすぐに判りました。足が裸足になるときというのは、皆さんご存じのようにお風呂に入るときです。お風呂場というのは水で濡れているので足紋というのは残らない。したがって、足が誰のだか判らない。背が大きい百八十何センチかの人がおりまして、独身ですけれども布団から足がはみ出ていたわけです。そしていつも足の先にタンスがあって、寝ている間にタンスを蹴飛ばすものですから、タンスから足紋が採れて、その人の足はすぐに判った。ですから、私はよくふざけて、昭和六〇年以降に旅行する場合には、必ず自分の足に名前を書いてから飛行機に乗っていました。他の人にも、そうすることを勧めました、そうでなければ出掛ける前に裸足になって、タンスにゴンしなさいと言っていました。タンスにゴンとは、足をゴンと足紋をつけろという意味のコマーシャルだったわけです。ところが、そういう努力をしないで済むようになっている、これが科学の進歩です。

昭和六〇年三月七日号の『ネイチャー』です。何が載ったでしょうか。ＤＮＡフィンガー・プリント法というのが発表されています。

ジェフリーズというイギリス人が、血液をいろいろ処理したところ、最終的に沢山のバンドが出てくる。これを見ると指紋と同じように血液を一種類だけ検査することによって、判別することができる。まさに、DNAフィンガー・プリント法、DNA指紋法だと言い出したわけです。これが、日航機事故が起こる五ヵ月前です。

DNAフィンガー・プリント法というのは、マルチ・ローカス・プローブ法というふうにいいます。沢山のバンドが出ますので、これは非常に高率にいろいろな人を識別することができる、画期的な方法であります。新しい方法が出たときには、新しい欠点もあるわけです。昨日やったら二四本バンドが出た、今日やったら二五本出た、明日は何本出るでしょうか、やってみなくては判らない。これがこのフィンガー・プリント法の特徴です。その日の調子によって、出るバンドの数が違う。やってみなくては本数が何本でるか判らないということですから、このままこれを刑事問題に使いますと大問題です。犯行現場にあったバンドの数が二四本、そして一年後に犯人が捕まって、犯人の血液を調べてみたら二四本、しかし翌日もう一回念のためにやったら二五本、これで犯人を捕まえていいだろうか、こういう問題が起こってくるわけです。

もう一つ、昭和六〇年一二月二〇日号の『サイエンス』という雑誌にPCR法というのが載っています。

DNAが何かというのはなかなか皆さんに判り難いのですが、遺伝情報の基になっているソーメンみたいなもので、これを一本もってくると温度を上げたり下げたりするうちに倍にすることができる。これがPCR法です。一本が二本、二本が四本というと、マージャンをやっている人は判りますが、二の一〇乗、倍々を一〇回やりますと一〇五二本になる、それをさらにまた繰り返してゆき、トータルで三〇回繰り返すと一〇億倍になる。これは理論的にはそうですが、現実問題としては、一〇〇万倍といっています。温度を上げ下げして増やす、資料が微量でもどんどん増えてくる、一〇億倍に増える、こういう方法を発見したのがマリスという男で、いまはもう大金持です。この方法ができたために、いろいろな技術が進みました。そして分析結果の再現性がいい、結果を数値化できる、これは刑事事件に使える。いつやっても、何処でやっても答は一つということで、このPCR法が非常に注目されているわけです。この二つのDNAの検査に関する、エポック的な出来ごとがなんと全部昭和六〇年に出たということです、今から一〇年前の話です。

5　DNA鑑定の進歩

お母さんから一本、お父さんの精子から一本DNAをもらって子どもができるわけですけれども、必ずお父さんから一本とお母さんから一本来るわけです。これがDNAの遺伝情報の特徴です。そのお父さんから来る、お母さんから来るものが同じであれば、バンドが一本になるし、違っていれば二本になる。一本か二本かということになってくるわけです。こういうふうにして、いつのまにか二八〇日経ちますと、赤ちゃんがおぎゃーっと生まれてくるわけです。

ところが、この一〇年の間にDNAの検査といってもたくさんあって、これはまだほんの一部で、他にも山ほどあるわけです。いまのDNAフィンガー・プリント法というのは、例えば縦列反復配列多型のミニサテライト・マルチ・ローカス法、プラス・サザンブロット法といわないと、DNAフィンガー・プリント法に辿り着けないぐらいです。

もう一つ、MCT118型(D1S80型)というのがいま警察で使われていますけれども、これですとミニサテライト・シングル・ローカス、PCR法という具合になってくるわけです。DNAの検査といっても山ほどあるわけで、そのうちのどれを使うかということになってきまして、これがここ一〇年間の技術の進歩であるわけです。

いまから一〇年前には、足が一本ゴロンとあっても誰の足か判らないで困ったわけです。黒人の人がいれば判るけど、真っ黒に焼けているわけだから、どれが黒人でどれが白人が黒焦げになったものか、これ鑑別するのは簡単ではありません。ところが、五二〇人の中に外国の人が二十何人おりましたけれども、最終的に五一八人まで身許が判りました。あと二人ついに判っておりません、日本人が一人と外国の人が一人、残念ながら私どもが現地に行く前に渡してしまったのでしょうね、そうとしか思えません。五一八人は判りましたが、それ以外に数百本という足を御遺族にお渡しすることができなかった。皆さん、仏教徒の人はお判りのように三途の川を渡るときに足がないと渡れない、だから足が無いままにご遺体を返すということは、我々にとっては非常に苦痛です。現在、ＰＣＲ法を使いますと二㎜×二㎜以上の大きさで、六ヵ月以内のものであれば、誰のものか判る。こういうふうな方法が、さきほどのＰＣＲ法を研究して開発されてきたものです。現在では、この指のところに生えている毛がありますけれども、この毛を一本引き抜いてくれれば誰の毛であるかだいたい判る、こういう時代になってきた、これが科学の進歩です。

前はかなりの大きさの血痕がなければ検査できなかったのに、その後には髪の毛でも血液型が判るようになってきました。現在では、細胞一個あれば、そこからＤＮＡを採ってきて、これを増やして、それで個人識別をする。個人をばらばらに区分けすることができる、これがＤＮＡの検査の特徴であります。

一つの細胞のなかに通常核が一つありますが、この核のなかに、長さ一メートルの細い四〇ミクロンのソーメン状のものが採れてくる、これがＤＮＡ（遺伝子）で、目で見えます。これが一つ一つの細胞に全部詰まっている。皆さんの身体のなかには、四〇兆個の細胞があるといわれているし、人によっては何百億個という人もいますが、それだけの細胞を皆さん持っているわけです。その一つ一つにそういうものが入っている。それ以外にも、実はミトコンドリアというのがあって、ここにもDNAがあるのです。このミトコンドリアはお母さんから来たものです。科学がどんどん進んでみると、やはりお父さんよりもお母さんの方がすごいなということが判ります。何故かというと、この皆さんの身体をつくっているところの細胞の中のミトコンドリアという要素は全部お母さん、そのまたお祖母さん、曾祖母さん、と母系から受け継いだものです。ですから、世の中に母系家族というのがあちこちにあるのですけれども、これはDNAから見てもなるほどと思うように、実はなっています。

DNA鑑定というとすごいところを研究しているように思いますが、血液型鑑定と併せるとものすごい高率に個人を識別することができます。個人を識別するということは、おまえは犯人でないということを証明することにもなりますし、逆に言うと、おまえやったぞという武器にもなるわけです。二十一世紀の究極の個人識別法、間違いなくそうです。期待されているのですけれども、新しい技術ですので利点と欠点があるということを知らなければいけません。一つは、再現性が高いかどうか、いつでも何処でも誰がやっても同じ結果が出るか。昨日はバンドが二五本で、今日は二四本、明日は何本になるでしょう。これではちょっと犯罪捜査に使ってはいけない。それから、突然変異の問題があります。人間はいつ猿から人間になったか判りませんけれども、少なくともそういう進化というものがあって、つまり突然変異が起こって、そして社会に適応できる人間がいま残っているわけです。そういうことを考えると、いまも急に突然変異が起こっているかもしれない、お父さんと皆さんの間で突然変異が起こっているかもしれないわけですから、そういう可能性も頭で考えて物ごとを見てゆかないと危ないですよということになってきます。

マスコミの人は新しい物好きですから、すご腕DNA、DNAをやれば一発とか、そういうパターンになってきますけれども、はたして本当にそうかどうかというのが次のテーマです。

『アエラ』の去年（平成六年）の一二月号ですけれども、そこで一生懸命にDNAを撮りました。その結果が

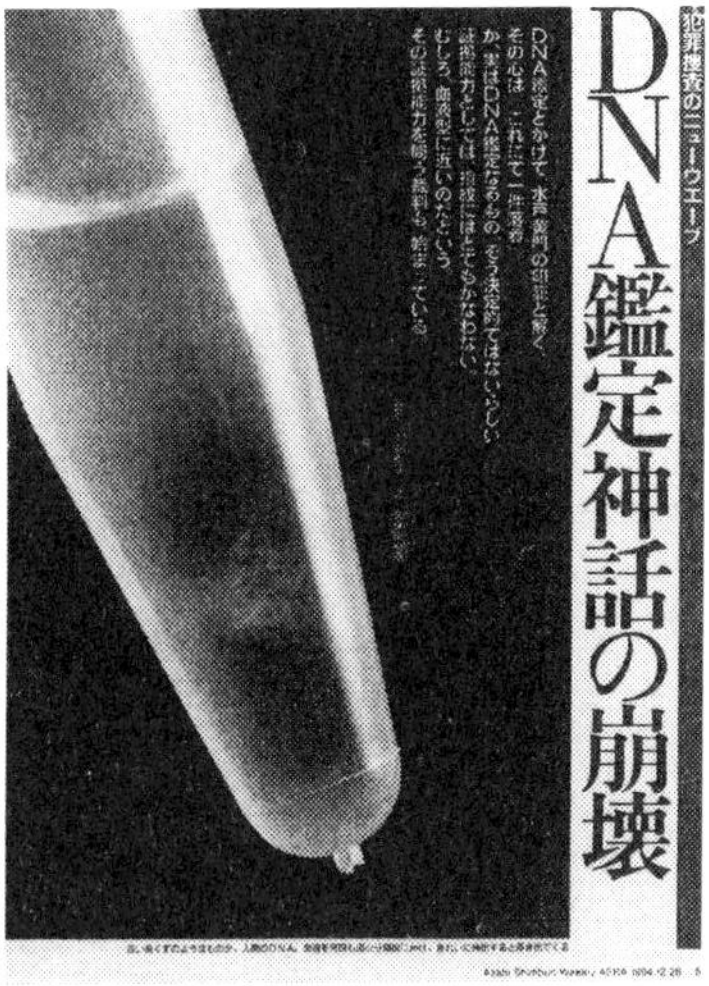

表紙の裏の写真になったわけですけれども、DNAはソーメンみたいなものです。遺伝情報というと、大切な金の鎖みたいに思えるかもしれませんけれども、意外と腐敗には強いものです。

DNAは神様みたいに言われていたのですけれども、「DNA鑑定神話の崩壊」という『アエラ』の特集号が出ました。何故そういうものが出たかという、一つの実際的な話をしておきます。平成四年に女性のS教授から母子関係の肯定確率が九八・六九五％、非常に母らしい、こういう鑑定書が出ました。ところが、それからたった三ヵ月後に答が変わりました。非常に母らしいとなっていたが、あれは間違っていました、あれは母子でありませんということでした。男と子の関係は判らないといったのは否定されませんでした、逆に言うと男と子の関係はあるということ、つまり一八〇度鑑定結果が変わったのです。これがDNA鑑定です。

これだけ見ると、DNA鑑定をしたら結果がよくなったというようですけれども、もう一つ別のところに弁護士の先生がお願いに行って鑑定書をつくってもらいますと、母子関係は否定と二回に分けて答が出てきました。しかし、これらの検査が全部問題です。

どんな具合に間違っているかというと、先ほど述べましたように人間の身体の細胞の遺伝子というのは、お母さんから一本、お父さんから一本貰ってきている。そして、お父さんとお母さんが違う型であれば二本、同じ型であれば一本出る、二本か一本かです。さっきの人の検査結果を見ますと、どう見たって三本です。三本のDNAというのはあり得ない、ということはこの鑑定人の検査が間違っているということです。

別な大学に持っていって検査をしてもらった結果がこれですけれども、とんでもない大間違いなんです。私のところで再鑑定をやりますとこういうふうになりますが、このバンドの太さと見比べて下さい、倍率はほぼ同じです。一二三バンドの幅がマーカーで判定していますが五㎜、ひどいのになると七から八㎜ありますけれども、こんな幅のあるバンドで結果を判断してはいけないということは、誰が見ても判ります。バンドの幅が広いと判定不能になってしまいます。残念ながら、前の二つの鑑定は明らかな間違いをしていたわけです。

S教授は非常に母らしいといったのに後で否定、判らないといったのが後には否定というふうに逆転してきたわけですけれども、ところがよく見ると、DNAの型も三本あるのもさることながら、別の血液型三種類が結果も間違っているということが判ってきました。そして、再鑑定になった別の方では型の間違いが判りました。いかにも進歩しているようにみえて、DNA鑑定をしましたといって、出している鑑定書がこういうことでは非常に困るわけです。

6　みどり荘事件とDNA鑑定

みどり荘事件というのがあります、大まかなところは皆さん知っていると思いますけれども、DNA鑑定の誤りということですので、これもよく理解してもらいたいわけです。

一九八一年六月二八日大分市内のアパートの自室で一八歳の女子短大生が殺されました。その後捜査をしたのですが、残念ながら、これは首を絞めて殺されたと思いますが、犯人は判らなかった。一年後に、その同じアパート内に住んでいる男性が疑われて逮捕された。それから八年経って、無期懲役という第一審判決が出ました。

九一年一〇月になって、高裁でM教授に鑑定依頼をした。ところが一年くらい経ち九二年になって、あの鑑定はどうなったでしょうかという問い合わせが来ましたところが、何もしていなかったわけです。どういう検査をして良いか判らない。何故かというと、もう事件から一〇年くらい経っているからです。さっきの二の三〇乗倍増やす方法を使ったMCT118型(D1S80型)は、警察では半年と言っていますが我々の検討ではだいたい五〜六年で型が判定できなくなるということが判っていました。一〇年経っていますので、これはちょっと無理で、どうしたものかなと、鑑定を引き受けたはいいが良い方法はないということでしたが、何回も催促がくるので困ったなと思っていた時に、新しい方法が外国の雑誌に出ました。これだこれだということで飛びついて検査をした結果、九三年四月に学会でその方法を発表しました。その後九三年七月に鑑定書を出しました。全文が三一頁で、現場に残されていた毛髪のうち、一本から被告人のDNAと同一の型が出てきた。つまり、被害者の女子短大生の部屋の中から発見された毛髪の中の一本が被告人のDNAと同じ型である、これは非常に黒に近い鑑定結果です。そうしましたところが、しばらく経ちましたら訂正鑑定書が出てきました。まず一番目にどこを訂正したかというと、提出日の七月三一日が誤りで、八月一五日が正確な日付ですと発行した日を訂正するわけです。その次に、この被害者とお姉さんが同じ型なのですけれども、前は15―32型といいましたけれども、これが実は間違いで15―27型でした。被告人の方の型は16―36型としたがほんとうは11―32型でしたという具合に、被告人の型と被害者の型を全面的に訂正してきたのです。

しばらく経った後に、高裁は突然無期懲役の被告人を保釈してしまった。裁判官は、これは無罪という心証をとってしまったのです。そして最終的には、今年の六月三〇日に無罪の判決が出ました。一番重要なところは何かといいますと、残されていた毛髪の長さは一五・六㎝あった。ところがこの被告人というのはパンチ・パーマをずっとかけていたのです。その事件当時の床屋さんに聞きますと、最高七㎝以上だとパンチ・パーマにはならないということが判っていました。そうすると被告人は、長さ七㎝程度の毛髪しかないのに、現場にあった毛髪は一五・六㎝というのは、まったく別のものだということになってきました。何故こんなことが起こったかというと、鑑定作業中に誤って他の資料が混入するなど、鑑定作業の過程においてなんらかのエラーがあったにちがいない。

ＤＮＡのバンド測定が、幅のある不正確な測定をしている。この新しい方法のやり方というのは、いま現在、私が引き受けてくれませんかと言われても、二の足を踏むようなものであります。それを、九一年という四年も前に引き受けるということは、とてもできない相談であったわけです。

新聞に大きく出ましたので皆さんも知っていると思いますけれども、現在これは無罪が確定しました。一審で無期懲役でしたが、一〇年間の裁判は何だったのかということになって、改めてこれは殺された女子短大生の御遺族の悲しみを癒す方法がないということになってしまったのです。

一方、九月一三日の読売新聞で、科学版に出ましたけれども、「わが国でＤＮＡ鑑定が疑問視された初の判例だが、ＤＮＡ鑑定に詳しい押田茂實教授は、鑑定では反復回数の読取りが明確にできない場合が見られる。証拠採用には問題があり、分析法の改善が急務であるというふうに言った。」と書いてあります、確かにこの通り言ってあります。

新しい技術を取り入れる時には、そこには必ず利点と欠点があるということを忘れてはいけません。そのために、去年の九月ですけれどもいろいろな若い人やお年寄の弁護士さん達にも来てもらって、ＤＮＡの検査をやってもらいました。実際に自分の指の毛を引き抜いてみたり、血液を採ってみてＤＮＡの検査をしてみて、あなた達ができるかどうか、自分達がやってできないものであれば、いつでも何処でも誰がやっても出るとは言えないことなのですよということを言ったわけです。

7　新しい鑑定法の課題

これからの二十一世紀のＤＮＡ鑑定の方法ですけれども、より微量で、より古くて、より短時間で検査ができる。これが新しい方法に、期待される部分です。

新しい技術をどうやってやるかということになりますと、一九八五年、昭和六〇年にヨーイドンで始まったＤＮＡの検査法でありますけれども、最初に取り入れたのはＤＮＡフィンガー・プリント法でした。一瞬輝きましたがその後で検査の再現性に問題があるということが判りました。しかし、二十一世紀になっても、これはずっと生き残っていくことは明らかです。その他に、いま幾つかのＤＮＡ鑑定法のランナーが走っているわけですけれども、将来的にはＳＴＲといっているのが非常に伸びてくる。ＳＴＲ（Short Tandem Repeat）というのは、ＤＮＡの短い繰り返し構造のものですけれども、物が腐ってゆきますと、短く短くばらばらに切れてゆきますが、切れても切れても残っているようなものを使う。そして殺人事件の時効というのは一五年です。ということは一五年前の事件まで、全部真実が究明できれば法医学的には一応良しとしよう、そのときに使いものになるのはＳＴＲであるということが判ってきました。

いろいろなところから論文や鑑定書が出てきますが、レポートをつくっているときのサンプリングに問題がないかどうか、これをチェックする必要があります。そしてそのレポートする検査方法が適切であるかどうかチェックする必要があります。結果に対する考察があるかどうか、自分達がやったことはどこまでが正しくて、どこまでが間違いが入る余地があるかどうか、それを検討しているかどうか。これが書いていないものはあまり価値が高くありません。そしてさらに、同じ事を誰かがもう一度やってみて間違いないということを保障されているかどうか、この四つの観点でものをチェックしていくことが大切です。

今日、北海道大学の遺伝子治療で、第三回目の血液を戻したということですが、この方法が治療に使えるということは、逆に言うと、治療のところを一部壊すと、DNAの操作ができるということになります。いま問題になっている宗教団体の人達はサリンなどというとんでもないものを作りましたけれども、これは科学の集団が暴走するときにどこまで行くかという一つの究極点を見せているものです。ですから、このDNAの異常が病気の治療で判るということは、逆に言うと、そのDNAの異常なものをどんどん作ってそれをうつしまくる人だって出てくるということです。遺伝子の治療ができるということは、遺伝子の病気も新しくつくることもできる。これは非常に怖いことで、双刃の剣というわけです。

DNAを操作するということは、技術的にはどこでも簡単にできるような時代になってきているわけです。ということは逆に言うと、見も知らぬ人から物を貰って、食べたり飲んだり、息をすることによって全く新しい知らない病気がうつされる可能性があるということを言っているわけです。特に一番困るのはここのところです。研究費欲しさのデータ改ざん、新しい研究をしたふりをしないと研究費が出ないということが、いまの世の中の流れです。いままで羊の実験など一回もしたことがないのに、世界新記録を作ったという新聞報道まである、とんでもないおかしな世界が出てくるわけです。密室のなかにおりますと、そういうふうにして世界記録欲しさのデータを操作する問題、結局最後は人の問題になってくるわけです。

DNAの検査を含めて、いつでも何処でも誰がやっても正しい結果というのが、私が最初に法医学教室に入ろうと思ったときの言葉です。いつでも誰がやっても簡単に出来るようなものに、科学技術の進歩でもっていかなければ、これは科学といえないのではないだろうか。その一つの典型的なケースを血液型というふうにいいました。私のある後輩が私によく言います。「押田先生は血液のことはやらないというのに、どうしていまDNAのことをやって、いろいろなことを言っているのか」と。ＤＮＡは血液ではないし、化学物質であると言っています。ＤＮＡは毛髪にもあるし、フケ一個もこれは誰のものかということが判る、そういう時代に入ってきている。勿論、爪だってそうです。そのようにして人間の身体が構成されている細胞一つを持ってくれば一〇〇万倍に増やすことができる。こういう時代ですので、逆に今度は正しい結果でない、間違った結果に辿り着く可能性も同じようにあるということを忘れてはいけないのです。

皆さんは法律の世界にいるわけですけれども、法律というのはある天秤にかけて、あっちの人が言っていることとこっちの人が言っていることが、どちらがより本当らしく見えるかを判断するのが法律だと思います。私達がお手伝いしているのは、法律の天秤の基になる科学的な部分を、鑑定という作業で支えようとしているわけです。ですから、この科学的な装いをした間違った天秤を信じてしまうと、大変なことになるのだということを忘れてはいけません。いままではそれをラベルで、なんとか大学とか、あそこの大学ならばいいのではないかと。しかし、そういうラベルだけでは非常に危ない時代に入っていることも事実です。

科学の進歩は犯人を追い詰めることができる、しかし最後に違う犯人を追い詰める可能性もある、それをコントロールするのはやはり最後は人間の問題に戻ってくるのです。新しい技術を手に入れたときに、天下をとったようにして話をしている人がいますけれども、これは大それたことです。そういう意味では、「科学の最先端の知識を持てば持つほど、もっと謙虚になってゆかないと、より危ないのではないかな」ということを痛感している一九九五年の秋であるわけです。

＊　ＳＴＲを一〇種類検査すると一〇〇億人位を識別できるようになっている。確実な技術と方法論を確立する必要性は現在でも要望されている。

11　法医解剖の現状と真相究明

押田茂實
日本大学医学部教授

今日は、解剖で何が判るかという話を致します。現在国立科学博物館で人間の身体の仕組みという展覧会をやっています。非常に新しい、ドイツで開発された技術で、人間の御遺体をプラスチック加工して、それを五㎜おきにスライスした、世界初のプラスティネーションが展示されておりますので、時間のある方はご覧になって頂ければと思います。

1　解剖の種類

解剖は大きく分けて、三つに分かれます。一つは正常解剖。これは身体の仕組みを知るためのものです、ですからちょうどいま上野の国立科学博物館で開かれているのは、この人間の正常な身体の仕組みを知るためのものということになります。これは、現在では、生存中に自分が亡くなった後、将来お医師さんになる勉強をしている人の為に自分の身体を献体といって差し出すシステムです。それでしっかり勉強してほしいという、そういう意思をもった、通常はお年寄りのお爺さんお婆さんがたくさん日本にはいま居られます。そういう方の遺志によって自分の身体を提供して下さるので、その身体で神経の仕組みとか筋肉の仕組み、そういうものを勉強してほしい、これが正常解剖というものです。

二番目に、大きな病院で病気で亡くなった、癌とか脳出血で亡くなって、その病気がどのくらい進行していたか、それから診断が間違っていなかったかどうか、こういうものを知るのを病理解剖といいます。ですから、通常の場合の解剖と言っているのは、病院の中で病気で亡くなった人が、お医師さんに解剖させてくれませんかと言われている、この二番目の形が多いわけです。

今日話すのはそういうものではなくて、実際に殺されたり、いろいろな事件に巻き込まれたりした人の解剖のことで、これは法医解剖といいます。この法医解剖の中に二つありまして、犯罪死体またはその疑いのある死体、具体的には例えばオウムの中でリンチにあって殺されたとか、借金のかたにどうのこうので刺されたとか、交通事故で轢《ひ》き逃げにあったとか、そういう犯罪死体または犯罪の疑いのある死体で、それを解剖して実際に医学的にどんな問題があるかどうかということを究明するのが司法解剖です。今日は、最初にその司法解剖の話を致します。

犯罪死体またはその疑いのある死体の場合は、刑事訴訟法の第一六八条で学識経験者が解剖することができる、こういう形になっています。実際に司法解剖はこれは裁判で争うことになりますので、法医学の教授或いは助教授が行うというのが現実的です。そういう専門家であれば、簡単に無条件で解剖ができるかというとそうでもなくて、鑑定嘱託書というのが必要で、検事或いは警察の署長が依頼するということになります。もう一つは、裁判官の鑑定処分許可状というのが必要です。まず最初に司法解剖の話を致しますが、どの辺のところまでものを見ているのかというところを、少し理解して頂ければと思います。

いま上野の国立科学博物館で展示されているものですけれども、プラスティネーションといいまして、特殊な

平均的な大学の解剖室の内部

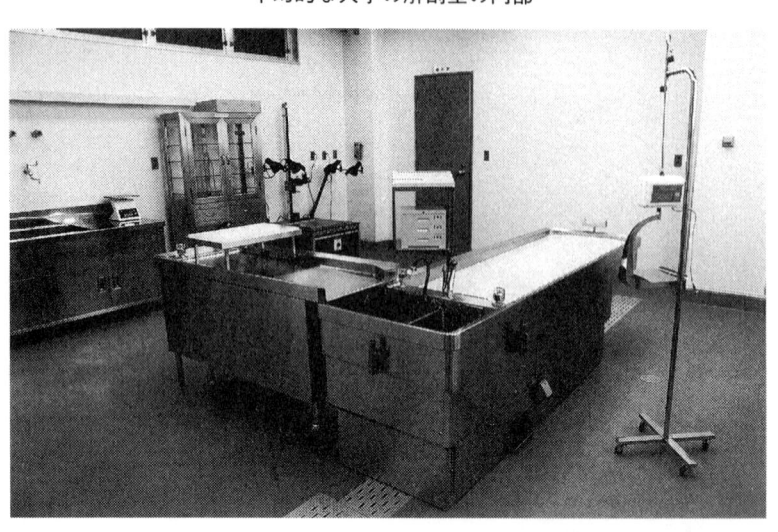

新しいやり方ですけれども、人間の身体をプラスチック加工しまして、それを五㎜間隔でスライスできるということです。あそこに飾ってありますと、プラスチックで作った作り物ではないかというふうに思っておられる方がいますけれども、あれは全部現物です。ですから、これは手にとって触ることもできますが、勿論いまは触ることが出来ないように空中にずらっと並べた形で展示されています。

御遺体を解剖するところですけれども、ある大学の解剖室で、典型的な日本の平均的な解剖室です。こういう形で、解剖する台のところはステンレスでできております。

別な地域の解剖室ですけれども、上は穴あきのステンレスになっていまして、床がタイルになっています。これが、古い形の解剖室です。

こちらはロスアンゼルスの解剖室ですけれども、ここはご承知のように犯罪も非常に多い所ですので、年間にここで解剖する御遺体の数は一万五〇〇〇体です。一五〇〇〇割る三六五というと、すごい数でしょう。それだけの御遺体を、全部が犯罪死体ではないですけれども、一ヵ所で全部解剖するようになっています。その御遺体の中には小錦みたいな人もいっぱいいるわけですから、一回々々御遺体を解剖する度に解剖台の上によっこらしょとやっているうちに、御遺体といっても重いですから皆職員が腰を痛めてしまう。それで一度ここに御遺体を乗せたら、そのままガラガラと運んで、ガチャッとはめ込んで、御遺体を解剖したら、このまま移さないで死体置き場（モルグ）に持っていくような形で、下が車になっている解剖台、こういうように改良されてきました。

私達のところの解剖室は、平成元年四月に新しく完成しまして、七年目になります。

私達が使っている解剖室は、他の従来のものに比べて明るい感じがするということが判って頂けるかと思います。台のところに大理石が入っています。これだけで四〇〇キロありますけれども、これをスイッチ一つで上下することができる。それから全体に影ができないように、ライティングできているとか、いろいろな特徴があるわけです。

水泳部の人は裸になるのに慣れていますので、新しくできたときに第一号の人として、台の上に寝て頂いて、こんな具合にやるのだよというモデルの形にしたわけです。

他の特徴の一つは、ビデオ・システムです。この解剖室の中に人が入りますと、入院した患者さんですと病気の検査が全部済んでいるわけですけれども、実際に殺されたり事件に巻き込まれた人というのは、病気かどうか判らないのです。逆に言うと、エイズとか、肝炎、結核ということがあり得るので、あまりこの解剖室の中に普通の人は入らない方が良いというのが最近の考えです。そこで天井のところに、ビデオ撮影の装置がありまして、これは遠隔操作で一三倍ズームくらいのビデオ装置がついています。そのまま別な三〇〇人くらい入る部屋にビデオで中継できるようにつくってあります。これは世界で初めてこんな形にしたわけです。後で出来た解剖のシステムほど、最新鋭ですから、清潔に汚染されないように出来ているというわけです。

いまではエイズとか、そういう疑いのある患者さんもまいりますので、そういうときはこういう宇宙服みたいな格好をして、実際にこれでマスクとプラスチックのフェイス・マスクというのをして解剖するわけです。手術も、最近はこういう格好をして行う手術が増えてきているわけです。そんな具合にしてやるのですけれども、実際にどんなポイントを見るのかというところで、具体的なビデオでご覧にいれたいと思います。あまり血は出ないようになっていると思いますが、血を見るのが嫌いな方は少し目を細めたりして見れば良いのではないかと思います。

2　ある司法解剖［ビデオによる説明］

昭和六〇年代に埼玉県の熊谷署管内で、暴力団の組長が殺されたということで司法解剖を嘱託されました。この事案の内容は、暴力団組長四六歳がピストルで撃たれたけれども、弾は外れて匕首で刺されたというふうに説明されました。

こういう司法解剖の場合には、鑑定嘱託書が必要です。このケースでは熊谷警察署の署長さんから、殺人の疑いで日本大学法医学教室の押田茂實医師に対して鑑定が嘱託されました。そして、被害者である暴力団組長の四六歳の男の死体を解剖してほしい、そういうふうに嘱託されたわけです。

このような司法解剖の場合には、鑑定嘱託書以外に鑑定処分許可状が必要です。この許可状は、裁判所の裁判官の許可を必要とします。このケースでは、簡易裁判所の裁判官から鑑定処分許可状が出ております。どんな内容のものに対して許可が出たかというと、このケースでは、解剖すべき死体は四六歳の暴力団組長の死体であるということです。それ以外にも立ち入るべき場所、壊すような物、それから発掘するお墓のような場合には、この鑑定処分許可状が必要です。

こういう大事件になりますと、大体新聞には報道されています。朝刊に事件が載っているようなときには、その日の午前中かその日の午後に司法解剖が行なわれているわけです。

説明を聞いてみますと、ピストルの弾が何処にあるのかよく判らないということで、こういう場合には、まず最初にレントゲンの検査が必要になるのです。日本の場合には御遺体のレントゲン検査をするというのは、あまりポピュラーではないですけれども、外国の場合は銃の関係のものは片っ端からレントゲンの検査をします。日本大学で初めて、御遺体のレントゲンを撮ったケースになりました。弾が何処にあるか判らない場合には、まず御遺体のレントゲン写真を撮ろうということにしたわけです。解剖というと、最初から解剖するように思うかもしれませんが、そういうものでもないです。

生きている人ですと、「はい、息を止めて」と言うのですけれども、御遺体ですからもう息が止まっているわけです。レントゲン技師達も普通通りにして撮ってみたら全然うつらない。実は人間の身体というのは、生きているときと死んでいるときにはレントゲン的にはまったく違う。何回かやって、指を差しているところにピストルの弾がありました。背骨の近くにあるということが判りました、なんとかこの辺にあるなというあたりがついたわけです。

私が、いままで一〇〇〇体くらい解剖している中で、この御遺体はベスト三に入る刺青です。ピンセットの先のところの歯にダイヤモンドが入っていて、右の頬のところに一〇cmの刀傷もあります。典型的な、これが暴力団の組長だという方です。

いろいろなところを計っているのですが、その理由は後から出ますけれども、どちらの方向からどういうふうに弾が入ったかということが問題になるわけです。

肺臓のところを弾が貫通して、背中のちょうど背骨の横辺りに弾が止まっているというのがレントゲンで判り

ピストルによる射入口の状態

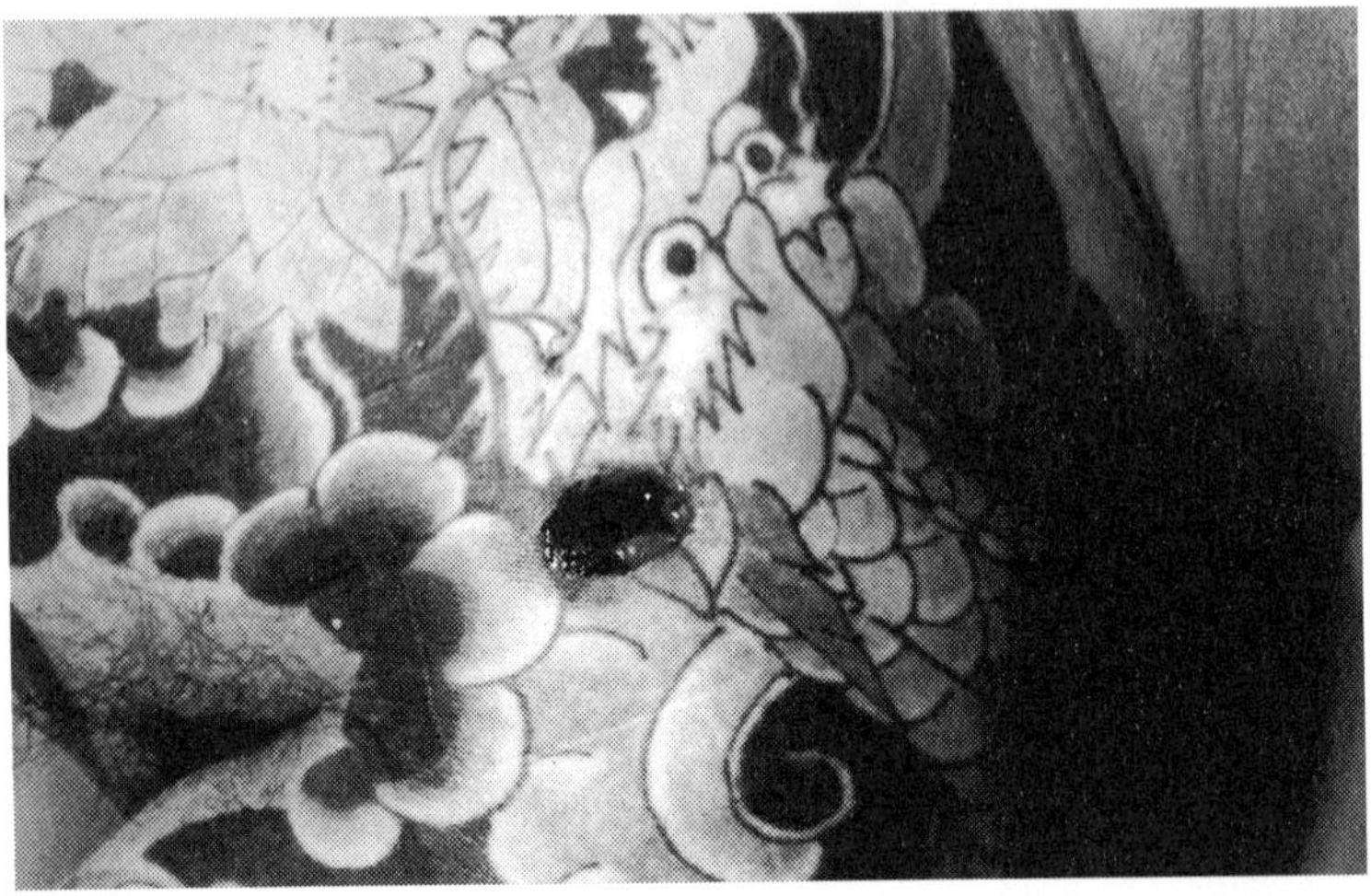

ましたので、そこのところの弾をとり出すところです。女性の顔が刺青になっていますけれども、頬のところが薄く赤くなっているところに弾が止まっている。人間の背中の皮膚というのはものすごく強い、ですから前から来た弾はその皮膚のところで止まったわけです。

切開していくわけですけれども、金物で弾を摑んではいけません。何故かというとピストルを発射したときに、そのピストル特有の条痕という筋が弾につく、その弾をどのピストルから撃ったかということを検討しないといけない。それが合って初めて、このピストルから出たものだということが判る。一応割り箸で摑んでいますけれども、ほんとうは割り箸にガーゼを巻いて摑んだ方が良い。あれをピンセットで摑んでいる人がいたら失格です。弾の通った後のところに割り箸を入れて、どっちの方向から来ているかということを見ているわけです。方向は、縦横斜め、いろいろな方向から見ないといけないわけです。

全体を総括してみると、左胸部の射創、それが肺臓を貫通して、第七肋骨の下の第七肋間から背部の皮下で弾がとまっておりましたけれども、そういう左胸部の射創によるショックみたいな形で亡くなったのではないかというふうに思います。

このようにして司法解剖は終わりましたけれども、解剖前の説明では暴力団の組長がピストルで撃たれて、その弾はあたらないで匕首で刺されたと言われましたけれども、匕首で刺された損傷のように見えたのは、実はピストルの射入口であったということが判ったわけです。司法解剖が終わりますと、結果を警察官に説明しますけれども、そのときに身洗いということをやるのが慣例になっています。どういうことかと言いますと、司法解剖が終わった後では、アルコールで全身を消毒するという習慣があるわけです。

ところでこのケースでは、暴力団関係の抗争ですから、暴力団関係の人は口裏を合わせている可能性があるということで、結果の報告だけでは足りませんで、警察官の方でつかんでいる状況と死体の解剖所見を一つ一つ検討する検討会が必要になってくるわけです。

右胸腔内に約六六〇ccの出血があった、このような射創によってはショックに陥り死亡する可能性が高いと認められる。以上の他には、本屍には致死的原因は認められない。したがって本死の死因は射創によるショックと認められる。一応これは、急死かどうか若干疑問がある。射創によるショックということにしました。出血を死因とするには六六〇ccというのは、少なすぎるような気がしますが、一気に大量に出ればこれだけでも死因になると思いますが、そういうものも含めて射創によるショックというふうにしました。

二番目、損傷の有無及びその程度。本屍には以下の損傷がある。一番は射創ですが、左肩峰の下前約七・〇cmのところ、これは逆に言いますと左胸鎖関節の左約一三・〇cmのところから、下少しく左へ長さ約二・二cm、幅約〇・八cmの射入口があり、この下左で幅約一・〇cm、左で幅約〇・五cmの皮下出血を伴っている。この下創端の右約二・三cmのところから右へ約〇・五cm、幅約一・五mmの擦過痕様の損傷がある。この射創は、左前胸部皮下に鶏卵大の出血を伴い、第三肋間で、腰椎付着部の左前約一三・五cmのところに上下に約一・八cm、幅約一・

三㎝の創をつくり、左肺上葉外側面に約一・五㎝、幅約一・〇㎝、左肺上葉内側面に約一・二㎝幅、約〇・八㎝、左肺下葉外側面に約一・二㎝、幅約〇・八㎝、左肺下葉内側面に約〇・九㎝、幅約〇・七㎝の創をつくり、第七肋骨で胸椎左側に約小豆大の挫滅を伴い、第七肋間に直径約〇・七㎝の創をつくり、左背部皮下組織に一個の弾丸がとどまっていた。左胸腔内に約六六〇㏄の出血があるということで、弾丸の大きさその他については、法医学の方であまり検査をしませんので、これは県警の方にお任せしたいと思います。

次に、検事と警察官と一緒にした検討会です。ちょうど亡くなった暴力団の組長と警察の凶悪事件の元締めをやっている警察官とが体型が同じなので、裸になってもらって弾の痕を皮膚に書きました。何故かというと、暴力団の相手の方の人は水平にピストルを撃ったと言っているのですけれども、弾の方向はそういう方向ではない。ですから撃った人が嘘をついているかもしれんということで、検討しているわけです。

射入口の位置というのが、手を上げ下げしますと動く位置ですので、そういう検討をしているわけです。ピストルはフィリピンから密輸で入ってきたもので、五連発の銃です。

一発目が不発弾だったために、弾はピストル内に残っていた。二発目の弾が発射されまして、それが被害者の背中の皮膚の下にあったということで、その弾丸で合うかどうか発射実験をやる必要があります。

このようにして司法解剖が終り、検事さん、警察の幹部を交えて事件の検討会をしたわけですけれども、このくらい検討しますと、組長殺しのこの事件については、暴力団の方でいろいろな談合したとしても証拠はかためられております。まず最初に首謀者の二人が逮捕されました、その後何人かの暴力団の関係者は全て逮捕されました。

このようにして、最終的には検事さんが刑事裁判を提起します、これは起訴ですけれども、そしていろいろな証拠を突き合わせまして、最終的には判決が出てきます。この事件では、暴力団関係者も全て有罪の判決を受け

ております。［ビデオ終了］

一つの事件はこんな具合にして決着がついていくわけです。テレビの番組その他ドラマでは、とにかく三〇分後には全部終って「めでたし めでたし」となるわけですけれども、現実はなかなかそんな単純な話ではありません。私達は事件の現場でものを考えるという主義ですから、解剖した時点で全部がよく判らない場合には、必ず現場に出向いてそういう検討をするという流派に属しています。ところが、日本の殆どの解剖している先生方というのは、解剖はしっぱなしで犯人が捕まろうと捕まるまいと関係ないという感じの人が多くて、どちらがいいかというのは、それぞれ諸説はあります。ただ、私達は占いをやっているわけではないし、見た内容がほんとうに自供している内容と合うかどうか。もし合わないとすれば、もっと別な面での検討が必要ではないかという立場をとっております。少し刑事裁判の中に入り過ぎるという批判もあるのですけれども、私達は決して警察の言いなりになっているわけではなくて、やはり殺された人の人権を守りたい。弁護士さんは法律で守っていく、私達は見た結果を医学的に検討して、亡くなった方の言わんとするものを、本人は言えないわけですから、その代わりに医学的な所見を言ってあげる必要があるのではないか、こんなふうに考えて、いまでもそういう立場は貫いているわけです。

3　医療に関係する司法解剖

実際に司法解剖しているケースの中では、いまのような轢き逃げとか殺人というものだけではないです。消毒液を浣腸されて死んだというケースがありますが、こういう場合もこれは業務上過失致死ですから刑法の罪です。したがいまして、こういうケースも司法解剖になるわけです。

具体的には、これは埼玉県でありましたけれども、いまから七年前、小さい赤ちゃん、生後四ヵ月ですけれども、その赤ちゃんがどうも通じが悪いということで、小児科ではなくて生まれたところの産婦人科医に相談に行きまして、浣腸しましょうということで浣腸した途端に赤ちゃんが急にギャアギャアと泣き出して具合が悪くなった。そこで慌てて、赤ちゃんのセンターに連れていったのですが、不幸にして亡くなってしまいました。こういう場合も司法解剖になります。浣腸するときに、何か薬を間違えたのではないか、ところが間違いなくグリセリンを浣腸したと、こう言っています。

こういう栄養状態もいい赤ちゃんです。人は死んで暫く経ちますと、地球の重力が働いている方に、死斑というのが出てきます。これがあって、手で押して消えなければだいたい半日以上経っているなということになるわけです。何処といって異常がありません。その病院でグリセリンを浣腸したわけですから、グリセリンで間違いないと思っていたのですが、ひょっとしてと思って医師がそれを嘗めてみましたら、グリセリンというのは甘いのですが、ところがなんとぴりっとする。

司法解剖の時に、腸から胃袋までひとまとめにとって出しました。そしてそれを開けてみますと、普通は腸などというのは開けてみてもだらっとしているものなのですけれども、これは見て判りますように管状になって固まっています。土管のようになっている。結局、これはグリセリンの中にホルマリンが混ざっていて、ホルマリンで固定されてしまったということが判ってきました。

その腸を顕微鏡で標本を作ってみますと、これは生きているままホルマリンで固定された状態で、これは赤ちゃんとしては非常に痛くて悲しい思いをしたということが判ってきました。そこで、その浣腸した内容物を調べてみますと、なんとグリセリンの中に誰かがホルマリンを入れていたということが判りました。普通ホルマリンというのは、匂いを嗅ぐとものすごい刺激臭があるのですが、グリセリンの中に半分以下の濃度にホルマリンを混ぜた場合には匂いが全然しないので、看護婦さんやお医師さんもグリセリンという瓶の中にまさかホルマリンが入っていると思わない。御遺体を解剖することによって、この赤ちゃんが死んだのはホルマリンが腸に作用したということが判ってきて、犯人は誰かということになりました。

最終的には浣腸用のグリセリンの中に誰かホルマリンを入れた人がいて、その人が犯人ということになります。そういうことを知らないで、お医師さんの指示で看護婦さんがグリセリンで浣腸したわけでありまして、そうなりますと誰を逮捕すれば良いかということになります。刑事裁判というのは手を下した人が重要ということになりますけれども、グリセリンの中にホルマリンが入っているということは予見すらも出来ない状況であります、というのは匂いも何もしないわけですから。そうすると一回々々嘗めてみなければいけない注意義務があるかというと、そういうことはないわけです。こうなりますと、刑事責任を追及できるのかどうかという重要な問題に、実はなってくるわけです。前々回にお話しましたように、刑事責任は一〇〇%因果関係が説明できない限りは有罪にできないわけです。そうすると、このホルマリンを入れた人を捕まえるのが警察の仕事ということになってきますけれども、結局これはいろいろ捜査しても、誰がそんなことをしたのか判らない。証拠がないということで、こういう場合には赤ちゃんは死に損でありまして、このケースでは実は刑事裁判は提起されておりません。犯人を捕まえられないわけです。しかし民事事件としては、これは病院の外来という部屋のなかで起こっていることでありますので、勿論《もちろん》損害賠償の責任があります。したがって、数千万円の損害賠償金を払うという示談がされているわけです。しかしながら、刑事責任を追及することができない、実際には奥歯にものがはさまったような処分にならざるを得ない。この赤ちゃんが死んだのはホルマリンのせいであるということは判っているのですけれども、そのホルマリンに名前が書かれていないために、そのホルマリンの由来が判らない。どうしてそういうことになったか判らない、こういうようなことになってくるわけです。現実の処理になりますとなかなか難しい問題があります。

私が解剖したケースですが、ちょうど一二月の暮がおしつまるまで、右のお腹が痛いということで、胆のう炎の疑いということで、入院して抗生物質の注射を受けていました。夜眠れないとか、よく眠れたとか看護婦さんがいろいろ看護記録に書いています。この抗生物質を注射しますと、臀部から陰嚢部にかけて疼痛（－《マイナス》）と書いてあります。つまり、前に注射をした時にはお尻のところが痛いというような症状があったわけですけれども、それが今回はなかったというようなことで、ずっと看護婦さんが患者さんの容態の変化を書いていて、ちょうど一二月三一日になりましたので退院したわけです。そして、お正月は自宅の方で療養しなさいということで、自宅で様子を見ておりましたら、どうもまだお腹の上のところが痛くてしょうがないというので、また、病院に来ました。明日入院することになり、今日は前にやった同じ注射をしようということになりました。この注射を受けた途端に、口から泡をふいて意識不明になったわけです。そこで、病院としては、これは注射をしたら死んだということですから、これは業務上過失致死の疑いということで、患者さんの家族が呼ばれて、そこでいろいろ話をしておりました。そこで注射を間違えたのではないのか、間違いなく抗生物質を注射したのかということになりまして、そのアンプルを見せなさいということになったのです。ところが、さっきまでここに置いてあった注射器とアンプルがないわけです。注射したのが九時半頃で、一〇時に掃除の小母さんが要らない物だと思ってごみの車に出してしまったわけです。隠そうとしたわけではないというふうに言っていました、しかし患者さんの方から見ると現物が無いわけですから、これは証拠湮滅で隠したのではないかという疑いで、ますます不信感が募って、これは業務上過失致死の疑いで、私達のところで解剖になりました。看護記録をずっとチェックしておりますと、例えばこの日に注射をしたと、看護婦さんが書くと必ずサインをします。ところが下の方になると初めはボールペンで書いていたのに段々ハンコになってきました。「特に訴えなし」というハンコになってきたわけです。

一二月三一日に最後の注射をして、これで退院したわけです。それなのに、一行おきに「特に訴えなし」というのが一番下まで押してありました。こういうことが判ってきまして、これを見て家族は、さらに怒りが倍になってきて、こういうずさんなことは許せん。患者さんは退院しているのですから、最初に一行おきにぺたぺたハンコを押したということです。こんなずさんなことをやっているのだったら、この薬も間違えたに違いないということになって、解剖結果が注目されたわけです。実際に解剖してみますと、抗生物質が検出されているし、薬を間違えたという証拠は無いわけですけれども、これは民事訴訟で現在まだ争っています。

医療事故のことでお医師さんや看護婦さんに話をするときに、注射器とか針・アンプルはその辺に置いておかないで、注射によって死亡したという場合には、これは大事な証拠ですから、管理下において、掃除の小母さんにもっていかれないようにしなさいという話をしているわけであります。

司法解剖というと、切ったはったが主たるものだというふうにお思いでしょうけれども、それだけではありません。そういう中に、最初は犯罪でないようなものが後から大きな問題になる場合もあって、例のトリカブト事件のようなものがそうです。それから、最初はこれは薬を間違えたかなという疑いで解剖してみたら、実はそういう事実はなかったというような結果になる場合もあるわけです。犯罪に巻き込まれた死体及び犯罪の疑いのある死体ですから、疑いがあっても実際に解剖した結果、疑いが晴れるという場合もあるわけです。

4　行政解剖

司法解剖の方はそういうことでありますけれども、これ以外に実はもう一つ行政解剖というのがあります。こ

行政解剖を担当している東京都監察医務院

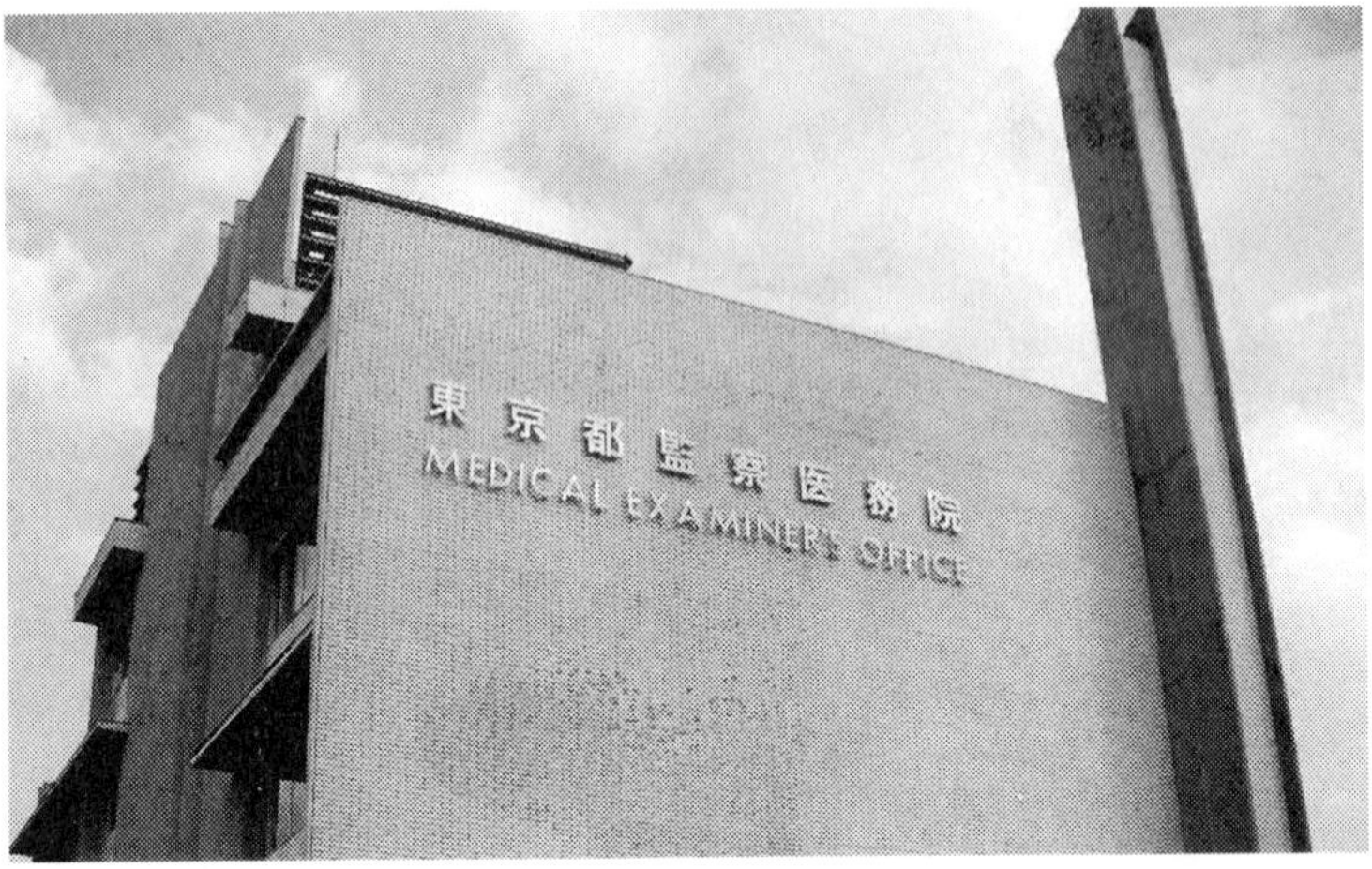

ちらの方は、犯罪には関係がないのだけれども、死因が判らないものを解剖するシステムです。これが東京二三区内では行なわれています、東京・横浜・大阪・神戸・名古屋、この日本の五大都市で、犯罪の疑いはないけれども死因が判らない御遺体を解剖するシステム、これが行政解剖というものであります。アメリカが戦争に勝って、ＧＨＱというのがありましたけれども、そのアメリカのシステムを日本に占領政策として取り入れた結果です。

東京都大塚に東京都監察医務院というのがあります。これはメディカル・エグザミナーズ・オフィスの訳を監察医務院としているわけで、日本にいままで無かったものです。

九時半になりますと、玄関のところに四台の検案車という三角形の旗がついた車が並んでいます。東京二三区内で、お医師さんにかからないで死んだ御遺体、お医師さんにかかったけれども病気ではなくてけがとか自殺・他殺、いわゆる病気でない死に方をした御遺体は、全部ここに届けて、専門家が見るということです。現場に行くわけで、この車は何処にでも駐車できます、そういうための三角形の旗がついています。これが夏ですと四台、これから段々寒くなりますと御遺

東京都23区内における異状死体の取扱いと監察医業務の流れ

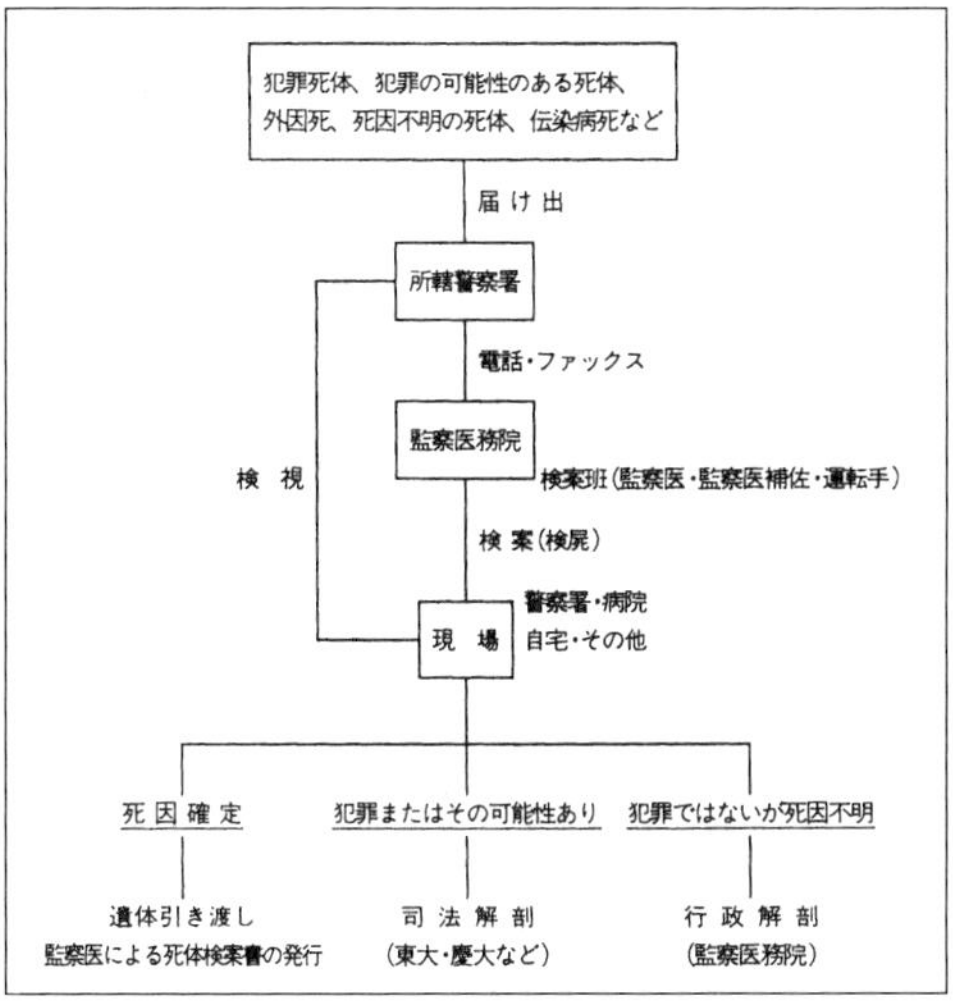

体が増えてくるので五台、東京の五方面にワーっと飛び散るわけであります。

どのくらいの数の御遺体が出るかというと、段々増えてきまして、現在は一年間に八〇〇〇体です。毎日二〇体以上、実はこういう変死体があり、そのうちの二五〇〇体くらいを解剖している。だいたい六体から七体くらいの御遺体が、毎日解剖されている。これが監察医務院の解剖室で、五つの解剖台があります。

朝九時半になりますと、御遺体が乗っており、これを次々に解剖してゆくわけです。特に冬になりますと、御遺体の数が多くなってきます。寒さで亡くなる人も多いですし、インフルエンザが流行って、新宿辺りで野宿している人達はやはり肺炎で死んでいきますので、増えてきます。

解剖が終りますと、それを所見として書きます。一方の側に見学室がありますので、医学部関係の人、或いは司法関係の人などが見学することができるようになっています。ここには大きな死体用の冷蔵庫があります。東京で死んだからといって東京の人ばかりとは限りません。

九州から出稼ぎに来ている人などもいますので、ご家族が着くまで死体用の冷蔵庫に安置するということになっているわけです。これは、東京二三区内で亡くなった人だけに適用されます。

昭和二一年から始まって、ずっといままで一年間で八〇〇〇枚の検案調書が溜まります。ですから、これは東京都内で病院で病気のため以外で死んだ人、例えば切腹して死んだと言われている三島由紀夫とか、有名な大事件の方は皆ここに、一枚ずつ検案調書という形で御遺体の所見が残されているわけです。犯罪の疑いがあるという場合には、中央線の北側は主として東京大学、中央線の南側は主として慶応大学で犯罪の疑いの司法解剖がされます。ですから、この間の三月二六日ですか、起こった地下鉄サリン事件のときにも、南側の方の六体は慶応大学で司法解剖になっています。ところが、司法解剖の前に必ず監察医が見るわけです。そしてこれは犯罪の疑いがあるからというので、慶応大学の方で司法解剖、それから残りの御遺体は、あの日は月曜日ですので、東京大学と一部帝京大学で司法解剖になったわけで、そんな具合になっているわけです。

日本大学で解剖しているのは、私が埼玉県の出身ということもありまして、日本大学は実は浦和から一番近い大学ということもあって、日本大学は埼玉県内の凶悪事件の解剖をやっているわけです。埼玉医大と防衛医大と日本大学で埼玉をカバーしています。

多摩地区の方は、慈恵医大が狛江というところに分院がありますので、そこで南の方をやります。三鷹に杏林大学がありますので北の方は杏林大学が担当するという具合になっています。これは暴力団と同じように地域割りになっている。地域割りがずれたらたいへんなことになるわけで、他人の場所には踏み込まないというのが暗黙のルールです。

この顔写真の先生は、柳田純一先生といいまして、慶応大学のいまの教授です（写真省略）。この先生は私よりも年上の先生ですけれども、非常に慎重な先生で、法医学の中でも有名ですけれども、実は書の方ではもっと有名です。筆で字を書くと、一文字百万円くらいするような、そちらの方でも有名な先生です。この先生が、御遺体を見たときに、外から見て、「ああこの人は、胸が苦しいといっていたから心筋梗塞だな」と、外から見て多分この人は心筋梗塞と推定死因を書くわけです。実際に本当の死因が判らないから解剖にまわしまして、心筋梗塞と出ると、「ほらみろ、当たった」と。ところが心筋梗塞と書いたのにこの人を解剖してみたら脳出血というふうにして、誤診する率がどのくらいかということを調べたのです。そうしました結果、全体としまして当たる確率は六割だというのです。この先生は非常に慎重な先生で、どちらかというと慎重すぎるくらいの先生なのですけれども、その先生が慎重に外から見て(検案して)死因を推定しても六割しか当たらない。それも若いときの三〇代と、いまの六〇歳くらいになっても、その誤診率は変わらなかったと言っているわけです。ということは、いかに勉強しても外から見ただけではほんとうの死因は当たらない、こう言っているわけです。その一例ですが、例えば外因死といって、首を吊ったとか高い所から落ちたとか、病気でないなということが判った例、三〇〇例。これは病気ではないというのですから、何か血を流しているとか、手足が切れているとか、何かあるわけですけれども、それで死因が当たったというのが八一%、これは当たりますよね。ところが、外因死だけど病名が違った、外から見て、これは胸が潰れているから胸が死因だと思ったら、実は頭が原因で落ちて胸が潰れた、こうなると死因は頭になるわけです。このように場所が違った、或いは外から見てこれは明らかにけがとかそういうものに違いないと思ったのに、実は病気が原因でけがをしている。よくある例は、高い所で作業しておりますと、そこから落ちて死んだときに二通りあります。一つは脳出血が起こったために、足を踏み滑らせて落ちて、あちこちにけがを起こして死ぬ。この場合は元の原因が脳出血であれば、病死になるわけで、落ちたのは結果です。ところが足を踏み外して、そのために落ちて死んで、落ちた拍子に脳に出血を起こしたとなると、これはけがです。そうすると、労災になるかどうかの大きな分かれ道というのは、実は解剖してみないと判らない。こういう問題があって、この先生でさえ、一五％は間違っていたということを告白しているわけです。ですから、いかに勉強しても外から見ただけの検案では本当の死因は判らない、最終的には解剖しないと当たりませんよというふうに、柳田先生は言っているわけです。私も、その通りだと思います。

例えばこれは脳が原因だなと思って、病名をくっつけておいたところが、よく見ると心臓が原因だったり肺炎だったり、ひどいのになると一酸化炭素中毒とか、薬を間違って飲んだとかいうものも入ってきている。だから外見だけでは判りません、中を全部解剖してよく検査をしないと真実に辿りつけませんよということです。

その一例が、私が解剖した埼玉県のケースなのですけれども、このトラックが塀に衝突して死んだのです。六二歳の人が、埼玉県で軽ワゴン車を一人で運転していました。ところがブロック塀に衝突した状態で発見されました。他の車は関係していない。救急隊が現場到着時には意識がなくて、病院到着時には瞳孔散大、対光反射喪失、心肺停止、約五分後には死んでいるということで確認されました。これは自損の事故ですけれども、心臓発作を起こしたためにブロック塀に衝突したのか、それともブロック塀に衝突したために病気が悪くなったのか、これを解明する必要がある。これは犯罪の疑いはない、しかしながら死因がよく判らない、これが行政解剖（または承諾解剖）といわれるものです。

五大都市では、法律で行政措置として行政解剖をやっているのですけれども、埼玉県はさっきの五大都市の中に入っておりませんので、私が東京に来て一〇年になるのですが、七年経ってやっと平成五年の三月から、死因が判らない場合に犯罪の疑いではないけれども解剖できるような仕組みをつくったわけであります。

この例で、亡くなった方はお爺さんで、どこにもけがはみられません。

死斑はありますけれども、普通です。

ブロック塀に衝突しているわけですから、そうするとハンドルで胸を打つ可能性があるわけですけれども、調べてみても全然出血もない。

ところが心臓を包んでいる心膜ですけれども、それを開けたところ……、心臓を養っている血管があるですけれども、その一部が切れている。

切れてそこから出血している。よく見ると心臓を養っている血管の一部が裂けているということが判りまして、病気のために心臓が破裂、そのためにこういうふうになったということが判ります。

輪切りにしてみますと、ちょうどここのところが切れています。

最終的には、これは病死というふうになりました。外から見るとブロック塀にバンとあたって死んでいるから、周りの人はこれはけがだと思っているかもしれませんが、もともとは心臓の病気のために運転不能になって、そこのブロック塀にあたった、これが真相だということになるわけです。

ですから、外から見ただけでいろいろ判るのではないかとお思いの方が多いかと思いますけれども、実際問題としては解剖してみないとほんとうの真実は判らない。何故解剖が必要かというと、いまでは大人の人が亡くなった場合に生命保険を皆掛けているわけです。生命保険は、学生の時にはまだ殆ど興味がないと思いますけれども、皆さんのお父さんお母さん達は必ず生命保険を掛けています。何故かというと、いざという時のために困ってはいけない、皆さんの学費も滞ってはいけないと思って、自分がもし事故に巻き込まれたりしたような場合にはお金が出るようにして、あとに残された奥さんや皆さん方が困らないようにしようとしているわけです。ところがこの生命保険が、一人は万人のため、万人は一人のためという、非常に良い考え方なのですけれども、逆に言うといろいろなトラブルを起こしかねません。何故かというと、いまのお爺ちゃんの場合は一見すると交通事故です。交通事故で自損の事故でお酒を飲んでいれば、勿論保険が下りません。ところがいまのようにして病気で亡くなったということになりますと、これは交通事故ではないということになってきます。交通事故の形になったのは結果論です。交通事故の死者というのは、道路交通法でいうところの道路、道路とはなんぞやというのはなかなか難しい問題があるのですけれども、道路において人が死ぬ、これが道路交通法による交通事故死者といいます。いまのケースは、病気、心筋梗塞のために亡くなったのであって、結果が交通事故のように見えただけでありますので、これは交通事故死亡一と数えないのです。それだけではなくて、保険のところで、実は交通事故で死にますと、生命保険ですと倍額のお金が出るというような形になっています。病気で亡くなると元の金額しか出ない。事故死の場合に、保険の種類によりますけれども、最高出るのは三〇倍出ます。そうするといまのお爺ちゃんが死んだら一億円出る保険に入っていたとすると、病気で亡くなると一億円、それが事故死をしたということになりますと三〇億円出るわけです。皆さんどちらが欲しいかとなれば、ご遺族の方は皆三〇億円欲しがるわけです。しかしながら、真実は病気のために死んだわけでありますので、いくら三〇億円欲しくてもこれは残念ながら一億円しか出ない、こういう形になります。そうすると、解剖しなければお爺ちゃんはひょっとして三〇億円貰えたかもしれないということになってくると、解剖しなければ良かったということになるかもしれません。しかしながら、必ず保険会社は契約するときはにこにこしますけれども、払うときには渋くなる。その渋さが新宿にいっぱい建っているビルに集約されているわけです。

皆さん方もこれから就職希望ということになると、生命保険会社とか東京海上を一番に考えている人もあるかもしれませんが、会社員になるのはなかなか難しい。最終的にはその差額、皆さんから頂いている保険金の掛金と支払いの差額があそこの生命保険のビルに繋がってくるわけです。

そうなってきますと、もし解剖しないということになりますと、ある面では真実とかけはなれた形でお金が払われるということになります。いまのケースは解剖したら病死だったのですけれども、逆に言うと一見すると病気のように見えているものが解剖した結果、事故死になるというケースも実は多いのです。そういうことを考えると、やはり死んだ人のほんとうの人権、当然受けとることが出来るようなお金をご遺族が請求出来るわけでありますので、そういうものを区分けするというためにも、なるべく真実を究明するための（司法解剖は嫌だろうが嫌がるまいがなんと言おうと強制的に解剖してしまいますので問題はないのですが）、この行政解剖の仕組みが日本にまだ十分ないというのが大きな問題です。

日本では、現在毎年約七〇万人から八〇万人の人が死んでいます。その九割までの人は病院の裏口からこっそり棺桶に入って病気のために死亡して退院しているわけです。皆さん方は、だいたい表門の方から祝福されて退院するワイドショーしか見ないから、そういうケースしか頭に浮かばないのですが、実はひっそりと病院の裏口から亡くなって退院している人が年間六〇万人から七〇万人いるわけです。これすごい数です、七〇万割る三六五をやってみれば判ります。そのくらいの人が癌で亡くなり、脳出血で亡くなり、心筋梗塞で亡くなっているわけです。しかしながら、その一割くらいの人は実はお医者さんにも看取られないで死んでいる、多くの人は自殺或いは他殺、或いは事故死、ひどい場合は死んでから一週間後に発見される、もっとひどくなると白骨で発見される、そういう人が一割くらいいるということです。

亡くなった場合に犯罪死体またはその疑いがあれば、さきほどのように鑑定嘱託書及び鑑定処分許可状を得て司法解剖になる。この犯罪の疑い或いは犯罪死体の場合には日本全国全部で司法解剖が行なわれています。これも地域割になっています。横浜ですと横浜市立大学、川崎に聖マリアンナ医科大学、東名高速の上側は北里大学、下は東海大学と、こういうふうに地域割になっているわけです。

ところが死因が判らないけれども犯罪の疑いがないという異状死体ですけれども、こういう場合には地域によって差がある。東京二三区、横浜、大阪、神戸、名古屋では監察医制度がある。今年の一月一七日に五〇〇〇人から六〇〇〇人の人が地震で亡くなりましたが、あれは神戸ですから神戸には監察医制度があります。都市では年間に約一〇〇〇人の人が変死体になっています。ところがこの間の地震で亡くなったのは一瞬にして五〇〇〇人以上の人が死んだ。これはたいへんなことで、五年分くらいが一日できてしまったわけですから、それでただでさえたいへんだったのですけれども、一つだけ幸いなことがありました。というのは、今年の一月一日付で死んだときに証明する死亡診断書が大幅改定になりました。そのために、これは五〇年振りの大改定だったものですから、印刷会社で実は三年分の三〇〇〇枚を印刷して用意していたわけです。その三〇〇〇枚が一晩で足らなくなってしまったわけで、またコピーしてやっと六〇〇〇枚作りました、これがほんとうの姿です。ですから、神戸が大混乱になったということがよく判るわけです。

東京二三区内で死んだといっても、ここでいま皆さんが授業中にパタッと心臓が止まると大塚の監察医務院に行って解剖ということになるわけです。ところが、授業が終わって、今日は中台で飲んで帰るかというので、飲み屋で飲んでばったり倒れるとこれも監察医務院、それから先になって、荒川を越えた途端に監察医制度がなくなります。浦和で降りて、一杯飲んでバッタリ倒れたとしても実は大塚に来ない、死んだ所の法律です。

そこで一つ大きな問題が出てきたのです。やはり中央官庁に勤めていたある課長さんですけれども、ずっと残業残業で、霞ヶ関でずっと仕事をしていました。ところが自宅は川越市です。夜中の一二時に帰ってきて、奥さんに御飯と言って雑炊を食べて、寝て、夜中の二時頃に「うっ」と言って死んでしまった。これが労災になるのかならないのか大問題ですけれども、二三区内に勤めていますけれども自宅は埼玉ですから、監察医制度にならない。そこで困って、この方は私達の大学に頼ってきまして、なんとか解剖して下さい。警察にいっても、これは自宅で奥さんと夫婦喧嘩して刺し殺したわけではないので、死因が判らなくても警察は関係ないということで解剖してくれないわけです。それでこういう人のために、埼玉県も平成五年の三月から一部を解剖することにしようということです。現在、監察医制度に準ずる地域というのがあります。東京二三区以外の多摩地区、神奈川県の全域、沖縄県、茨城県、そこに埼玉県が加わって、ここが監察医制度に準じてご遺族の承諾があれば解剖することができる。その解剖費は県費でもつというシステムを作ったわけです、これが準監察医制度です。そうでないとたいへんです、何故かというと東京二三区内のなかで、県境へ行きますと杉並区の先になると三鷹になります。台所は三鷹で、寝るところは杉並区という家があるわけです、県境に家を建てている人がいますから。ひどい人になると、埼玉県と東京の間を一日のうちに何回も行ったり来たりしている人がいるわけです。そうするとどこで倒れたか、何処で死んだかによって違うとなると、同じ都民税を払っているのに、三鷹になりますと解剖するときにお金を自分で出さなければいけない。東京二三区内ですと、都が全部やってくれるということになります、現在では多摩地区で亡くなった人の場合には、都のお金で、ご遺族が承諾していれば全部お金はもつという仕組みになっているわけです。いま言った地域以外に住んでいる人の場合は、バッタリ倒れてしまいますと、犯罪に巻き込まれていない限りは、御遺体を解剖して頂くことは不可能であります。なんとか皆さん方も、その地方に帰ったときには、この解剖ができるシステムをつくった方がいいですよということです。皆さんに何故このような話しているかというと、皆さんが二〇～三〇年後にもしひょっとして市長さんになった場合には、こういうことを考えてもらいたいと思っているからです。いま日本には一三の政令都市がありますけれども、残念ながら五つの都市しか監察医制度をやっていません。以前は、福岡と京都もやっていたのですけれども、残念ながらお金も掛かるし専門家も要るし、死んだ人は票にもならないということで切り捨てられているわけです。皆さんが産まれるときには病院で九九％産まれています。産まれたときは産婦人科の先生か助産婦さんにとりあげてもらっています、赤ちゃんが産まれるぞというのに老人科の先生を呼ぶ人はいません。ところが人が死んだときに、死体をみる専門家でない人が往診して死因を決めるということが、これでいいのかということを、ここのところでは問い掛けているわけです。

解剖すれば判明したであろう、真の死因とのあいだにかなりの差が出ている死亡診断書がたくさん出ています。先進国の日本にしては、最も重要な死因統計の基本になる死因究明の制度はかなり時代遅れの状態にあります。勿論《もちろん》現場の警察官や県の衛生部は現行制度のなかで努力はしておりますけれども、非常に限界があります。病気で、病院の中で看取られながら死んだ人は良いのですけれども、不幸にして死んでいるが自分のほんとうの死因を言いたくても喋れないわけですから、この不自然死した人を十分に見届けることができる監察医制度、或いはそれに準ずる制度を全国に普及することが望まれています。このためには、専門医がいなければいけませんし、衛生行政組織等警察体制の協力或いは誰がお金をもつのかというようなことについて、よく皆さんも考えて頂きたいということを書いたわけであります。

二〇年くらいこのように書いておりますけれどもなかなか遅々として進みませんが、今回は埼玉県がそういうシステムに踏み切ってくれた。現在では、九州地区が非常に元気のいい法医学の先生方が多いものですから、そういうシステムが行なわれようとしております。残念ながら千葉県、群馬県、栃木県にお住まいの方は、まだ取り残されております。ですから江戸川橋を渡ってしまいますと残念ながら解剖ができないシステムになる。だいたい川が県境になっていますから、県境で死ぬと悲惨です。例えば荒川で死体が流れてきますと、これは到着地の法律になります。漂流してドンブラコと流れてきますけれども、漂着したところの法律です。ですから赤羽側に着きますと、これは監察医制度ですから無料で解剖してもらえます。ところが警察官というのはいろいろなことをやります。長い竿で死体をこちら側に引っ張っているのかつっ突いているのかわけが判らないうちに、また流れ出しますと、これは漂着しておりません、まだ漂流中でありますので、そしてあちらの違う県に行けばいいなと思うような竿使いをしている警察官もいないわけではありません。それが川だとまだ良いのですけれども、谷底だともっと困ります。橋の上からよく飛び下りる人がいますけれども、これは困ります。どっちだということになりますけれども、この場合は頭が着いた方が管轄地というふうに決まっています。

新幹線の名古屋からひかり号に乗りますと、次に泊まるのは東京駅です。新幹線のなかで具合が悪くなって死んでしまったらどうなるかといいますと、これは到着地の東京駅の法律です。ということはこれは行政解剖の対象になる。ところが東京を出てひかり号で名古屋に向かって、東京二三区内で死んでいるのだけれども、新幹線は動いていますからそのまま行ってしまいますと、名古屋の法律になると名古屋の監察医制度、こんな具合になっています。飛行機は飛び立ってしまいますと、これはその次に着いたところの法律です。昔は羽田に外国の人が入ってくるわけですから、羽田ですと飛行機の中で死んだ人は全部無料で御遺体を解剖できた。いまは成田に着いてしまいますので、成田はさっき言った行政解剖がない地域です。そういう人生の裏表があります。ですから、台湾から帰ってきますと羽田に入りますので、その方は無料で解剖ができる。こんな具合になっているのだということを、今回はご理解頂ければと思います。

［補　注］　行政解剖を施行している地域は五大都市で拡大されておりませんが、準行政解剖（承諾解剖）できる地域は法医学者の熱意により東北地方や九州地方などで急速に拡大しています。更に一層の拡充が望まれます。

12 エイズについて

厚生省保健医療局エイズ結核感染症課長補佐
梅田珠実

◆エイズについての世界の現状

今日はエイズについて、少し幅広く、世界にも目を転じてみて、世界の国々でエイズについてどういう問題があるのか、どのような対応が行なわれてきたか。それから、日本のエイズ対策としてどういうことが行なわれてきたかということについて、ご紹介したいと思います。

世界の現状ですが、ここで実はWHOが発表している最新の統計資料が世界地図になって書いてあるものがあるので、それをお見せしたかったのですが、整うまで口頭でご説明したいと思います。

今年(一九九五年)の上半期までに、WHOにエイズ患者として世界で一一六万九八一一人の報告がありました。しかしながら報告もれがあったり、或いは報告の時期が遅れたり、途上国などではエイズであってもエイズと診断するだけの技術がない国もまだ多くあります。ということで、実際の患者の数はもっと多いだろうということが推計されています。そこでWHOは、実際にエイズ患者の数は世界中で四五〇万人という推計をしています。これは患者さんの数ですので、ご存じのようにエイズという病気は、感染してから発症するまでに平均一〇年くらいの潜伏期間があります。ですから、患者の数だけでは、今のエイズの問題の広がり具合はとらえられない、あくまでも一〇年前の感染状況を見ているにすぎないわけです。ですから、いま現在どのくらいの広がりがあるかということは、感染者の数が指標になりますが、これについてはＷＨＯの推計で、これまでに一八五〇万人の大人と、一五〇万人の子どもがエイズの原因であるＨＩＶというウィルスに感染したという推計をしています。そして、いま現在も新たな感染というのは、けっして減っていませんで、毎日六千人がこの地球上の何処かでＨＩＶに感染しているわけです。これは計算し直しますと、平均して約一五秒に一人が感染しているというふうに、いまだに広がりがくい止められていないという状況にあります。

ここ数年の流行の世界的な特徴は、まず感染が地域的に広がっているということです。つまりどの大陸にも、エイズの患者或いはＨＩＶの感染者が増えています。勿論《もちろん》、依然としてアフリカが多いということは皆さん聞いたことがあると思うのですが、アフリカの中でも、サハラ砂漠よりも南での感染が最も多いということで、これまでに一一〇〇万人の感染者がサハラ砂漠よりも南のアフリカ地域で報告されています。

しかしながら、いま現在最も深刻な地域というのが、これもよく耳にするかと思いますがアジアです。インドやタイなどの感染爆発が特に顕著なのですが、急増していまして、数年前のアフリカの状況に似ている。これまでの累積で見ますと、やはりまだアフリカの方が多いのですが、最近では年間に新たに感染する感染者の数は既にアフリカよりもアジアの方が上まわりつつあるという推計が言われています。そして、西暦二〇〇〇年までに、ＷＨＯはＨＩＶ感染者の数が累計で三〇〇〇万から四〇〇〇万人になるだろうと言っているのですが、そのうちの一〇〇〇万人、三分の一程度がアジアの感染者になるのではないかと言われています。

何故このようにアジアで急激に広がったかということですけれども、まずＨＩＶ感染の特徴として何処の国でもそうですが、最初は特定のグループに限られていることが多いです。例えば静注薬物乱用者の間であるとか、同性愛の人達であるとか、そこから段々その人達のセックスのパートナー、或いはセックスワーカーであればセックスワーカーのお客さん、そのお客さんから一般の家庭へというふうに、次から次へと広がっていって一般の人口に入っていったという特徴があります。アジアでもこんなに爆発的に増えたのは、もともと最初は黄金の三角地帯という薬物乱用の多い所がありますが、そういうところだけに止まっていたのが、やはりその薬物乱用の人達から売買春、パートナーから一般の家庭にというふうに広がっていったことによって増えているわけです。

その顕著な例がタイです。これは一九九二年の調査ですけれども、二一歳で軍隊に採用になるというシステムがあります。軍隊に採用される二一歳の男性というのは、健康な一般の二一歳の人達ですが、そのうちの三・五％が既にＨＩＶに感染しているというデータがあります。タイの中でも、東北部にチェンマイという町がありますけれども、そこは二一歳の採用時に健康診断をしたときに、五人に一人は既にＨＩＶに感染しているということがあります。またもう一つ一般人口にウィルスが入り込んでいるという証拠になるのは、妊産婦さんですけれども、同じくタイのチェンライという町では妊娠して妊産婦のクリニックに来る人達の約八％が既にＨＩＶに感染しているという事実があります。

タイやインドの感染が多いのですが、最近爆発的に増えているのが、ベトナムであるとかマレー半島、中国などです。例えばベトナムのホーチミン市では、一九九二年の後半には薬物乱用者の二％だけがＨＩＶに感染していたのですが、薬物乱用者の間では注射器の回しうちをしますので、その針によって簡単にうつっていくわけです。そうすると一九九三年、一年も経たないうちに薬物乱用者の三〇％以上が既にＨＩＶに感染しているということが明らかになっています。中国でも雲南省といわれるいちばん南のインドシナ半島に近いところでも、薬物乱用者の間でのＨＩＶ感染者の割合が増えています。

アジアで特に増えているということと、何故増えるかというのは、簡単にＨＩＶウィルスが一般人口に入っていく。何処の国でも増え方というのは一律に段々と増えていくのではなくて、最初のうちはじわじわと増えていたのが、ある時突然急激に増えるというパターンをとるという特徴があります。

◆HIV感染と女性

次に、これまでの世界の感染の特徴としては、異性間の性的接触が多いということです、これまでの感染のだいたい七割から八割は異性間のセックスでうつっているということです。これは何を意味するかというと、女性の感染が増えているということです。つまり、ホモセクシャルが主流であれば男性の方が多いわけですから、最初の頃、特にアメリカなどで感染者として報告が上がってくる数は、圧倒的に男性の方が多かったのですが、いまや異性間のセックスだということは男性女性の両方に感染のチャンスがあるということで、女性の感染者がどんどん増えてきています。いま、男性と女性とで感染のリスクは平等にあるというふうに言いましたが、実は女性の方がエイズに対してはよりリスクが高いという問題があります。つまり女性の方がエイズの感染に対して弱い立場にある、感染の危険にさらされています。これは、どういうことかと言いますと、三つの理由があります。一番目は生物学的な要因、二番目は社会的な要因、三番目は経済的な要因です。

まず一番目の生物学的な要因ですけれども、エイズ・ウィルスが異性間のセックスでうつるときに、男から女にうつる方が女から男にうつるよりも、ずっとうつり易い。これは何故かといいますと、女性の方が粘膜の接触面積が広いとか、或いはＨＩＶウィルスそのものが精液の中にあるウィルスの濃度の方が、女性の膣分泌液の中にあるウィルスの濃度よりも濃いというようなこともあります。エイズのときに重要なのはＳＴＤ性感染症といいます、性行為によってうつる病気の総称です。例えば、淋病であるとか、クラミジアであるとか、梅毒とか、そういう名前を聞いたことがあると思うのですけれども、他のＳＴＤ、エイズも実は性行為によってうつるので、

ＳＴＤ性感染症の一つというふうにも言われているのですが、このエイズ以外に性感染症、昔は性病という名前でいっていましたが今は性感染症といいます。この性感染症があると、粘膜が傷つき易かったり、或いは潰瘍が出来ていたり、それでＨＩＶのウィルスが簡単に侵入し易くなります。また、ＳＴＤ（性感染症）に繰り返し罹るという人は、これはつまりコンドームをちゃんと使っていないということですから、性感染症を繰り返す人はそれだけエイズに罹る可能性も高い行動をとっているのだという、非常に性感染症とエイズというのは密接な関係にあるわけです。

女性の話に話を戻しますと、この性感染症が厄介なのは、男の人はよく症状が出る、ところが女性の場合はなかなか症状が出にくくて、特に最近日本でも多いクラミジアなどは、七割以上の女性は無症状です。ところがそのような性感染症に罹ったまま放置していますと、さっきも言いましたようにＨＩＶのウィルスが入り込み易くなってしまう。そのような理由で、女性がよりＨＩＶ感染の危険にさらされているということがあります。

また、疫学的な理由という言い方もするのですが、これは何かというと一般的に年上の男性とより若い女性という組み合わせが多いわけです。そうすると若い女性の方は、特に思春期であるとか十代であるとか、まだその生殖器が未成熟で傷つき易い、そのパートナーとなる男性は年上であれば、それまでに何回かセックスの経験があってウィルスを持っている確率も高いということで、若い女性がＨＩＶの感染の危険にさらされ易いということがあります。

二番目の社会的要因といいましたのはどういうことかというと、これはまだ地球上の多くの国々で、女性が教育を受ける機会というのが男性に比べるとずっと少ない所があります。また、エイズに関する知識・情報、これは非常に重要ですけれども、男性はそういうものを簡単に手に入れられても、なかなか女性のところには届き難い。また、医療機関を受診するということも、男性よりも女性の方が医療機関を受診するのが非常に少ないところがあります。特に、いま言いました性感染症の治療というと、女性にとってはそのような性病のクリニックに非常に行き難いということもありますので、医療機関への受診のし易さというものも男女差がある。また、重要なのは女性の地位の低さ、これが実は女性がＨＩＶ感染の危険によりさらされていることに密接な関係があります。つまり、たとえ自分がエイズという病気のことをよく知っていて、どうすれば予防できるか判っていて、これはセイファー・セックスということが言われるわけですけれども、カップルで、自分の相手の男性がどうも他の人とも交渉があって感染していたら困るな、それで自分は感染を受けたくないのでコンドームを使ってほしいと言いたくても、それによって男性との関係が崩れてしまって、これは例えば結婚している夫婦間であれば離婚されてしまうとか、また家庭の中で孤立してしまうので、エイズに対する知識があってもセイファー・セックスというものを主張しきれないという、そういう所があります。

文化ということからすると、例えばアフリカの国などでは女性は子どもを産むことに存在価値を見出だされているといいますか、子どもを産まなければ、家族の中でも一族の中でも非常に居心地が悪い、存在を拒否されてしまうような、そういう所もあるわけです。そうすると、いくらエイズを予防したい思っても、女性が自ら自分の身を守るためのアクションはとり難いという社会的な要因も、いまの世界的なエイズの蔓延に非常に関係しています。

三番目ですが、経済的な要因です。これは何かというと、一番判り易い例が売春です。生活のために、セックスを売ることによってなんとか生存していく、或いは売買春ということでお金を貰わなくても、例えば途上国のいろいろな漁業でも農業でも、或いは収穫した物を市場に売りに行くのでも、より良い仕事をしていくために、賄賂ではないですけれども身体で払うということもどきどき聞きます。結婚している夫婦であっても、自分のパートナーが感染しているかということを心配して、セイファー・セックスを主張して離婚されれば、その人は明日から生活に困ってしまうわけです。そういう経済的な要因から、女性が自分の身を守り難い、感染の危険にさらされているということもあります。

実は途上国も含め多くの国で、女性の感染が増えているのですが、自分の恋人或いは夫以外の人とまったく交渉をもっていないにも拘らず、エイズに感染している女性が多いという状況があります。

女性とエイズということを注目すると、いまは感染ということのみ言いましたけれども、感染した後のケアということについても女性にとって非常に負担がかかっています。エイズに感染した人、患者の介護・看護をだいたい女の人がやっているところが多いです。夫がエイズで亡くなった後、働いて子どもを育てるという厳しい運命を女性が背負っていかなければならない、或いは文化によっては女性に財産の継承権がないので、夫をエイズで失って、そうするとそこのいままで所有していた家屋や田畑全部を夫の親族にとられてしまうというようなことで、まったく経済的にも丸裸になってしまうというような、そういう悲劇もあります。

以上のことから、女性がよりＨＩＶ感染の危険にさらされている、或いはそのＨＩＶ蔓延によるいろいろなしわよせが来ているという問題点があります。そこから、改めて女性の感染増の数字をイメージして頂きたいのですけれども、西暦二〇〇〇年までに一四〇〇万人近くの女性が感染して、そのうち四〇〇万人は死亡するということが言われております。特に顕著なのがアフリカなのですが、いまや新しく感染している人達の半分は女性です。

ボツワナという国にフランシス・タウンという名前の町がありますけれども、そこでは妊婦さん、普通の一般の妊婦さんで、特にセックスワーカーですとかリスクが高いと言われるような行動をしている人ではないですが、妊婦さんの八％が一九九一年に陽性だったのが、一九九三年には三五％が陽性になっています。ウガンダという国にマサカという名前の町がありますけれども、そこでは女性のＨＩＶの感染率が五・三％で、男性の四・四％よりも上回っているところがあります。コートジボワールという国のアビジャンという町では、セックスワーカーの八割以上が既にＨＩＶに感染しているという推計もされています。アフリカについで、女性の新規感染の割合が高いのがアジアです。六年前は感染者のうちの男女比というのは、女性が二五％、男性がその残りの七五％だったわけですが、いまや半々に近づきつつあります。

途上国だけではなくて、アメリカでもエイズ患者の中で女性はその前の年よりも一割増えたとか、或いはアメリカの九大都市の生殖可能な年齢の女性の主要死因が、つまり死亡の原因の主要なものがエイズであるという状況にもあります。

女性の感染が増えるということは、また次の問題点を示しています、つまり、母子感染が増えているということです。お母さんがＨＩＶに感染していると、約三分の一の赤ちゃんがそのウィルスをもらってしまうというふうに言われています。母親が感染していたら一〇〇％子どもも感染するというわけではなくて、移行するチャンスは三分の一ですけれども、それでも三分の一の子どもはいずれエイズを発症する。特に子どもの場合、母子感染した子どもというのはエイズの進行が早いので、五歳までにだいたいエイズになって死んでしまいます。幸い、お母さんからウィルスを受け継がない三分の二の子ども達も、いずれお母さん或いは両親がエイズによって非常に早く亡くなってしまうわけですから、そうするとその子達は孤児になってしまうわけで、そういう問題がある。これまでに母子感染で、約一五〇万人の子どもが母親からＨＩＶを受け継いでいて、将来もっと多くの子ども達に、母子感染が起こるだろうと言われています。

◆若い人たちへの感染の増大

もう一点、世界のエイズ感染の特徴としては、若い人達への感染が多い。これは、皆さん達にも非常に関係があると思います。これまで、世界でＨＩＶに感染した人達の半分が二五歳以下です。最近ＷＨＯの方で出した統計資料では、一五歳から二四歳ということで区切ると、新しく感染が起こっている事例の六割は一五歳から二四歳である。男女比を見ますと、一五から一九歳の間の新しい感染の男女比は、女性二に対して男性一というふうに、より若いところでより女性の感染が増えているということがあります。

欧米の大きな都市の多くは、二〇代三〇代の死亡原因のトップがエイズになっているという、若い世代への深刻な影響があります。以上、患者・感染者数ということで数字を紹介してきたのですけれども、これはただ単に患者・感染者が増えてたいへんだということだけでなくて、社会や経済への影響がとても大きいということが言われています。例えば、エイズという病気の特徴を考えると、特に働き盛りの人達の命を奪うわけですので、働き手を失った家族や社会の損失は計り知れないものがあるわけです。例えばタイでどういうことが実際に起こっているかというと、一つの村がほんとうに働き盛りの人達がいなくなって、小さな子どもとお爺さんお婆さんしかいなくなってしまうということがあるわけです。そういう大黒柱の稼ぎ手を失った家族は生活水準が落ちて、貯金が底をついて、土地家屋は売却されて、そのお爺さんお婆さん、或いは小さな弟妹の生活を助けるために子どもが学校をやめて働いて、子どもが病気になった親や兄弟の世話をみるはめになるわけです。

これは経済的にも、労働人口が明らかに減少するという問題があります。それによって人件費が上がって、国際競争力が低下するということで、途上国でこれから発展していこうと、国の発展をかけていたところにはたいへんなダメージになっているわけです。特にただでさえ熟練労働者が少ないわけですが、そういう熟練労働者の世代がエイズで死亡することで、その国の開発発展に必要な技術水準が伸び悩んでしまいます。また、親をエイズで失った子どもが、勉強を続けていくことが出来ませんので、経済発展に必要な教育訓練を受けることが出来ないということで、経済発展にもたいへんなダメージを与えているということです。

これは二年前のデータですけれども、主として先進国のエイズ患者の治療だけで、既に年間約五五〇〇億円が使われています。これに、エイズによる労働力の損失などの間接的なコストも含めると、更に一〇倍以上のコストがエイズによってかかっているということが言えると思います。

◆エイズに対する国際社会のとりくみ

それでは国際社会は、いったいこのエイズ問題に対してどう取り組んできたのかということを、次にご紹介したいと思います。一九八七年にWHOは、エイズ対策に関する世界的な戦略というのを発表しています。その後の流行状況の変化や、研究の成果や、対策の推進状況を踏まえて、一九九二年にこの世界戦略というのを見直しています、そこで新しい優先課題を幾つか示しています。

全部で六つの世界的な戦略、優先課題があるわけですが、課題の①は、今後多くの感染者がエイズを発症すると考えられることから、適切な医療ケアの提供ということがあります。つまり感染の初期の頃は、感染の広がりを抑えることが中心だったわけですけれども、どんどん増えてきて、しかもその人達がいずれ患者になるということで、その人達をきちんとケアをする、或いは医療を提供するということが重要になっているわけです。

②は、性感染症がＨＩＶ感染の危険を高めることから、性感染症を早めに治療すること。つまりエイズと違って、性感染症の殆どのものは治療方法があるわけです。抗生物質を使えば治る、治ればそれだけエイズの感染の危険も少なくなるわけですから、いかに早期に発見して早期に治療するかというプログラムを推進することが重要になっています。

③は、女性がその社会的地位の低さなどのために、一層エイズの危険にさらされているということから、女性の健康や教育や社会経済的な地位の向上もエイズ対策の重点課題としてうたっています。

④が、予防のメッセージや行動変様が受け入れられ易くなるような社会環境づくり。残念ながらエイズには、

いま特効薬もワクチンも無い状態ですから、一人一人がエイズについてちゃんと理解して、自分の危険な行動をきちんと回避する、或いは危険な行動をとっていれば、それを変えなければいけないわけですが、なかなか個人の行動、特にセックスの絡む行動というのはなかなか改めることが難しいことがあります。そこで、その個人だけではなくて、社会環境としてより正しい行動を選択し易くなるような環境づくりをしていこうということを言っています。

⑤が、流行の社会経済的影響を見込んでの対策。

最後に⑥が、差別や偏見がもたらす弊害を強調していこうということになっています。

WHO、世界保健機関というのがジュネーブに本部に置いていまして、いろいろな世界の健康問題に取り組んでいます、いわば厚生省の世界版というようなところです。そこでは一九八七年にエイズ対策を担当する特別本部を置いて、WHOの中でも最も多いスタッフを抱えて、最も多くの予算をとって活動してきています。

どのような活動をしたかというと、まず(1)は、研究の推進活動です。エイズがこれだけ深刻ですが、もしこれに効果的な科学的な対応ができるようになれば、かなりの問題点が解決に近づくわけです。例えばワクチンですけれども、これは世界中の研究者、大学であるとか、企業であるとか、多くの研究者が研究しているところです。それについて、WHOもそのような研究をコーディネート、実際にWHOの人が試験管を振ったり、動物実験をしたりして研究するわけではないのですが、ワクチンの開発にあたっては、そのワクチンの候補となる物質をある地域で、臨床試験といいますけれども、実際に人体に使ってみてその効果がどうであるかということをやらなければいけないわけです。これには非常に倫理的な問題が絡んできますので、WHOが倫理的な基準づくりをしています。

女性がよりHIV感染の危険にさらされているという話をしましたけれども、女性が自ら感染を予防するための科学的な方法を開発しようということで、ビルサイドというものがあります。これは例えばフォーム状であるとか、錠剤であるとか、女性が腟のなかに挿入するものですけれども、これは昔から避妊の目的で使われていたもので、そういう物質が既にあるわけですけれども、そういう物質が試験管の中ではＨＩＶのウィルスを殺す作用があるということが判っています。女性がそういうものを腟の中に装着することによって、ウィルスが死んでしまうのであれば、これは男性がコンドームを着けなくても女性が自分で自分の身体を予防することに使えるわけです、そのような方法の研究が行なわれています。

母子感染の予防、先程母親から子どもへＨＩＶのウィルスが移行するのは、だいたい三分の一の確率というふうに言いましたけれども、感染の確率を更に三分の一までに減らすことができます。これは、ＡＺＴというエイズの治療に使っている抗ウィルス剤です。それを妊娠しているお母さんに大量に投与することで、分娩のときに母親から子どもへエイズ・ウィルスがうつることをシャットすることができるわけです、そのような研究対策の推進が行なわれています。

◆エイズ感染の予防にためにとられている対策

それぞれの国がどういう対策をとれば、それぞれの国のエイズの広がりを抑えることができるのかということについて、ＷＨＯは様々なガイドラインをこれまでに作っています。その中で、効果があるというふうにいっているのが、①コンドームの普及、②ＳＴＤ対策、③学校またはマスメディアを通じたエイズ教育、④セックスワーカーとその客のコンドーム使用の促進、⑤安全な血液の供給、⑥薬物乱用者への注射針の供給、これらのことはフィールドで実際にいろいろなことを行なってみた経験から有効である。その方法を示して、それぞれの国が自分の実情に合わせて応用されて広がるようにアピールをしています。

例えばコンドームの普及というふうに言いましたけれども、このコンドーム普及というのは、日本の感覚とはだいぶ違います。つまり、日本ではこれだけコンドームが何処に行っても手に入るわけです。自動販売器もあるし通信販売もあって、もともと日本では避妊の目的で非常にコンドームが普及していますので、こんなにコンドームが普及している国というのは、世界にはあまりありません。エイズの感染が深刻な途上国では、そもそもコンドームというのは、見たことがない、使ったことがない、或いはまず手に入らない、そういう所で普及させていかなければならないので、実際何処で誰がどういうふうに配るのか、どのくらいの数が必要なのか、配る際に情報も提供しなければ使い方がよく判らないというようなことで、コンドームのキャンペーンなり普及の促進というのは、なかなか日本にはないいろいろな問題があります。それを克服した上で、更にタイの事例ですけれども、タイではコンドーム使用一〇〇%キャンペーンというのをやっています。これは何かというと、実はタイでも売春は違法です、ですからこれは非常に難しいことをうまくやったと思いますが、警察は売春宿というものは取り締まる対象であるから、そういうものは存在していてはいけない、ただ保健衛生の担当の厚生省関係、そちらのセクションでは背に腹はかえられない、エイズ対策は進めなければいけない、そのためには、セックスワーカーにコンドームを使わせなければいけない。その後者の理由が勝ちまして、ある地域の売春宿のオーナー、置き屋の旦那さんかおかみさんかそういう人達に、そこで働く女性にはコンドームを必ず使わせなければいけないというふうに義務づけたわけです。これは、ある地域ごとに一斉にやりますので、お客さんが選ぼうと思っても、何処でもコンドーム一〇〇%なわけですから、そうするとそれが普通になってしまう。そのような一〇〇%使用を徹底したために、性感染症の有病率が激減したというデータが出ています。ＨＩＶの感染そのものの減少というのは、評価するのが難しいのですが、同じ感染経路である性感染症、これが減ってきたということは、つまりＨＩＶウィルスの感染も減ってきたということが言えるわけです。

アフリカでは、長距離トラックの運転手さん、この人達が何日もかけてアフリカ大陸を、物を輸送して動くわけですが、行く先々のドライブインに必ず売春宿があるわけです。その売春宿でHIVのウィルスをもらってきて、それをまた次のドライブインに行って広めていたというふうに、売春宿が増幅のはたらきのようになっているという実態が判ったので、ドライブインのセックスワーカーを対象にエイズ教育を徹底して行なう、それからコンドームの普及を行なう。セックスワーカーの間でのエイズ対策というと、特に難しいのは、売春が違法な国では彼女等は逃げようとするわけです。仮に違法でなくても、行政の役人が何かこういうことで知識が大事だとか、こういうことでコンドームを使いましょうといっても、だいたい聴きません。行政なり役人の言うことは、なかなかとりあわないですけれども、そこで工夫されているのはNGOの力がすごく大きいということです。どういうことをするかというと、セックスワーカーのお姉さん格の人達がいるわけです、そういう人達をエイズ教育者となるように訓練する。ピア・エデュケーションというのですけれども、仲間内でそういうエイズ情報を交換して教育のメッセージを伝えれば、それが非常に徹底するということで、これは薬物乱用者も、多くの国で薬物乱用というのは問題視されていますけれども、元薬物中毒の人が足を洗って、これはエイズで危ないから、必ず注射針は新しいのに取り換えましょうということを言うと、それは行政がいくら薬物乱用のグループにキャンペーンをやっても届かないメッセージが、その人達に確実に届くというメリットがあります、そのような対策が工夫されているわけです。

学校におけるエイズ教育、これは日本でもいろいろ議論になります。エイズのことを子ども達に教えると、どうしてもセックスについても教えなければいけない。そういうことを言うと寝た子を起こすのではないか、皆性行動に目覚めてしまって、早めに性行動に走ってしまうのではないかという心配がされるわけですけれども、これはWHOで世界の三五の地域、様々な文化、様々な宗教の地域で、フィールド・スタディをやりまして、実際にエイズ教育を始めてみて、早目に始めたグループと行なわなかったグループと比較してみると、エイズ教育を始めてセックスについても性教育についても、教えたということによって何ら子ども達の性行動を早めるということはなかった。そういう弊害はなかったということで、できるだけ早い時期に、特に子ども達の性行動が活発になる前に、エイズについてきっちり教えなければいけないということが言われております。そのようなガイドラインが、様々なものが作られているところです。

◆必要なケア・カウンセリング、避けなければならない強制的手法

他には、エイズ患者・感染者のケア・カウンセリングというものも対策上非常に重要です。これらについてのガイドラインを作って広める役割を、WHOが実施しています。特に、ケアの関連では、結核の問題が深刻です。ご存じのようにエイズに感染していると、免疫機能が低下するわけですから結核により感染し易くなります。そこで一九九四年のデータでは、HIVに感染している一四〇〇万人のうちの五六〇〇万人は結核にも感染している。HIVに感染すると、結核も活動性になり易い。つまり、まだ比較的結核の多いところでは、子どものときにそういう結核菌が身体のなかに入る、ところが健康であればきちんと免疫が出来ているわけですから発病することはないわけです。ところが、そこにHIVのウィルスが入れば、結核を発病する確率というのが三〇から五〇倍も高くなります。そのような理由から、結核がエイズの患者の主要な死亡の引金になっている。これはエイズでなくなる方の三分の一、アフリカでは四〇%はそのきっかけになったのが結核であるということが判っています。そして特に、アジアはもともとヨーロッパなどに比べて結核も多いですから、エイズ患者の五割から七割が結核も発病するという、これはダブル・パンチになるわけです。ということで、いかにHIVに感染している人達の結核の医療、治療をうまく進めていくかということが、様々な、これは医療面での基準づくりになり、大きな研

究のテーマになっています。以上は主としてＷＨＯが推進して、世界的にも行なわれているエイズ対策にとって効果があると言われているような対策の数々ですが、ここでもう一つエイズ対策にとって不適切であるという、逆にこれをやってはエイズ対策にとってマイナスになるというものも幾つかあります。それは、強制または半強制的にＨＩＶの検査をすること、また患者感染者を隔離するというようなことです。エイズ対策を効果的に進めるためには、患者・感染者の差別につながるような対応があれば大きな障害になります。

これをもう少し詳しく説明しますと、例えば強制的に何の説明も無く、医療機関に行けば皆ＨＩＶの検査をされてしまうということになれば、自分は感染しているのではないかという心配のある人は医療機関に行かなくなってしまう。そうすると、最もエイズの予防、つまり自分の健康管理のことと、他の人にはうつさないで下さいという二次感染の予防、そのような必要な指導があるわけですが、そういうことを聞くことがなく水面下に潜ってしまうという問題点があります。これは、単に人権の問題だけではなくて、公衆衛生学的な立場からも患者・感染者に対する差別的な或いは強権的な対応がいけないということですけれども、ここで他の病気と比較してみたいと思います。

つまり従来の感染症対策というのは、かなり強権的にいろいろな対策をやっているわけです。これは、急性感染症、いわゆるコレラとか伝染病の類い、或いは急性でなく慢性の感染症でも、結核のように日常生活で一緒に居ることでもうつるような感染力の強いもの、そういうものの対策というと、結核では定期検診をして患者さんを探し出す。検査をして陽性だった人の接触者を追跡していきます。伝染病であれば、その人の名前・住所などは特定されて、行政当局はそういう情報をしっかりつかんで、必要に応じて隔離をするということもありますし、かなり介入的な対応があるわけです。ところが、これらは全てエイズ対策ではマイナスの影響を与えてしまいます。その理由は幾つかあります。

まず①は、ＨＩＶの検査の特性、検査の特徴なのですけれども、これは例えば人によっては皆が定期的に、いわゆる定期健康診断のような形でＨＩＶの検査を受ければいいではないか、或いはセックスワーカーのようにリスクが高いと思われる人達は皆検査を受けて、誰が危なくて誰が大丈夫か判ればいいではないかと、そういう理屈を言う人もいますが、それは理屈には合わない。それは、ＨＩＶの検査の特徴に次の様なものがあるからです。つまり、ＨＩＶの検査で陰性だということは、検査の数週間前まで陰性であったということをいっているだけに過ぎない、感染してから、抗体の検査で感染したと判るまでにだいたい六週間から八週間かかります。ウィンドウ・ピリオドといっていますが、この六週間から八週間の間は感染していても見つけることが出来ません。ですから、検査では、心配なことがあったときから、少なくとも三ヵ月経って、三ヵ月以上経ってから検査を受けに来て下さいといっているわけですが、このようにウィンドウ・ピリオドというのがあるので、いま私が陰性ですと言っても、それは何週間か前の話でしょう、いまはどうなのか判らない。また、検査を行なうその結果が、将来も私はＨＩＶにはかかりませんということではない。ですから、ＨＩＶ検査を殆ど強制的にある集団に定期的に行なって、それで対策を立てるということはかえって誤った安心感を与えてしまうわけです。最近ではもう行なわれなくなりましたが、以前は検査を受けたときに、陰性証明というのを出していたときがあります。この陰性証明というのを、感染していないので、大丈夫ですというふうに使っていたわけですけれども、それはさっきも言ったように何週間か前のことしか言っていないので、その後の感染状況については判らない。ところが、そういう陰性という言葉で安心して、大丈夫ということで気をつけない、注意しない、コンドームを使わないということがあるとかえって危ないわけです。

エイズ対策の基本は、全ての人が一人一人リスクの高い行動を避けるということですので、それを怠らせるようなことは公衆衛生上適切でないということです。

②の理由ですが、HIV感染の特徴で、まず根本的な治療方法もワクチンも無いということです。例えば、スクリーニング、定期的な検査を行なうということ、或いは接触者の検査を行なうというようなことが正当化される病気では、治療方法やワクチンがあります。検査をして陽性だった人は治療すれば、そこから先の感染拡大をストップできるわけです。または、検査をしてその結果ワクチンを投与して、そこで感染の拡大をストップできる。ところが、エイズの場合は根本的な治療方法もワクチンも無いですから、HIVに感染しているかどうかという診断イコール感染ストップにはならない。エイズは非常に感染力の弱いウィルスですから、日常生活では感染しないわけです。したがって、強制的に検査をしたり隔離したりしなくても、予防が可能ということになります。

もう一つ病気の特徴として潜伏期間が長いということも考慮する必要があります。平均して一〇年間、感染してから発病するまでにあると言われていますので、しかもその間、感染しているだけでは、発病まで至らなければ外見は健康な人とまったく変わりませんし、本人も通常の生活ができるわけです。その間に、セックスを行なうことがあるかもしれない、そうするとその時に他の人にうつさないように協力してもらわなければならない、気をつけてもらわなければいけないわけです。その時に、もし強権力を行使して、第三者が検査を義務づけたりすると、これは自発的な感染拡大阻止、自発的な行動の変容に非常なマイナスになる、協力を得にくくなるということが言われています。ですから、あくまでもHIVの検査というのは、本人が自主的に受ける、望んで受けてしかもその後に十分なカウンセリングがあり、その後の治療やサポート体制がしっかりあるということ、そのことによってはじめて感染者の方から二次感染が広がっていくことを、社会として防止できるということが判っているわけです。

もう一つHIVの場合は、感染のリスクが高い集団として、薬物乱用者であるとか、売春・性風俗関係であるとか、同性愛であるとか、既に社会から差別・偏見を受けてきたという歴史のある、そういう人達が常にエイズとの関連ということで偏見の目で見られがちです。そうすると、医療機関や公的な保健医療サービスに不信感を持ち水面下に潜ってしまう。そうすると本人のための必要な医療であるとかサポートであるとか、予防のメッセージが届かないので、リスク行動をそのまま続けることで感染が拡大してしまうわけです。ですから、リスクが高い行動をする集団の特徴ということにも留意して、そういう感染の可能性のある人達、或いは感染者を追い詰めない、できるだけ理解を持ち支援をしていくということが、公衆衛生的にエイズ蔓延をくいとめるためにも必要だということがあるわけです。

◆感染症対策を多面的に

このような様々な行なった方が良い対策を進め、やってはいけない対応を避けることで、今後世界のエイズの状況は改善するのかということが、一つ疑問としてあると思うのですけれども、私の個人的な考えでは、これは非常に難しいと思います。

勿論、我々はエイズとの戦いに対して武器は持っている、有利な点はあります。つまりエイズという病気について、これはウィルスがもたらす感染症だということが判っている、感染力の弱い感染症だということも判っている、感染経路が限られていますから、それに対してどう予防すればいいかということも判っているわけです。そういう点で、このエイズ対策というのはもっと進むのではないかと思ったのですが、その予想に反して世界的に広がっています。これは何故かというと、やはりいくら予防方法が判っていて、セイファー・セックスであるとか、或いは薬物の問題でも、注射器の回しうちをしないとか、或いは薬物乱用そのものをなくしていくというようなこと、これは判っていてもなかなかそういう物が消えない限り行動を変えることが難しいということです。

エイズの、この広がりというのは、いま世界が抱えている根本的な問題に非常に密接に絡んでいる。つまりエイズの問題だけではなくて、貧困の問題です。これは特に途上国で、貧困層は生活のために、生きていくためにエイズ対策ということがなかなか個人のレベルでも言っていられないというところが多いです。マイノリティの人達に対する差別があれば、そういうところへのエイズ予防のメッセージなり支援の対策が届き難い。麻薬の問題、先程言いました女性の地位の低さの問題、そして世界の各地で起こっている地域紛争、これはまたそれぞれの国の政府が主導権をとってエイズ対策をする上で、戦争をやっていたのでは、なかなかエイズ対策まで手がまわりませんし、またそういう戦時下ではレイプであるとか、或いはけがをした人達の輸血の血液が十分検査されないでいるということもあって、エイズの感染拡大のいろいろな要因があり得るわけです。

ということで、エイズ対策を行なう際に、ただ単に保健衛生・医療だけでは解決しきれないのではないかということが言われてきています。勿論、エイズは基本的には感染症ですので医療の問題ですけれども、社会や経済に大きな影響を及ぼす。これは先程、冒頭、私の方で言いましたが、社会や経済的な理由が感染の広がりにも非常に密接に影響しているということで、これはそれぞれの国や地域レベルで、教育であるとか、開発であるとか、産業であるとか、様々な部門が連携して対策をとっていかなければならない。つまりマルチ・セクトラルといいますけれども、様々な省庁、様々な役所が協力関係をもってエイズ対策を行なわなければならないということで、実は国連機関でも、これまではＷＨＯのなかにエイズ対策プログラムがありました。そこで、対策のリーダーシップをとっていたのですが、今月の終りを最後にＷＨＯのエイズ・プログラムはなくなります。なくなってどうなるかというと、ＷＨＯ以外の国連機関、ユニセフとかユネスコなど聞いたことがあると思いますけれども、ユニセフであれば子どものための対策、ユネスコであれば教育です。ＵＮＤＰという社会開発を中心に行なっている国連機関もあります、世界銀行もそうです。このような保健医療以外の社会面、或いは経済面も含んだ様々な国連機関も加わって国連エイズ・プログラムというのができることになりました、それが来年の一月から実際に稼働するということになっています。

このように、できるだけマルチ・セクトラルにエイズという問題を単に医療だけの問題に止めずに、かなり幅広く見ながら対応していかなければならない。そしてその時に、行政だけではなくてNGOの方の参加も必要ですし、患者・感染者の方々が政策の立案の過程に十分にものを言って、その人達の意見が反映されていくようにということが、いま世界的に進んでいるわけです。以上は、これまでの世界の状況・取組みのご紹介ですけれども、ここで日本の話に戻っていきたいと思います。

◆日本におけるエイズの現状

日本のエイズの現状は、実はグラフなど持ってきたので、見て頂きたいと思います。これまで、日本で患者・感染者として報告があった数、これがまた最近も増えてきています。これまでに日本における患者の報告のトータル一、〇六二人、感染者の報告のトータルが三、四七一人となっています。日本におけるエイズの現状の特徴というのは、特に世界のエイズ問題との比較をすると、やはり一番目立つのは血液製剤による感染が多いということです。患者は、血液製剤による感染をした患者が五三〇人、感染事例は一、八〇三人ということで、日本のエイズ問題において血液製剤による感染がいかに深刻な問題かということが言えるかと思います。この製剤の感染の問題、薬害エイズとふうに言われていますけれども、一〇月に、東京と大阪の地方裁判所から和解の申出があって、いま現在原告と被告である国とで和解の協議が進められているところですが、今日はこの話以外のところに焦点をあててお話したいと思います。

というのも、いま現在新しく感染が起こっているのは、殆ど性的な接触なわけです。勿論、薬害の問題も重要な問題で、これはこれで今日のお話とは別に論じる必要があると思うのですが、その陰で実は新たに性的な接触で感染しているのだということがなかなか気づいていない人が多いです。エイズのサーベイランス委員会という委員会が二ヵ月毎に日本の患者・感染者数を報告しています。今年の七月と八月の二ヵ月間の報告が、サーベイランスが始まってから今までで二番目に多い報告数となりました。一番多かったのが、平成四年九月、つまり平成四年の七月八月の二ヵ月間で一〇〇人の患者・感染者の報告があったのですが、そのときの国籍の割合は日本人が三〇人に対して外国人が七〇人でした。ところが、いまやこの割合は逆転していて、圧倒的に日本人の患者・感染者の報告が多くなっています。一番直近のエイズ・サーベイランスの報告では、二ヵ月間で八五人の患者・感染者の報告があったわけですけれども、日本人がそのうちの六〇人。これは実はエイズ・サーベイランスが始まって以来、いちばん日本人の報告が多かったということで、しかも感染地域は、殆どが日本国内です。ですから、いま感染の主流は、日本人が日本国内で性的接触でうつっている、それがいま広がりつつあるエイズの、薬害エイズとはまた別のところの視点から見たときのエイズ問題の深刻な部分です。

また、若い人達の感染が多いです。年齢階級別に見ると二〇歳未満、二〇歳台、三〇歳台がだいたい八割くらいを示しています。いかに若い世代のエイズ感染をくいとめるかということが、今後の日本におけるエイズの蔓延をくいとめることに成功するかという鍵を握っているということが言えると思います。

エイズ・サーベイランスというのは、検査を受けに来た人達のデータしか判らないわけです。さっき、ＨＩＶの強制検査は（献血された血液が安全かどうかチェックする検査は除いて）公衆衛生上かえってエイズの対策を遅らせる元になるということを言いました。その理由から、日本ではエイズの感染者数といったときに、誰も強制的な検査はしていないわけですから、保健所や医療機関などにエイズの検査をしてほしいというふうに言った人達のデータが集まっているわけです。ですから、自分は関係ないと思っていたり、もしかして感染しているかもしれないけれども怖くて検査に行けないという人達がこの何倍もいて、実は実際の感染者数はいま言ったサーベイランスの数よりも五～六倍多いのではないかというふうに言われています。一つ心配なのは、平成四年頃、マスコミが始終エイズに関する特集なりキャンペーンをやっていて、エイズがブームになっていたようなときがあったのですけれども、そのときは保健所などにエイズの相談に来る人、検査を受けに来る人が多かったのですが、平成四年以降どんどん減ってきています。段々皆検査にも行かなくなったし、相談もしなくなった、それにも拘らず患者・感染者の報告が上がってきているということは、実は検査を受けていなくて感染が知らないところでじわじわと広がっているのではないかという、そういう危機感があります。世界の感染の広がり具合に比べると、日本は幸いに少ないです。これは、何故少ないのかというのは、やはり幾つか日本にとって有利な条件が重なって少ない数に終始したのだと思います。例えば、エイズに関する教育、つまり情報が行き届き易い。途上国などでは、そもそも字が読めない人達もいる、そういうところにどうやってエイズ情報を伝えていくかという問題があるわけですが、日本のようにテレビ・ラジオ・新聞など、メディアが発達していて、いまやエイズについて知らない人というのは殆どいないわけです。そういう情報が行き渡り易いとか、或いはコンドームの問題も、コンドームが非常に普及しているというようなこと、薬物乱用者が少ないということも、日本がエイズの蔓延にそれほどいままで至っていないという、有利に働いた条件であったと思うのですが、これがこのまま続くとはちょっと考え難いと思います。最初に言いましたように、何処の国も初めのうちは少ない数に終始していたのが、ある時突然一般人口に入った途端に急激に患者・感染者数が増えるというパターンがあります。根底にリスク行動があれば、いまはまだ社会全体にＨＩＶのウィルスが広く存在していないので増えないだけで、例えば性感染症、これは若い世代で結構多いです。二〇歳台で半分くらいある、クラミジアなどは増えていますので、そういう性感染症になっている人達がいるということは、そういうセックスでＨＩＶも一旦どこからか入って来ると、一般人口に急激に広がっていくという可能性が常にあるということです。

そういうような理由から、日本でもエイズ対策がいろいろと行なわれているわけですが、日本のエイズ対策ではエイズ問題総合対策大綱という、これは日本のエイズ対策の指針、基本的な考え方を示しているものです。昭和六二年に関係閣僚会議、つまり厚生省が音頭をとって、厚生省以外の様々な関係省庁、文部省であるとか、外務省であるとか、労働省であるとか、様々な省庁が一緒になって定めた大綱があります。そこで重点課題として、正しい知識の普及啓発や、検査医療体制の整備や、相談体制の整備、二次感染の防止、研究・国際協力の推進というようなことをうたっているわけです。

◆エイズ予防の法制度

「後天性免疫不全症候群の予防に関する法律」(いわゆるエイズ予防法)というのも、大綱と並んでエイズ対策の根幹となっているものです(補注1参照)。さきほども言いましたように、エイズというのは、従来の伝染病対策のような強権力を発動して、隔離をしたり強制検査をすることが馴染まないということです。やはりエイズ予防法においても、正しい知識の普及ということと、二次感染の防止というのも、第三者が介入して検査をさせるというのではなくて、医師患者関係の信頼関係の下で、二次感染が防止されるように指導されるようにという、そういう考え方に立っているということと、プライバシーと人権の配慮ということを強調しています。

エイズ予防法では、国や地方公共団体の責任としてきっちりと教育活動をやりなさいということと、情報収集をやらなくてはいけないということと、研究の推進ということと、患者・感染者の方々の人権配慮というふうなことを強調しています。そして、国民一人一人の責任として、正しい知識をきちんと持つということと、一人一人が予防に注意するということもある、そして患者・感染者の家族の方々への人権の配慮もしなければいけない。

感染者の遵守事項ということを定めている文があるのですが、そこでは他人に感染させるような危険行為を避けるということと、勿論感染者ということでお医者さんの管理下にあるわけですから、お医者さんの指示にきちんと従うということを守って下さいということを言っています。そして、エイズ予防法に基づいてサーベイランスが行なわれているわけですけれども、患者・感染者を診断したお医者さんは、まずその患者さんに対して感染防止上必要な指示を行なう。日常生活でエイズはうつりませんけれども、例えば剃刀だとか歯ブラシだとかそういうものは自分専用にしましょうだとか、出血したときの処理は自分でするようにということ、セックスの際のコンドームの使用というようなこと、必要な指導を行なう。

感染の疫学情報を把握しなければならない。これは日本がエイズ対策をする上で、どういう感染経路で、どういう年代の人達が感染しているのかということを知った上で対策を講じる必要がありますので、お医者さんに感染の疫学情報を報告して下さいという義務づけをしているわけです。ただ、これはこれまでの従来の伝染病対策のように、住所氏名を調べているものではありません。まったく住所氏名など個人が特定されるようなことは含まずに、ただ単に感染経路であるとか、或いは感染した場所であるとか、年齢、エイズあるいは感染者であるかという疫学上、つまりエイズ対策をする上で、エイズの傾向を知るために必要な情報だけに限っているという点があります。それでも、個人が基になったデータを集めるわけですから、そのような情報が洩れてしまってはプライバシーの侵害になりますので、医者・関係者の人が患者・感染者の情報を漏らしたような場合には、厳しく罰則規定があって、かなりこれはプライバシーの保護ということも強調されています。

これはまだ発動されたことはないと思いますが、基本的に感染者の人が他の人にうつさないようにするということも感染防止対策、それはお医者さんが患者さんに対して十分指導することで二次感染を防ごうということが大前提ですが、もしその患者さんがいうことをきかないで、多数の人達にウィルスをばらまく可能性がある場合、これは医者がその人の名前を都道府県知事に通報することができるというふうになっています。というわけで、その人を特定して対策をとるという可能性も残してはいるのですが、実態としてそういう事はなく、医師・患者関係の信頼関係を重視して、しかも患者・感染者・医師・国民全般に、自発的・自主的な協力というものをベースにエイズ予防というものをやっていきましょうという、そういう考え方の下にエイズ予防法が立てられているわけです。

◆「エイズストップ七年作戦」

法律とはまた別に、いま「エイズストップ七年作戦」というものを厚生省で実施しています。これは、昨年一九九四年から西暦二〇〇〇年までの七年間をストップ七年作戦という言い方をしていて、国の予算を約一一〇億円投じて、エイズの予防と患者・感染者の方々へのケアということをやっているわけです。

これは六つの大きな柱があります、

①医療体制の整備、いまエイズに苦しんでいる患者さん、いま数が増えているということから将来もっと医療のニーズが高まるわけです。その人達が、いつでも安心して医療を受けられるということが非常に重要なわけです。これは、感染経路を問わず、どの感染経路の人であっても必要な医療というのは変わらないわけですので、医療体制を整備する。そのために打ち出している拠点病院構想というものがあります。これは、何かというと、各都道府県に少なくとも二ヵ所は、エイズ診療のための拠点病院というものを設けて下さい、そこがエイズ診療の拠点になりましょうということです。これは、この構想を打ち出したときに、いろいろ誤解もあって議論を招きました。つまり、エイズの拠点病院ということで、ある県であればA病院・B病院という二つの病院があるとすると、そこだけにエイズ患者が集中してしまうではないか。実は、厚生省が考えている拠点病院構想というの

は、その拠点病院だけでエイズを診て下さいということでは、けっしてないのです。感染者の場合、発症していなければまったく普通の生活を行なっているわけで、医療のニーズというのも普通の人達と同じように、歯の治療であるとか、風邪をひいたときの診療であるとか、そういうことは身近な医療機関で十分に対応できるものです。その人達が、重症な合併症にかかって、専門的な治療が必要になれば、それは高度な病院に行かなければならないのですけれども、そもそもエイズ診療というのは、医療機関がそのレベルに応じて何処でも受け入れられるようにしなければならない、それが原則です。何処かの病院をエイズ専門病院というようなことにして、そこだけで患者を診ようということはかえって差別にも繋がりますし、それは正しいことではない。ただ、何処の医療機関もエイズを診ることができるようにするためには、そこの医療機関に聞けばいろいろな新しい情報が得られるとか、或いは地域の一般の病院のお医者さんや看護婦さんを研修してくれるという、リーダーになる医療機関が必要なわけです。そこを拠点病院として、その拠点病院では患者さんがいろいろの重症の合併症が出てきたときには対応できるように、そういう重症の合併症もなくて、フォローアップをしていて、身近な医療機関で対応できる時期にあるときは、そういう人達を受けて下さる医療機関の人達を教育して下さるという意味で拠点病院というものをもっています。いま現在四〇の都府県で、一三〇以上の拠点病院が整備されているのですけれども、これはまだ選定していない県もありまして、というのは、選定して拠点病院という名前を挙げると、他の患者さんが来なくなるのではないかと医療機関は心配するのです。受け入れているということが、経営上マイナスになるのではないかとか、或いはエイズ患者・感染者の人達が、そこの病院に集中してしまうのではないかという、そういうまだ偏見があって、これは医療の担当者の側でもっと経験を積んで頂いて、勉強して頂くことが非常に重要になる。それによって医療現場での受入れも進んでいきますが、それと共に社会の受入れに関する見方というのも、エイズを診療している拠点病院というのは、エイズもやれる、きっちりと拠点になれるほど技術的に高い良い病院なんだ、しかも前向きな病院なんだと一人一人が思わないと、あそこは拠点病院だからエイズの人が来ていて、あそこは行きたくないわということになってしまえば、医療機関もエイズ拠点病院ということで手を挙げなくなって、ひいては患者・感染者の人達が何処へも行き場がなくなってしまうという弊害がありますので、いかにこれは偏見をなくすかということが、実は医療体制の整備においても重要になっているわけです。

②相談指導体制、患者・感染者の方々の精神的なケアというのが、非常に大事になっています、カウンセラーを養成するというようなことをやっています。

③検査体制の整備、これは、強制的に検査をするというようなことは正しくない、しかしながらより多くの人に自分が感染しているかどうかということを自主的に知ってもらって、それがその人達がより長く生きることに繋がるし、また他の人に感染を拡げないということになります。ですから、匿名で受けられる検査をより受け易いような環境をつくっていくというやり方で、例えば休日や夜間、または検査を受けられるそういう保健所などを増やしていくというような対策を採っています。

④研究の推進、ワクチンや治療薬の開発に繋がるような研究、プラスいかに患者・感染者の方々を地域でケアしていくか、サポートしていくかという医療体制の在り方であるとか、カウンセリングの在り方であるとか、そういう社会的な面も含めた研究の推進を行なっています。

⑤国際協力の推進、エイズは日本だけの問題ではないですから、アジアでこれだけ増えているということは、アジアの一員である日本も当然、国際的なエイズの対策に協力しなければならないということで、特にアジアから様々な研究者や、行政官、ＮＧＯの人達を日本に招いて、研修を行なったり、研究協力で相互の行き来をするというようなことで、アジア地域ひいては世界のエイズ対策の充実に日本も積極的に貢献しています。

最後に、⑥普及啓発、これは正しい知識の普及啓発ということに尽きるのですが、エイズの予防とそれと同時に患者・感染者の方々への理解・支援という、偏見や差別をなくすということ、その二つの柱を強調しながら、様々な場で今年の一二月一日、世界エイズ・デーということで、日本各地でいろいろなイベントがありましたけれども、そのようなイベントを通じて普及啓発をしているところです。

以上が、これまで日本がとってきた対応ということです。知識の普及という点からしても、広く遍く行き渡っているということは、これは世界の他の国から見ても日本がかなり有利な面だと思います。ただ、それが今度は一人一人の行動を変えていくことに、どれくらい役に立っているのかということになると、まだまだ課題が多い。世界の国々では、ある特定のグループ、例えばセックスワーカーであるとか、STDの患者であるとか、そういうところに特に焦点を絞った対策を採っているわけですが、多分日本も、これまでは広く一般に働きかけるような形でキャンペーンなどを行なってきたものを、より焦点を絞ってやっていくことが必要になってくるかもしれないというふうに思っています。以上、日本の現状、世界の現状のご紹介をしました。

（補注1）一九九八年一〇月に「感染症の予防及び感染症の患者に対する医療に関する法律」が制定されたと同時にエイズ予防法は廃止されました。現在エイズは、この新しい法律の対象となっている約七〇種類の感染症の一つとして、主として発生動向の調査とその結果に基づく情報の公開により拡大防止が図られています。

（補注2）まだエイズの根本的な治療方法はありませんが、三剤併用療法と呼ばれる薬物療法により発症を遅らせたり、生存期間を延ばしたりすることができるようになりました。まだエイズの根本的な治療方法はありませんが、三剤併用療法と呼ばれる薬物療法により発症を遅らせたり、生存期間を延ばしたりすることができるようになりました。

13 科学技術の進歩と刑事規制の行方
――慶應義塾大学での最終講義

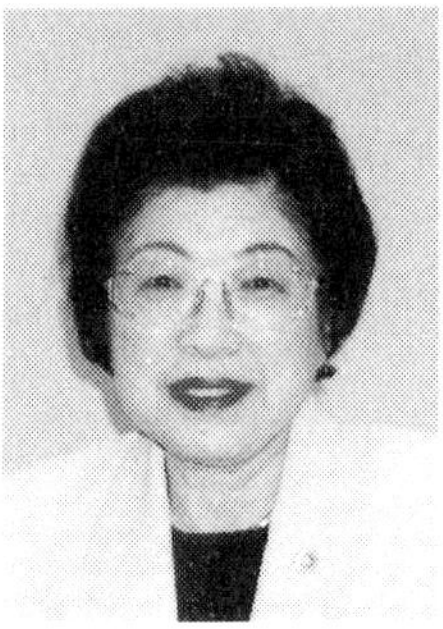

中谷瑾子
慶応義塾大学名誉教授

1 はじめに

慶応義塾大学における最終講義として、今日は、「科学技術の進歩と刑事規制の行方」と題して、科学・技術の進歩が刑法、あるいは刑事法学にどのような影響を与えたか、将来どのような波及効果をもちそうか、また、どんな問題点があるのか、ということについて、最近私が手がけている問題を中心として、簡単なお話をさせて頂こうと思っております。

大体三本の柱を立てまして、そのうち、とりわけ最後の三本目の柱に重点を置いてお話を進めたいと思います。

第一は、科学技術の進歩というものが私共の生活周辺に非常に大きな危険をもたらすようになった、そういう危険の増大に対応するための刑法理論が、戦後、とくに昭和三十年代以降にいろいろ現われてきたような気がすること。

第二に、技術の進歩に伴う新たな犯罪現象とそれへの対応ということがやはり考えられるということ。

そして最後に、医学・医療の進歩と刑事規制の行方、とくに、刑法における生命の保護のあり方について、生命の初めと終りの二局面に分けて考察を進めたいと考えております。

2　生活現象の変化に対応する刑法理論

まず、最初の柱ですが、この点は、戦後まもなく「責任の拡散」という形で刑法学が問題を捉えてきたのではないかと思われます。

例えば、従来ですと、犯罪というのは、実質犯（結果犯）の場合は一人の人間が既遂に達するということが中心で、それに焦点をあてた刑法理論であったわけですが、科学技術が進歩してまいりますと、いろいろな問題が出てまいります。企業の活動の中からいろいろな犯罪的な行為、あるいは生命身体に対する危険を生じたりするようなことになりますと、本来、刑法は個人責任の原則なのですが、その当該の行為について実際に手を下した者の他に、その企業の責任者、工場長とかあるいは社長にもやはり企業責任というものを問う、いわゆる両罰規定のようなものが増えてまいります。この両罰規定などになりますと、これはもはや固有の共犯の問題ではありません。しかし、そういう現実の直接的な行為者以外の人にも責任を認めるという意味で「責任の拡散」ということがいわれたのだと思います。

また、同時に、そういう科学技術の進歩、例えば土木工事あるいは医療等も進歩してまいりますと、いろいろな危険な業務というものが増えてまいります。その危険は、危険であるからこれを防止すると、あるいはそれを行ってはならないということになりますと、社会の発展というものがない。それで、そのような危険な業務でも、結果発生防止の手だてを講じたうえで、一定の範囲でこれを認めようとする法理として「許された危険」といったような考え方が出てまいりました。

あるいは、いろいろな薬剤を使用しての思いもかけない結果の発生（例えばサリドマイドベビーの誕生などの薬害）や、工場からの廃液・廃水を原因とする熊本水俣病の発生といったような問題（公害）も出てまいりました。しかし、そういうものは以前はなかった。だから、因果関係、あるいは過失の要件としての結果の発生を予見する義務とか予見可能性とかいっても、予見可能性なんかない。したがって、従来の過失犯論からは過失ありとはいえない。少なくとも最初の事例については、過失責任は問い得ないといわなければなりません。しかし、そういう場合に法的責任を問わなくてもいいのかというような問題が出てまいります。そういうことを通じて、かつては、過失というものは構成要件該当性、違法性が確定された後の責任の段階ではじめて考えてきた、つまり刑法理論の中のごく一部で考えられた「故意」とか「過失」とかの問題が、構成要件の段階あるいは違法性の段階で考えられなければならないということになり、新過失論というのが登場してまいります。しかも、その新過失論でも不充分である。何らかの結果発生のおそれ、「危惧感」があればそれで過失ありとすることができるとする危惧感説なども登場してまいりました。この危惧感説は、結局は多数の支持を得られませんでしたけれども、その理論的な是非はともかくとして、少なくともそういう意味で、被害者救済・弱者保護というような観点から考えられた理論であったと思います。これらもやはり、科学技術の進歩に対応する刑法理論というものが考えられた結果ではなかろうか、と思うわけです。

その他、ドイツでは、自動車の保有台数が三〇〇万台を超えた一九三〇年代に、いわゆる「信頼の原則」というのが、交通に関する過失犯の成立を限定する理論として登場してまいりました。わが国でも、大体昭和三〇年代になりますと、やはり車の台数が三〇〇万台を超え、その頃から、第一審の裁判所でこれと同じような考え方が認められるようになりました。「信頼の原則」というのは、交通ルールを守って行動した者は、他の交通関与者がルールに違反した行為に出るということまでは予期しなくたっていい、相手も交通ルールを守ってくれるだろうという信頼を持って行動すれば、仮に結果が発生してもその結果に対して過失の責任を問われないで済むという理論です。

私は、過去に、過失犯を徹底的に調べたことがありますが、判例によりますと、「車を運転する者は、いつ何時たりとも直ちに停車し得るような状態で運転しなければならない。そうでなければ、生じた結果に対して常に責任が問われる」とありました。これは大変だ。いつ何時たりとも直ちに停車し得る状態というのは、四キロか五キロぐらいで走らなければならないので、それでは車を運転することの意味がないじゃないかという風に考えられる。そのくらい厳しい。結果が発生すれば、結局はそれに因果関係を有する行為をした者は皆責任を問われなければならないという考え方であったわけです。しかし、それではこういう過失犯の増大化に対して対応できないということで、今言った「信頼の原則」といったような過失犯の成立を限定する法理が考えられるようになったのです。

「信頼の原則」そのものについては、私としてはいろいろ批判もありますし、問題はあると考えておりますけれども、そういうことも、結局は科学技術の進歩ないし生活現象の変化に対応する刑法理論の一つの対応の仕方であったと捉えることができるのではなかろうかと考えております。

3 技術の進歩に伴う新たな犯罪現象と対応

第二番目の柱の、技術の進歩に伴う新たな犯罪現象とそれへの対応。一番わかり易いものだけをここで取り上げてみましょう、まず一つは、例の電子コピーによる文書の改ざんが一体文書偽造罪を構成することになるかという問題でした。

かつて、「文書」概念についていては、「原本」でなければならないと考えられておりました。コピーはコピーであって原本ではない。そういう風に考えれば、コピーに加工しましてもそれは文書偽造とはならない筈なのですけれども、しかし、今やその原本が元にあるということを前提として、それと寸分違わない形でコピーが出回って、それが一応社会的な信用を得て通用している。そういう信用を得て通用しているものに加工するということは、やはり文書偽造、特に公文書偽造罪を構成することになるということになって、昭和五一年四月三〇日の最高裁判決がこれを認めたのです。

同じような事態に対して、例えばドイツでは、こういうものは文書ではないとしながら、直ちにこれに対応するような立法をするわけですが、日本の場合は、ご承知の通り、立法府としての国会がなかなか期待に応えてくれないということもありまして、良くいえば「しなやかな解釈」、悪く言えば罪刑法定主義を無視したという批判も出てくるような解釈が行われてまいりました。これなどもその一つでございます。私自身は、やはり文書とはいえないといった方が、理論的には筋が通るのではないかと考えているのですが、こういうことが問題になるということも、やはり時代の推移を反映したものと捉えております。それからもう一つは、これは現在立法作業が進んでいるのですが、例のコンピュータの進歩・普及に伴いまして、いわゆるコンピュータ犯罪なるものが、アメリカほどではないとしても、日本でもかなり問題になるようになりました。そうなりますと、こういうものを全く予定していなかった刑法としては、これに対応するような何らかの改正が必要となるということで、その改正案がほぼまとまってまいりました。やがて、国会で刑法の一部改正という形で、そういう問題に対応する規定ができるのだろうと思います。現実にでき上がった草案を私は拝見していませんので、よくわからないのですが、なかなか難しいものがあるだろうと思いますし、西ドイツなどでは、それに対応するような規定が昨年八月、刑法の一部改正の形で公布・施行されておりますので、そういうものを全部参考にした上で、こういう問題に対応しようということです（補注1参照）。

刑法自体は、ご承知のように明治四〇年法律第四五号で、明治四一年から施行されております。この現行刑法を改正しようということは、戦前、大正時代からずっと続けられていて、昭和一五年には「刑法改正仮案」というものが発表されております。戦後でも、昭和三一年から全面改正の作業が進められて、四九年には改正刑法草案というものが発表されておりますが、なかなかこれが実現されない。法案として、まだ一度も国会に提出されたことがありません。その間にどんどん社会の状況というものが変わりまして、その改正刑法草案なるものが実際に役に立つのかということになりますと、既に手直しをしなければならない、そういう時代になってきているということがいえるだろうと思います（補注2参照）。

そういうことで、一本目、二本目の柱につきましては、ごくごく簡単に、どんな問題点があるのかだけを指摘致しまして、医学・医療の進歩と刑事規制の行方ということについて述べてまいりたいと思います。

4　刑法における生命の保護

「生命は尊貴である。一個の人間の生命は、全地球よりも重い」という有名な最高裁判所の判例があるわけですが、こういう生命というものを法律上どのように保護するかについては、民事法上、あるいはその他の関係で、いろいろ問題が出てきます。ここでは刑法との関係だけに限定して、「刑法における生命の保護のあり方」というものについて見てまいりたいと思います。

1　自己決定権の強調

この領域では、特に、患者の自己決定権の強調、したがって患者の同意、被害者の同意ということについて、他の面でもいろいろな問題はありますけれども、特にこの生命の保護の関係について、患者の自己決定権がかなり意味を持つということで、そういうことが刑法理論にも投影されているということが、まず特徴的ではないでしょうか。私どもが学生の頃には、「被害者の同意」という場合に、そういうことについてまでは余り考えませんでした。ただ、違法性阻却事由としての被害者の同意、あるいは構成要件該当性阻却事由としての被害者の同意、例えば窃盗の場合は、被害者の同意があれば構成要件該当性がなくなる、違法性を問うまでもないというようなことを考え、あるいは一三歳未満の婦女の強姦などの場合は、被害者の同意があっても何も意味がない、といったようなことを論じた程度だったと思います。諸外国では被害者の同意・患者の同意がない医療行為というものは、これはもう問題なく不法なのだというような考え方が強いわけです。

アメリカでは、一九七二年の判例で、インフォームド・コンセント（Informed Consent）（補注3参照）という、説明を十分受けた上での同意があるということが医療行為を適法化するための絶対要件だという法理が確立されました。これは勿論、アメリカでは、弁護士が六五万ないし七〇万人とも数えられ、人が病院で死亡するとすぐ、まず飛んで来るのが、葬儀社と弁護士である、といわれています。何か問題はなかったかというようなことを問いただして、医療過誤訴訟に発展するのが非常に多い。そういうこともありまして、医者としては、全部、手の内をさらけ出しまして、あなたの病気はこういう病名で、あなたの現在の病気のステージはどういうステージにあって、それに対してはA、B、C、D……という治療法があって、Aならばリスクがどのくらい、BならばどうCならば治癒可能性がどのくらいというような、全部の説明をした上で、どれにしますかということを聞いて、患者自身がじゃあCコースを頼むかとか、Dコースを頼むとかいうように、それを決めて治療を受ける。そうしないと、後から不法行為、あるいは契約不履行といったような形で、いろいろな問題が出てくるというわけです。

ドイツでは、既に一九世紀の最後の頃になりますと、医師の説明義務というものが強調されて、十分説明をした上で患者の同意を得て治療をしないと、仮に治療として成功しても、専断的治療行為としてその医療は治療としての適性を欠く、つまり、それによって例えば手術の結果傷ができますと、それは、傷害罪だということになる。たとえ治っても同じだというのです。これが今日でも判例として確立されているのです。

これが一九七五年のオーストリア刑法典になりますと、やはり「専断的治療行為」というのが条文の中(一一一条)にありますけれども、しかし、この場合は、手術を受けるか受けないかといったような、「自己の自由な意思決定に対する罪」として、傷害罪とは違った場所に規定され、刑も傷害罪よりは軽い。しかし、自由を犯したというので、一つの特別な犯罪を構成するものとして規定されているわけです。

日本でも、こういう考え方が徐々にとられて、判例の中にも現われてきております。日本では、病気については医師がよくわかっているので、患者は病気のことはあまり知らない、むしろ医者が患者のためを思ってやるのだから、患者は医者のいうことを聞いてさえおればいいんだというようなパターナリスティックな医療がこれまで多かったわけですが、そうはいかない、やはり説明を十分した上でないとだめというような事例が、かなり増えてきております。舌癌の手術をするのに、舌癌だといわないで手術をしたというので、慰謝料の支払いを命ぜられたケースもあります。あるいは、乳癌の手術をするのに、片一方についてそういう説明を受けて、その片方の乳房を剔出することについては同意したけれども、他の一方については何も聞かなかった。ところが、開胸をしてみたら他の一方にも乳腺症が出ていて、これを予め取った方が将来のためにいいということで、両方一緒に取ったというケースもあります。これも、結局病気のためには良かったわけですけれども、取られた方はそういうことは聞いていなかったわけで、この方はタレントさんでしたが、一遍に両方の乳房を失ったということに大変なショックを受けて、医師を訴えました。この場合も医師はやはり慰謝料の支払いを命ぜられているわけです（補注4参照）。こういうことで、患者の自己決定権、あるいは同意、または医師の説明義務といったようなことが重視され、それが犯罪の成立についても影響を持つようになったということが、総じていえるだろうと思います。

2　生命の始まり

次に、まず、生命の始まりの方を考えてみましょう。一体、生命はいつから始まると皆さんはお考えでしょうか。受精した瞬間（ドイツの憲法解釈上の通説）、その受精卵が子宮内に着床したとき、胎児の脳機能が始動したとき、胎児が人間らしい外形を持ったとき……といろいろな見解があるわけですけれども、非常に難しいですよね。

その前に、私どもは、今世紀に入ってから、医学・医療、とくに生殖補助医療が、予想をはるかに超えて進歩したことに驚かざるを得ません。一八世紀の終り頃から、人工授精というものが認められるようになりました。日本では、戦後に、人工授精に関するアメリカの資料を慶應の産婦人科の先生が見つけて、あぁこれは大変いいことだということで始めました。人工授精は、不妊の原因が夫側にある場合ですが、夫の精子を使わないで他人の精子を使って、いわゆる人工授精によって子供を得るという非配偶者間人工授精（ＡＩＤ）と、夫の精液は精子が少ないけれども、濃縮すれば妊娠するかもしれないということで行う配偶者間人工授精（ＡＩＨ）とがありますが、大多数はそのＡＩＤの方なのですね。昔は、女は「三年子無きは去る」ということで、結婚して三年も子供が生まれないと「石女《うまずめ》」の烙印を押されて離婚原因とされていたのですが、このＡＩＤによってそういう汚名を雪ぐことができる。そういうことで、日本では昭和二四年の八月に第一号が生まれ、現在まで、六〜七千人のＡＩＤ子が生まれたといわれています（補注5参照）。人工授精児については、法律的には家族間の問題で誰が父親なのか、あるいは相続人になれるのかどうかとか、その父親が死んだ場合に、その人の子供でないからということで父子関係不存在の訴えを起して、その相続人としての地位を剥奪することができるのかとか家族法上、いろいろな問題がありますけれども、刑事法上はあまり問題にはなりません。

むしろ、一九七八年に、例のイギリスで第一号が生まれました体外受精児の方が、かなり問題ですね。日本では、この体外受精児第一号が、その後数年遅れて東北大学病院で生まれたわけですけれども、日本では婚姻夫婦に限っていますから、あまり問題ではありません。しかし、これはいろいろな適用法によりましては、夫の精子と妻の卵子を結合させまして、その受精卵を子宮から洗い流しまして、他人の女性の子宮に戻して着床させる。これをホスト・マザーと申します。それから、今度は、他人の卵を採取して夫の精子と結合させた受精卵を妻の子宮に着床させたり（借り卵）、夫の精子を他の女性に人工授精してそのまま出産してもらう（サロゲート・マザー、代理母）などいろいろの組み合わせが考えられます。体外受精の方は技術的にかなり難しいのです。自分ではできません。人工授精は、ドゥ・イット・ユアセルフ・キットを使って自分でできますけれども……。ですから、アメリカでは、人工授精については精子銀行というのがあり、いろいろなデータが揃っておりまして、目の色は何色、髪の毛は何色、血液型は何型、そして中には、ノーベル賞をもらった人のものだけを集めている精子銀行もあるのです。リストの中から希望のものを取り寄せて、本人が自分でも何とかできるということがありますけれど、体外受精はそうはまいりません。今のところは、非常に高度な技術を要しますけれども、組み合わせがいろいろと可能になってまいりました。それは、日本ではできないけれども外国では既にやっている。殊に、今のところは、体外で受精させた受精卵が四分割ぐらいしたところで下の方から受精卵を子宮に入れるという、そういう方法をとっているわけですけれども、前にも申し上げたようにこの組み合わせがいろいろあります。かつ、その受精卵をいつまで保存しておくのか、………大体、排卵誘発剤を使ってやりますので、受精卵が一挙に三個とか四個とか五個とかあるわけです。それを全部子宮に戻すのか、使わなかったものは研究用として使えるのか、といったような問題もあります。受精卵というのは、やがて人となり得る可能性を持ったものですから、普通の財物とは同じには扱えないだろうということがいえます。そこで、まだ子宮に戻さないうちにこれを捨ててしまった場合、これは一体器物損壊なのか、それとも何なのかという問題が出てまいります。

そういう点について、一九八四年のイギリスのウォーノック・レポート（Warnock Report）では、一四日以内だけしかその操作をしてはいけない、としています。一四日経ったらそれを廃棄するなり何なりしなければいけない、もし違反した場合、すなわち一四日を超えて研究に使ったとか、あるいは他人にそれを使ったとかいうことになりますと、それに対しては犯罪を構成するということにしなければいけないだろうとリコメンデーションの中には出てまいります。そうしますと、その領域でも、刑事規制というのは必要なのかどうかということにな

ります ね。

本来、産むとか産まないとか、あるいはいつ何人産むかといったことは、個人の自由であると私は考えています。そういう個人の自由と考えている生殖についても、法が介入することが必要なのかどうかという問題が出てまいります。完全にフリーとは、いえないのではないか。

例えば、自分は本来あまり丈夫でもないから、もっと健全な、例えばプロレスラーかなんかの精子をもらって、そして妻との受精卵を作って健康な子供を持ちたいとか、あるいは先ほど申し上げましたように、特にノーベル賞をもらったような優れた学者の精子の提供を受けて子供を作りたいとか、あるいは特に美人の誉の高い人の卵子を提供してもらって美人の子供を産みたいとか、そういういろいろな操作ができる。つまり、セックスと生殖というのが分離してきているわけです。どんなこともできる。考えてみれば、ちょっと恐ろしいと思いませんか。日本では、そこまでは認めないということなのですが、オーストラリアでもイギリスでも、受精卵を冷凍する技法が開発されまして、これはかなり使われているわけです。その冷凍の期間もオーストラリアとかアメリカとかは限定をしないのです。そうしますと、自分の娘に自分の子供を産ませるということもできるわけです。その娘が産んだ子は、本来はその娘の兄弟であると同時にその娘の子供でもあるという、非常に奇妙な関係も出てくる。そこで、ウォーノック・レポートでは、五年毎に冷凍受精卵（胚）の見直しをしなさい、一〇年以上保存してはいけないといったような提案をしているわけなのですが、こういう場合でも、一体、我々が、生命というものをどう考えるのか。もし、この体外受精その他を活用するならば、同性愛で男性同士あるいは女性同士が一緒に生活していても、子供をつくることはそういう性の関係なしに至って簡単にできるわけです。あるいは、近親相姦なんかも優生学的な見地からそれがだめというのであれば、どうしてもお兄さんと結婚したければ、兄と妹が結婚して、子供は兄の精子ではない、他人のものを使うとかあるいは妹の卵子を使わないで他の女性の卵子の提供を受けるとか、優生学的問題を回避することも可能になってきます。そうすると、いろいろな問題が出てきます。それこそバイオエシックスといいますか、生命倫理の問題が出てくるのです。

最近、刑法では特に、「倫理からの解放」、あるいは「脱倫理」とか「刑法の世俗化」ということがいわれています。刑法では、責任とは「非難」ないしは「非難可能性」をいうとされています。非難ないしは非難可能性という場合も倫理的な要素と結びつけられることが多いわけですけれども、しかし、そういう倫理と法とは別論です。「法は倫理を強制するものではない」というのが、ずっと今日まで続いて来た命題ではあるわけなのですけれども、こういう問題になると、さて、生命というものを二一世紀へ向けてどういう形で人類は繋いでいくのか、ということが問われてくるということになります。

生命をめぐる問題では、究極のところ、常にこういう問題に逢着するということだろうと思います。その他、人工授精にしろ、体外受精にしろ、これを実施する者を医師に限定して、一定の法規定に服するような、そういう規則が必要ではないか。もし、医師以外の者がそういうことをやった場合には、刑事制裁を加えるということが必要ではないかといったような提案もあるわけです。そういうところに刑事規制というものを考えるということの是非を、やはり、一度じっくり考えてみなければならないだろうと思うわけです。ともあれ、リプロダクションといいますが、生殖医療技術が予想以上に進歩したことから、ある種の混乱が今日では見られるということを申し上げたわけです。

今度は、一旦芽生えた生命にどういう法的な介入ができるのかという問題に移ります。これが、妊娠中絶、堕胎の問題になるわけです。一方では、できるだけ子供を持ちたいというので、一所懸命人工授精、体外受精を希望する人がいる反面、他方では芽生えた生命を望まない妊娠である、だからなんとかこれを産まないようにしたいということが出てくるわけです。歴史的には、キリスト教が支配的になって、いわゆるカノン法・教会法ができた頃から、胎児を人と同一視し、したがって堕胎を殺人に準ずるものとして厳罰に処するということになりました。

これは、一つには医療技術の未発達ということもあって、堕胎はかなり困難なことで、母体に大変危険なものであったことにもよるものと思われます。特に、戦時中日本では、富国強兵主義と申しますか、「産めよ増やせよ」というのが国の基本方針でもありましたから、せっかく芽生えた胎児を無にするということは許されないという風に考えられたわけですが、世界的に見て戦前は、一九二〇年に、ソ連で堕胎自由化法というのができたのが立法例のさきがけといえます。正規の病院でお医者さんによって手術を受ける限りは、本人が希望すればいつでも中絶してもらえるという、正に自由化法でありました。とくに妊娠一〇週までは医師は手術を拒否できないという徹底したものでした。これが一九三六年にドイツとの関係が険悪化してきた頃に、何としてもやはり人口を増やさなければならないというので、再び堕胎を禁止するようになりました。これが、第二次大戦後、一九五五年には再自由化されております。その間、一九三〇年代には、ある程度条件を付して堕胎を適法化するという立法が、スウェーデンを代表とするスカンジナビア諸国に現われていましたけれども、その適応といいますか条件というのは、かなり限定的でした。戦後、日本では、昭和二三年に優生保護法というのをつくりまして、いろいろな条件の下ではありますけれども、中絶が可能になりました。昭和二四年から施行されましたけれども、それから現在まで、いったいどのくらいの数が堕胎されたと思いますか。統計上明らかにされているだけで、三千万件ぐらいありますね。昭和三〇年代は、登録されたものは実数のほんの何分の一にすぎないといわれますから、大袈裟にいえば本当に一億近い胎児が中絶されたことになります。それが良くも悪くも、女性の社会的地位の向上あるいは人口政策という意味で、今日の日本の発展に、ある意味ではかなり寄与したといえるのかもしれませんが、問題がないわけではありません。

これに関して、産むか産まないか、いつ何人産むか、これは女性の自己決定権である、女性のプライヴァシーの権利であると考えるのか。それとも、女性のプライヴァシーの権利であると同時に、やはりその胎内に芽生えた生命の保護ということも併せて考えなければいけないのか、それともある段階まではその決定は女性の専権であると考えていいのか、この点が、アメリカの最高裁判所の判例とドイツの憲法裁判所の判例の視点が全く違うところで、大変興味深いものがあります。同じ憲法違反という場合でも、アメリカでは、中絶に関しては、いかなる制約を加えることも女性のプライヴァシーを侵すということになるのでこれはだめだ、違憲であるというのに対して、ドイツでは、受精によって芽ばえた生命は生まれるまでは一貫したものであり、どの時点まではいい、どの時点からはだめ、という区切りはつけられないのであり、胎児の生命か女性の自由かといえば、常に生命の方が優先されなければならないとする、そういう考え方の違いがあるわけです。

それにしても、一九七〇年代の世界の立法を見ますと、一定の期間、例えばフランスは妊娠の始まり（受精卵の子宮への着床）から一〇週間（受精から一二週間）、イタリアは九〇日、オーストリアは三ヵ月、スウェーデンは一八週、東ドイツは一二週というように、一定の期間は女性のオン・リクエストであるということを申します。その期間が過ぎても、一定の要件があれば、あるところまでは中絶が可能であるとされますが、どこの国でも、胎児が母胎の外に出て独立して生命を保続できるようになれば、もう中絶は許されないという、わかり易くいえばそういう考え方なのです。ところが、この「胎児が母体外において、生命を保続することのできない期間」というのは、未熟児哺育の進歩に従ってどんどん変わってくるのです。

日本では、昭和二七（一九五二）年の厚生事務次官の通知で初めて、それは満八ヵ月未満とされました。七ヵ月の終りまではいいということだったのです。それが昭和五一（一九七六）年には、七ヵ月未満（六ヵ月の終りまで）ということになりました。更に、五三（一九七八）年になりますと、ＷＨＯの表記法に従ってそれが満二三週以前（二四週未満）と変わりました。他の国でも、その頃に、大体満二四週未満ということになっておりました。

ところが実は今年の四月初めに四年毎に開催される日本医学会総会がありますが、そこで「生殖医学と倫理」というシンポジウムがありまして、それに私も出ることになっているのです。一昨日（昭和六二（一九八七）年一月一二日）その打ち合わせ会で産婦人科の日本での権威の先生方とお会いしましたら、WHOの提案で今度はそれが二〇週ぐらいに短縮されるというのですね。日本では、満二三週以前とされているのが、今度、二〇週ぐらいに変えなければいけないかもしれないということでした。何故そうなるのかと申しますと、未熟児哺育法がどんどん進歩してまいりますから、今日では、なんと五〇〇～六〇〇グラムの超未熟児でも救命が可能になったというのです。アメリカでは、八〇〇グラム未満だとどうしてもいろいろな後遺症が出るということもありまして、八〇〇グラム未満の未熟児は育てないことにしようといっているようですけれども、日本の小児科の先生方は、とにかく何百グラムまで育てられるか、それを競争するようにやっていますので、未熟児哺育が非常に進歩したために、だんだん母体外での生命保続可能範囲が拡大され、それだけ中絶許容期間が短くなってくるというわけです。ですから、法律がどのように規定しても、医学・医療、ないし技術が進歩すれば、それによっていろいろなことが変わってくるということです。つまり、それによって、堕胎罪の成立の範囲というものが変わってくるというわけです。私が今思いますのに、明治三九年に、既に勝本勘三郎博士は、単純堕胎罪は不問に付すべきであるという風に書いておられます。その当時としては大変思いきった理論といえます。自己堕胎、妊婦が自分でどうしてもこれは産めないということで堕胎するのは、これは不問に付していいので、不処罰にしていいのではないかという提案をしておられるのですが、こういう問題もやはり医学の進歩と関係があります。

もう一つ関係があるのは、「出生前診断」ということです。出生前に胎児の診断を致しまして、そして染色体異常あるいは代謝異常その他の異常があると認められれば、そういう診断を受けた上で、さてどうするか。一昨日のその医学会総会の打ち合わせ会にご出席の上智大学のマタイス教授（上智大学生命科学研究所所長）に、

「先生は、出生前診断にはご反対でしょうね」と申し上げたら、「いや、診断まではいい。しかし、その後をどうするかが問題だ」といわれました。まさにその通りなのです。韓国では、昨年この出生前診断を禁止するという法案ができたと聞いております。これが成文化されるかどうかは、まだちょっとわかりませんけれども、おそらく生命倫理（バイオエシックス）の観点から、生命の「質」を問うことを禁止しようということだろうと思われます。ところで、この出生前診断の方法も、今までの羊水穿刺の方法ですと妊娠中期までは異常がわかりません。したがって、異常がわかっても中絶することは困難です。しかし、最近開発された絨毛診断法によりますと、妊娠初期でもそういう異常が判定できるそうです。それから、伴性遺伝病で、男子ならばその遺伝病が二分の一の確率で発病するけれども女子ならばその保因者であっても発病はしないという場合には、胎児の性別がわかれば、その胎児が男子であるときだけ、その病気に関する検査をすればいいわけです。いろいろな検査がありまして、今、その異常の検査というのは百何十種類も行われ得るのですね。更に、超音波による診断によりますと、妊娠の前期の段階で、心臓の動きとかいろいろなものがわかり、異常があるかどうかがわかります。中期になりますと、その異常が、もしかして胎内にある間に治療が可能か、あるいは生まれてから治療が可能か、治療をどんなにしてもその異常は治癒できないものか、その判断ができるそうです。大変なことですよね、胎内にある胎児の治療ができるというのです。そういうことになりますと、そういう診断に基づいて、その子供をどうするか、産むか産まないかを決める。この場合に、日本のフェミニストのグループの中には、そういう障害があるからという理由で中絶するのは、これは障害者を差別することになるから許されないと申します。しかし、この場合でも、その診断を受けた女性がそういう子供であれば自分は何としても産めない・産みたくないというのに、なんとしても産めということを、はたの者が強制することができるのでしょうか。いわゆる胎児条項は優生保護法の規定にはありませんけれども、しかし、そういう障害の重い子供を産めば、それでも治療費がかかる、母親は、その治療にいろいろと肉体的にも精神的にもショックを受ける、労働も増えるということで、結局は健康を害するということになりますので、現在の母体保護法第一四条一項四号に当たるということが可能だろうと思います。そのような解釈は拡大解釈であって許されないという人もおりますが、現実にはそれで処理もされているようです。むしろ、そういうことをしなかったからということで損害賠償が認められた例があるのです。

それは、いわゆる先天性風疹症候群の事例です。他の国にもあるのですけれども、妊娠初期に妊婦が風疹にかかりますと、重い障害をもった子供が生まれる可能性があるのです。その風疹にかかった母親に、医師が「あなたは風疹にかかったから障害をもった子供が生まれる可能性・危険がありますよ」ということは言ったけれども、障害の内容については詳しい説明はしなかった。そのために、母親はそのまま出産してしまったところが、非常に重い障害をもった子供であったのに驚き、「あの時にちゃんと説明をしてくれれば良かったのに」という訴えを提起し、結局該当医師は六六〇万円の慰謝料の支払いを命ぜられたというのです。この種の事例はわが国でも二件ほどありますが（補注：その後二件、合計四事例が報告されている。なお慰謝料は六六〇万円、三三〇万円、九九〇万円、三三〇万円であった）、「優生保護法にはそういう直接的な規定がないのに医師がそういう責任を問われるのはけしからん」と産婦人科の医師たちは憤慨しますが、しかし現実には一四条一項四号を拡大解釈していろいろやっているのですから、やはりそれは、規定がないからそんなことは言われる筋合いはないともいえないのではないかと思います。

こういう問題については、イギリス、アメリカ、さらにドイツなどで、一般にいわゆる wrongful-life（または wrongfulbirth）process と呼ばれています。風疹事例（補注6参照）については、どこの国でも当初はそのお医者さんは、両親に対して損害賠償・慰謝料を支払えという判決が出ていました。しかし、出生児はどうであれ、生きていることは素晴らしいので生まれなければよかったとはいえないのだから、子どもには損害賠償請求権はないとしていました（しかし、のちに子どもにもその請求権を認めるようになりました）。こういうことを含めて、実際に胎児医学が進歩したためにこういうことがはっきりして、そのためにいろいろな法的責任を問われるということがあり得るということになるだろうと思います。

その他に、最近では、例の男女産み分けの問題、それから減数出産の問題があります。排卵誘発剤を使ったために胎児が四人いた。その内二人を中絶して二人だけを産んだというケースが日本でもありましたね。私は、その事例についてインタビューを受けましてね。「それはまぁ、排卵誘発剤を使ってどうしても産みたいということで子供を授かったのに、そのうち半分に減らすというのはけしからんという声もあるかもしれないけれども、一人でも大変なのに一遍に四人産み、育てるというのは大変だろう。しかし二人ならなんとかなるだろうということで選んだとすれば、それに対して母親を責める気にはならない。それは十分に理解できることである」というようなことを言ったのです。「もし多胎妊娠の場合に減数出産が可能ということであれば、今まで排卵誘発剤を使う不妊治療をうけると五つ子みたいなたくさんの子供を産み、育てなければならなくなるから困ると考えて、不妊治療を受けないで子供を諦めようと思っていた人も、安易に排卵誘発剤に頼ることになりかねないので、それはそれなりに問題はあるだろう」ということも言ったのですが、その部分は全部カットされたのです。それはまぁ良かったのではないかという部分だけが報道されまして、いろいろな方から随分お叱りを受けました。お前はけしからん、自分で排卵誘発剤を使ってでも子供が欲しいといったのに、現実に四人を授かったら、二人は邪魔、いらないというなんてそんなけしからんことはないというわけです。でも、そんなことを言っても、じゃあその生まれた子供をどういう風に育てるのかということを考えますと、私はたとえ人に非難されても、自分の考えを変えようとは思いません。以上のように、生まれるまでの段階についてもいろいろな問題がありますが、最後に脳死の問題に移ることにします。

3　生命の終り

刑法上、死が問題になるのは、従来は、安楽死とそれから死刑制度の存廃ということでした。前にご卒業なさった方たちは、安楽死の要件とか、死刑制度の是非ということについて論じた記憶がおありだろうと思いますが、今日では、安楽死の方はペイン・クリニックスというのが発達しまして、いわゆる死の苦しみというものが非常に軽減されました。これは大きなことですよね。したがって、安楽死はそれ程問題ではなくなったといえます。今日ではむしろ、延命治療の進歩が産んだ「鬼子」ともいわれる「植物状態患者」に人間の尊厳にふさわしい死をという「尊厳死」がクローズアップされてきました。即ち、そういう意識不明の状態が続いて改善の見込みが殆どない（蘇生するのは一万人ないし二万人に一人といわれる）時に、レスピレーターを取りつけてまでも生き長らえることを望むのか、それともそのような状態になってまで生きていたくはない、そうなったならばむしろ自然に死を待つことにして欲しいという、いわゆるリビング・ウィル、生前発効の尊厳死の遺言とでも訳しましょうか（遺言は死亡してからでなければ効果が出ませんけれども、このリビング・ウィルの方は、まだ生きている間にそういう治療をしないで欲しいと希望し、その希望を容れてもらいたいというのです）。「尊厳死」は、安楽死と違って死が目前に迫ってはいない、しかも苦痛に喘いでいるわけでもない。それでもなおかつ生命を短縮することの是非、人間は人間らしく尊厳を保って死を迎えたいということが許されるかどうかということなのです。これは、安楽死について皆さんご存じのように、例のナチス・ドイツの「生きるに値しない生命の毀滅」というあの考え方に繋がるのではないかという、そういうおそれがないではありません。今、苦痛があるわけではない。むしろ昏睡状態にある。かつ、今すぐ死ぬわけでもないといった場合に、なお人間らしい尊厳を保ちながら死を迎えたいという死の選択が許されるか。これも、自己決定権との関連で問題になってくることだと思いますが、アメリカでは、ほぼ半数の州で自然死法ないし尊厳死法という名の、これを認める立法をしているのです（補注7参照）。

この植物状態というのは、大脳皮質はやられているけれども脳幹は生きているという状態なのです。意識はありません。しかし、一万人のうち一例ぐらいは意識が回復することがあるそうです。しかし、これは、レスピレーターを取りつけなくても、……例えばカレン・クィンランさんがそうでしたね。レスピレーターを、取り外せば死ぬのかと思ったら、それを外しても死ななかった。何年も生きて、結局、亡くなられましたけれども、ああいうのが植物状態です。

これに対し、脳死というのは、脳死の考え方にもいくつかありますけれども、「死」というのは、今日では皆さん方、死は点ではない、プロセスだという認識はお持ちのことと思いますが、生命のあらゆる細胞、組織というものが徐々に死滅していく、それが死のプロセスです。その中でどの機能を失った段階で固体死といえるのかという点で、それを呼吸停止あるいは脈拍停止と考えるか、脳死と考えるかというところで、見解が分かれるわけです。

従来の考え方によりますと、多数は、つい最近までは「脈拍停止説」だったと思います。「呼吸停止説」というのもありましたけれども、脈拍停止説、あるいは「総合判断説」、一名「三徴候説」ともいいます。呼吸が止まり、脈が止まり、瞳孔が「散大する」という風に表現していましたが、散大というのは間違いで、瞳孔「固定」なのだそうです。瞳孔が固定して、しかもその瞳孔が各四ミリ以上開いた時ということなのです。そういう三つの徴候を総合判断して死と考えるというものです。こういう血液循環の停止と呼吸停止でもって判断するのは、非常にはっきりしていますので臨床死といって、従来あまり疑いを持たれなかったのです。

サヴィニー（Savigny）は、一九世紀の有名なドイツの法律家ですが、「生命の始まり、誕生の時と違って、死というのはあまりにも明白な現象だから、とくに法に規定する必要はない」と書いています。日本でも、死についての定義規定というのはありません。生命の始まりについては、民法に「私権ノ享有ハ出生ニ始マル」（民一条ノ三）と書いてあるわけなのですけれども、死亡については書いてありません。ごく特殊な規定の中に、「死産の届出に関する規程」があります。その二条に簡単な「死産」の定義があるだけぐらいなのです。ですから、脳死といい、三徴候説による死亡といい、法律ではどっちも規定していないのですが、前述のような混乱を生じますと、やはり法定すべきではないかという声も高いわけです。私自身はそれにあまり賛成しないのです。ただ、「角膜及び腎臓の移植に関する法律」というのがありますので、その限りで、もしこれから臓器移植が一般的に認められ、死体腎といいますか、脳死者からの心臓・肝臓・腎臓などの摘出・移植などを考えますと、そういう死体臓器の移植に関する法律というものが、イギリスやオーストリアなどにもありますけれども、臨床綱領のような形で規定されることは必要だろうと思います。しかし、敢えて「脳死をもって死とする」といったような規定は必要ないのではないかと思います。ただ、これも医学がもっと進歩すれば、脳死状態もなくなる筈だといいますが、現在の段階ではむしろ、この脳死の期間というのがかなり遷延されている、長びかされている。そうなると、私は、今非常にそれを問題だと考えております。前に、大阪大学の医学部のチームが五四日間脳死者の呼吸を維持したという記録が発表されて、脳死が到来すればせいぜい数日か二、三週間ぐらいまでという風に私は考えておりましたものですから、びっくりしたのですが、私の身近な親戚の者が昨年の一一月の一四日から脳死状態だといわれて、もう既に脳からは膿が出てきているというのです。おそらく植物状態の誤診ではないかと思うのですが、もし本当に脳死だとすれば、脳の中はもうどろどろになっている筈です。脳死者の脳というのは、融解脳といい、どろどろに融けるのです（補注：当時の私の知見は誤り。脳死の場合、必ずしも融解脳になるわけではない）。その両親がどうしても人工呼吸器を外すのに賛成しませんからそれを取りつけ続けているわけですが、これがもう六〇日になりますね。ですから、大阪大学の例でもびっくりしていましたから、これはもっと長い。おそらくこれをやりつづければ何年でも続けることができるのだといった人がいて、まさかそんなことはあり得ないと思っています。おそらく脳死判定自体が間違っているのではないかと私は考えています。いずれにしても、いったいその場合に、一日の医療費がどの位かかるか。相当な医療費です。それが、健康保険で賄われているということもあるわけです。

去年の三月に国会に提出する筈で、結局は提出されなかったというスウェーデンの脳死法案があります。それによりますと、脳死というのは、全脳梗塞説によっております。肺も呼吸も皆止まってしまって血流が頭に行かない。頭の中の血流が全部止まった時をもって脳死とするという、そういう考え方です。この他に、大脳脳死説、脳幹脳死説、全脳脳死説とあるわけです。大脳脳死説は(先程いいましたように、植物状態が大脳死ですから、この大脳は蘇ることがありますから不可逆とはいえないというので)、これは現在の医学の知見によれば採れないだろう、と考えます。もっとも人間らしい機能といえばその大脳にあるわけですけれども、しかし、やはり蘇生の可能性が万に一つでもある以上は、やはり大脳機能の喪失をもって「脳死」とする見解は採れないだろう、というわけです。そうすると、脳幹脳死説、脳幹部分がやられればそれで死亡したとする見解。イギリスと台湾がこの脳幹脳死説を採っております。この脳幹脳死説は、かなり進歩した学説だという人もいますけれども、他の多くは、全脳死説、脳の全部の機能が不可逆的に停止したときという風に考えているわけです。

スウェーデンの全脳梗塞死説というのは、日本では、『中央公論』に脳死問題を書いておられる立花隆さんがこの説を採っておられるようです。これについて、日本の脳死研究班の主任研究員であった竹内一夫先生に伺ったところ、脳梗塞、全脳の梗塞があったかどうかということは、現在の医学のレベルでは判定が不十分である、確実な判定が十分にできないということでした。判定が確実にできなければ、そういうものは採れないのではなかろうかと私は考えております。その他、脳死をめぐってはいろいろ問題がありますが、残念ながら時間が残り少なくなりましたので省略させていただきます。

最後にもう一つの例は、例の重度障害新生児、重度の障害をもった子供が生まれた場合に、その治療を差し控えるということ、これがいわゆる「死なせる権利」と日本では紹介されております。死なせる「権利」というのが適切かどうか、よくわかりませんけれども、治療しなくても児童虐待・児童放置にはならないというのが、アメリカの見解としてファイナル・ルールで決められました。これが、かなり問題ですね。そういう風に、比較的最近で一番問題になったのは、一九八二年にインディアナ州で起こった子供の事件です。ダウン症とそれから食道瘻というのですか、食道が胃に繋がらずに、肺、気管に繋がっている障害児です。したがって、ものを食べればみなあげてしまう、気管に入りますからむせてしまって食事が採れないというのです。それで、手術をすれば、もしかしたら二年ないし二〇年ぐらい生きられるかもしれない。手術をしなければ、せいぜい一週間か二週間ぐらいしか生きられない、そういう子供が生まれた。産婦人科のお医者さんたちは、そのまま自然に任せた方がいいのではないかといったが、小児科のお医者さんは、病院を変えて大きな病院で手術を受けさせなさい、そうすればこのくらいは助かるのだから、と。ところが、助かったとしても命はあるとしてもほとんど植物状態で動きがとれない、ダウン症の知恵遅れというのは治らない、ということがわかりまして、その両親は結局治療をしないことにして、治療をしないということを認めて欲しいと裁判所に訴えました。ところが、すぐにその病院、あるいは州の職員その他が、それは児童虐待にあたる不法行為だとして裁判所に訴えました。それに対して、裁判所は結局、両親に決定権があると認めたのです。このような場合に、助けるという特別な治療をしなくてもいいということになるのかどうか。これについては、ドイツの著名な法哲学者で刑法学者のアルトゥール・カウフマン（Arthur Kaufmann）教授は、フリュー・オイタナジー（früh Euthanasie）、「早期の安楽死」といっています。その子供が、特に苦痛があるとかあるいは生命がすぐにもなくなるということではないけれども、そういう形で生命を断つに任せるということがいいのか悪いのか。その点について、ドイツのフライブルグ大学の刑法学教授ルドルフ・シュミット（Rudolf Schmidt）が、生まれる前、胎児でいる間は、重度の障害をもった子供が生まれるであろうという確率が高ければ中絶することができる。むしろ中絶しなければ、後でそういう障害をもった子供が生まれた時に損害賠償といいますか、慰謝料を医師としては請求されることになる。ところが、そういう子供が一旦生まれてしまうと、生まれた子供を殺害すれば殺人になる。嬰児殺になるかどうかはともかくとして、殺人になる。そうすると、同じ客体、同じ人がお腹の中にいる時に抹殺されてしまえばそれは適法だから無罪、生まれてからだったら殺人罪という重大な犯罪になる。こういう正反対の極端な違いのある効果を認めるのが果たしていいだろうか。そういう妊娠中絶の適応（胎児適応・胎児条項ともいう）を認めること果たして妥当であろうかという疑問を出しているのが注目されます。アメリカのランドという学者も、これを new infanticide（新しい型の嬰児殺）と名付けて、かなり問題にしております。

これらの問題になりますと、いずれにせよ、「生命の質」というものが、今問われているということになるのだと思います。先程の最高裁判所の判例のように、「一個の生命は全地球より重い」といった、生命は生命なるが故に絶対に保護されなければならないのか（Sanctity of Life〈SOL〉）、それとも、良質の生命だけが、保護されればいいのか（Quality of Life〈QOL〉）。これは、問題だと思います。一九八二年に、日本で「科学と人間」という国際シンポジウムが行われました。その中で、アメリカのある学者が、「子供の誕生日は、生まれてから三日後にすべきである。三日以内に奇形だとか重度の障害があるということがわかった時には、その子供は生まれなかったことにすればいい」といっております。日本では、かつて、「七つまでは神のうち」という言葉がありました。七歳までは生も死も神のみ心のままというわけです。だから、その間には間引いてもいいというような考え方もあったようですが、しかし、今日ではこれはいくら何でも認め難いのではないでしょうか。

5　おわりに

何れにせよ、生命の始まりの問題にしても、生命の終りの問題にしても、やはり、今までの「生命は生命なるが故に絶対に保護されなければならない」という考え方から、「生命の質：Quality of Life（QOL）」を問うことができるのか、つまり、我々は、障害を持った人たちとも相携えて、この地球号がもしそのために沈没するのであれば、沈没してもいいじゃないかということで、生命を次代へ繋いでいくのか。それとも、良質の生命だけを残して、この地球号をより発展させるようにしていこうじゃないかという道を選択するのか。私たちは正に、その選択を迫られているといっていいだろうと思います。そのためには、自分自身がしっかりしなければなりません。まして、それに対して、刑事規制をどういう風にするのか。刑事規制は、できるだけ必要最小限にとどめなければならない。刑法は謙抑的でなければならないということは、講義の中でも再三皆さんに申し上げてまいりました。その中で、しかし謙抑的ではなく、むしろ積極的に介入すべきものもあるかもしれない。その刑事規制が介入すべきものと、謙抑的に介入しないままで自然に任せなければならない、個人の自由に委ねなければならない面というものをはっきり見定めなければならないわけで、そのために非常に重い課題が私共に課せられているのだと考えます。

もうちょっと時間がございますので、私の好きな言葉にストラスブール大学の学生寮の寮歌の一節があるということを申し上げたいと思います。それは、「教えとは、希望を人に語ること。学ぶとは、まことを胸に刻むこと」という言葉です。

私が教師として、皆さん方に希望を語ることができたかどうか。これは全く自信がありません。今日は、刑事規制に関する将来の展望みたいなことについて、多少触れたという点で少し評価して頂ければ、私自身は大変嬉しく思います。私自身は、今年の三月三一日で選択定年退職致しますけれども、退職後も、生涯、まことを胸に刻み続けて学んでいきたいと、少し気障ですけれども、そんな風に考えております。

(補注1)　その後、文書概念は「原本」に固執せず、更に昭和六二年の法改正により電磁的記録（刑法七条の二）も文書偽造の対象とされた（刑一五八条、一六一条の二、二三四条の二その他）。

(補注2)　昭和四九年に発表された改正刑法草案は遂に日の目を見ることなく今日に至っている。その後、刑法は数次の改正を行い、最近では平成三年、平成九年にも改正はあったがいずれも一部改正または口語体化のみであって、全面改正は行われていない。

(補注3)　アメリカではインフォームド・コンセントの基本となる、患者の同意を得ないで行った治療行為は緊急事態を除いて直ちに assault and battery（不法な身体的接触＝暴行傷害）となると判例は一九〇五年の Mohr v. Williams 事件以来展開されているが、今日一般に使用されているインフォームド・コンセント（Informed Consent）という語が最初に用いられたのは、血管撮影に付随する危険を説明しなかったことが問題となったソルゴ対リーランド・スタンフォード二世大学理事会事件（Salgo v. Leland Stanford Jr. University Board of Frustees）においてであった。インフォームド・コンセントの詳細については中谷「インフォームドコンセントの考え方」医療'87、九月号、メディカルフレンド社参照。

(補注4)　昭和四六年五月一九日東京地裁判決下民集五・六号六二六頁。

(補注5)　ＡＩＤの技法は慶應大学病院産婦人科をはじめ、日本産婦人科学会に登録した医療機関で継続して実施され、この技法による出生児は、平成一二年一二月までに数万人を数える。

(補注6)　英米の事例についてはＪ．Ｋ．メイソン＝Ｒ．Ａ．マッコールスミス、塚本泰司訳『法と医の倫理』一〇一～一〇六頁参照。

(補注7)　その後、この種の立法はほぼ全州に拡がった。

〔追　記〕　本稿は、一九八七年一月、慶應義塾大学を選択定年で退職するに際しての最終講義の録音反訳に二〇〇一年一月の段階で必要最少限の補注を付したものである。

あとがき

本文にも「科学技術の進歩と刑事規制の行方」と題して、慶応義塾大学における最終講義を収録しましたが、科学・技術とりわけ医学の進歩が人の健康・生命の保護、或いは刑事法学にどのような影響を与えたか、将来どのような波及効果をもちそうか、またどんな問題点を内含しているのかということについて、私は早くから考えてきました。そのため昭和五四年（一九七九年）、医学部の保崎教授、民法の主任教授、田中実教授（故人）、当時医療問題の権威といわれた饗庭忠男弁護士と相図って「医療をめぐる法律問題研究会」を創設し、その数年後には当時の常任理事に進言して、アメリカのハーバード大学の法・医・文学共同講座を見倣って、日本では初めて「医事法」という講座を開設し、講師には特別の配慮を受けて局長クラスの行政官にも出講してもらうことができました。その医事法の講座は、やや姿をかえていますが、現在でも慶應義塾大学法学部では継続されております。

一九八七年、私は慶應義塾大学を退職し、杏林大学の社会科学部の教授となりました。杏林大学の学生諸君は、穏やかな気質で良い学生達でしたが、やはり私は法学部の学生に講義をしたいという気持ちが次第に膨らんできました。また前述のように、大学生を対象とした医事法の講座を開きたいと考えるようになりまして、一九九一年大東文化大学が法学部の大学院のドクター・コースを創設するに際し、その設立要員として招聘を受けたとき、私は受諾の条件として、学部に医事法講座を開設することを申し入れ、幸いにそれが容れられました。

そこで着任と同時に、医事法講座を開設させて頂き、初年度は私だけが講義を致しましたが、学生達に一流の先生方の講義を聴かせたいものと考え、長い交流のある先生方に御協力を仰ぎ、本書に収録されているような先生方に講演をお願いすることができました。

今時の大学の講義では考えもつかないことですが、講義が終了した後に、学生達から自然発生的に拍手が巻き起こるような素晴らしい講義を展開して頂き、私のささやかな努力は無駄ではなかったと感慨を深くしました。

その際、録音しておいたテープ（平成七年の分）を反訳し、多少の手をいれたものが、本書ということになりますが、このまま埋もれさせるにはあまりにも惜しいという声がしきりに起こり、五年経過した後、ご講演の先生方に内容のご確認と校正をお願いするなど準備を整え、信山社のご協力を得て、今般出版の運びとなりました。

内容的には、大学での講義そのままでございますし、たいへん読みやすく、しかも現在起こっている問題点を鋭く指摘している箇所が随所にあり、医事法における問題点を網羅しているものと思います。法律の改正、裁判の進展などについては、最少限注記を旋しましたが、内容的にはいささかも古くなってはおらず、読まれる方に新鮮な感動を呼びおこすものと確信しております。

その後、医学・生物学の領域では遺伝子（DNA）の研究が急速に進み、従来、二重らせん状の遺伝子の上の文字配列（シークエンス）は一〇万語というのが定説でありましたが、二〇〇〇年一月四日、国際研究班が三〜四万語に過ぎないのではないかと公表し、わが国でも一月五日にはその旨のマスコミの報道がなされました。したがって、その解読は今明年にも完了するのではないかといわれております。

その意味で、本書「13」に掲載の筆者の所論は、本来、大幅に修正されなければならないのですが、一三年間の時間的経緯における科学技術の進歩の結果であることを明らかにして、敢えて原文のままに止めることにいたしました。

本書が大勢の皆様のお手許に届き、医事法への誘いとなることを切に祈りつつ、最後に、本書の出版についてはその企画、連絡、反訳等一切の煩わしい事務を快く引き受けて下さった竹﨑利弥子さんと、出版の労を引き受けて下さった信山社の村岡侖衛さんに、この場を借りて心から御礼申し上げます。

二〇〇一年　二月

中谷　瑾子

執筆者紹介（執筆順）

行天 良雄　ぎょうてん　よしお

1949年千葉大学医学部卒業後，ＮＨＫに入社。一貫して保健・医療・福祉に関する放送の企画制作に従事。

ラジオ番組の「私達の健康」以来，テレビ番組の「きょうの健康」，「シルバー・ライフ」に至るまで，数千本の放送を製作。特に，1981年のＮＨＫ特集「あなたのあすを誰が看る」は，迫りくる高齢国家日本への準備を訴えたものとして今なお高く評価されている。

その他，「いま生命を問う」，「問われる死生観」など，最先端技術を平易に紹介する一方，求められる人間性，更に生命の価値を考える数々の番組を制作し，その多くにキャスターとして出演した。1981年からＮＨＫ解説委員・医事評論家として転換期を迎えた医療について，一般の関心を高め，新しい構造，特に高齢加速を続ける日本での介護の位置付けを強く訴え続けている。

《キャスターをつとめた主な番組》

ＮＨＫ特集　日本の条件「医療」		1981
フォーラム　尊厳ある生き方と介護		1994
ＥＴＶ特集　父104歳，子72歳		1999
時の話題　近づく超高齢社会		2000

野崎 貞彦　のざき　さだひこ

1936年　東京に生れる
1961年　日本大学医学部卒業
　厚生省を中心に防衛庁，労働省，茨城県衛生部等で勤務
1978年　三重県保健衛生部長
1980年　厚生省精神衛生課長，保健情報課長，感染症対策課長
　埼玉県衛生部長，厚生省大臣官房付を歴任
1986年1月　日本大学医学部公衆衛生学教授に就任
《現　職》
日本大学医学部公衆衛生学主任教授（医学博士）

大谷 藤郎　おおたに　ふじお

1924年　滋賀県に生まれる
1952年　京都大学医学部卒業，医学博士，滋賀県保健所，京都府庁に勤務
1959年　厚生省統計調査部，公衆衛生局，医務局，薬務局勤務
1977年　大臣官房審議官
1979年　公衆衛生局長
1981年　医務局長
　その間ハンセン病，精神障害者の人権回復，老人問題，プライマリ・ヘルスケア，インターン紛争，コメディカル制度化，黄色い血問題，国際医療協力などに関わる。
1983年　退官
　その後，内閣青少年問題審議会委員，厚生省公衆衛生審議会会長，医療関係者審議会委員を歴任
1993年　レオン・ベルナール賞（ＷＨＯ）受賞
《現　在》
国際医療福祉大学学長，財団法人藤楓協会理事長，高松宮ハンセン病資料館館長，財団法人長寿科学振興財団理事長，財団法人予防医学事業中央会理事長を兼ねる。

青木　清　あおき　きよし

1938年生まれ
1966年　北海道大学大学院理学研究科生物学専攻（理学博士）
1966年4月　群馬大学医学部助手
1969年6月　九州大学理学部助手
1972年10月　米国エール大学博士研究員
1975年4月　上智大学理工学部助教授
1975年6月より米国エール大学客員教授等を経て
1978年4月　上智大学理工学部教授
1980年9月　上智大学生命科学研究所所長
～2000年3月
《役　職》
文部省学術審議会専門委員，脳研究推進小委員会主査，厚生省特定疾患対策懇談会委員，国際生物学賞委員会委員，ローマ教皇庁生命アカデミー会員，岡崎国立共同研究機構評議委員等を歴任。
《専　門》
神経生物学：トリの歌および地鳴きの発声中枢機構
《著　書》
『脳と行動』（浅倉書店，1986），『動物の心のさぐる――ニューロエソロジーの世界――』（岩波書店，1988），『行動の生物学』（裳華房，1988），『動物行動の謎――脳のしくみを発見する』（日本放送出版協会，1990），『行動生物学』（浅倉書店，1997）

藤井 正雄　ふじい　まさお

1934年2月26日生まれ
1963年　大正大学大学院研究科博士課程満期中退
1973年　論文「仏教儀礼の構造比較」他で日本宗教学会賞受賞
1987年　日本宗教学会常務理事に就任
1991年　日本生命倫理学会常務理事に就任。この他，儀礼文化学会常務理事，パーリ学仏教文化学会理事，神道宗教学会理事，比較家族史学会理事を歴任。また，厚生省をはじめ，東京都，千葉県，川崎市，浦安等の墓地関連委員を歴任。

執筆者紹介

《現　職》
大正大学文学部教授・文学博士
《専　門》
宗教学（宗教人類学・宗教民俗学・宗教社会学・生命倫理学）
《主要著書》［宗教学関係］
『現代人の信仰構造』（評論社，1974），『仏教儀礼辞典』（東京堂，編著，1997），『お経――浄土宗』（講談社，1987），『法然――ひとすじの道』（高僧伝５，集英社，1986），『仏事の基礎知識』（講談社，1985），『骨のフォークロア』（弘文堂，1988），『仏教大辞典・ブッディカ』（小学館，監修，1988），『祖先祭祀の儀礼構造と民族』（弘文堂，1993），ほか多数。

保崎 秀夫　ほざき　ひでお

1926年　神奈川県川崎市生れ
1948年　慶應義塾大学医学部卒業
1968年　慶應義塾大学医学部教授
1969年　日本精神神経学会理事長（1981年まで）
1981年　慶應義塾大学病院院長（1989年まで）
1986年　恩給局顧問医
1991年　慶應義塾大学名誉教授（定年退職による）
1995年　常盤大学人間科学部教授
1999年　日本精神保健福祉連盟会長
《現　職》
厚生省公衆衛生審議会委員
医療関係者審議会委員
早稲田大学客員教授
慈雲堂内科病院顧問等

押田 茂實　おしだ　しげみ

1961月　埼玉県立熊谷高校卒業
1967年3月　東北大学医学部卒業
その後インターン
1968年4月　東北大学法医学教室助手
1978年2月　医学博士（東北大学）
1978年12月　東北大学医学部助教授（法医学）
1985年6月　日本大学医学部教授（法医学）
現在に至る。
埼玉県内の凶悪事件やひき逃げ事件等の司法解剖を分担。医療事故の鑑定や親子鑑定も実施中。
《主な研究領域》
医療事故の現状分析と予防対策
DNA型による親子鑑定
アルコール・中毒の代謝と分析等
《所属学会》
日本法医学会理事
日本医事法学会会員
日本賠償医学会評議員
日本大学医学部学生委員会委員長
日本大学医学部倫理委員会委員長
《主要著書》
『事件の現場』（コスモ出版，1992），『臨床と血液型』（朝倉書店，1993），『臨床のための法医学』（朝倉書店，1995），『判例から見た医事紛争予防』（日経BP社，1996），『救命蘇生（CPAOAと死体検案）』（メディカル・サイエンス・インターナショナル社，1998）

梅田 珠実　うめだ　たまみ

1985年　筑波大学医学専門学群卒業
厚生省入省。その後，茨城県衛生部，厚生省大臣官房統計情報部衛生統計課，厚生省健康政策局計画課主査，文部省体育局学校健康教育課専門員，WHO世界エイズ対策プログラム医官，厚生省エイズ結核感染症課課長補佐，国立感染症研究所国際協力室長を歴任。
《現　在》
神戸市保険福祉局参事

中谷 瑾子（奥付編者紹介欄参照）

医事法への招待　編者紹介

中谷 瑾子　なかたに　きんこ

1950年9月　慶應義塾大学法学部法律学科（旧制）卒業
　　慶應義塾大学法学部助手を経て

1962年4月　慶應義塾大学法学部教授

1987年4月　杏林大学社会科学部教授

1991年4月　大東文化大学法学部教授

《現　在》　慶應義塾大学名誉教授，法学博士，弁護士

《主要著書》

『個人生活と刑罰』（現代刑罰法大系／石原一彦［ほか］編：第3巻）日本評論社，1982年.

『子殺し・親殺しの背景（親知らず子知らずの時代）を考える』（編著）有斐閣，1982年.

「医事法学——精神医学の観点から」『現代精神医学大系　年刊版 '88－A』（現代精神医学大系／懸田克躬［ほか］責任編集：年刊版 '88－A）中山書店，1988年.

『堕胎 是か非か：西ドイツ中絶自由化をめぐる論争』（ユルゲン・バウマン編著：共訳）鳳舎，1977年.

『21世紀につなぐ生命の保持と法と倫理』有斐閣，1999年.

『続21世紀につなぐ生命の保持と法と倫理』有斐閣，2000年.

医事法への招待

初版第1刷発行　2001年7月30日発行

編　者

中谷 瑾子

発行者

袖 山 貴＝村岡侖衛

発行所

信山社出版株式会社

113-0033　東京都文京区本郷6-2-9-102
TEL 03-3818-1019　FAX 03-3818-0344

印刷・製本 エーヴィスシステムズ　発売 大学図書

ISBN4-7972-5251-0　C3032